骨粗鬆症患者に対する手術と成功の秘訣

編集

須藤啓広
三重大学大学院医学系研究科
整形外科学教授

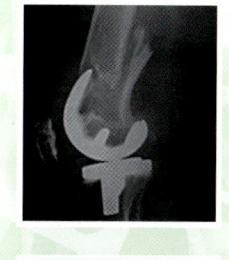
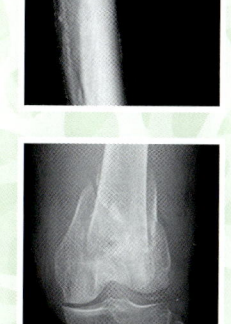
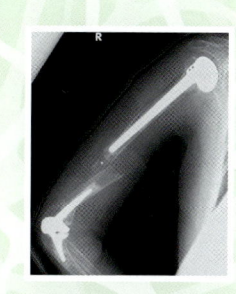
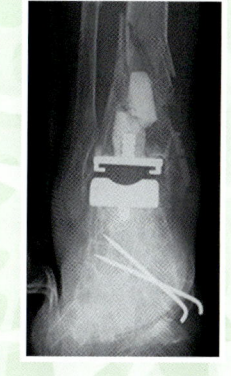
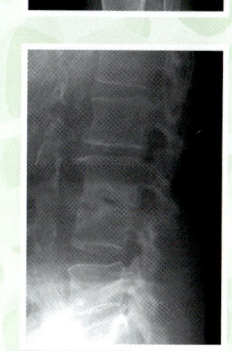
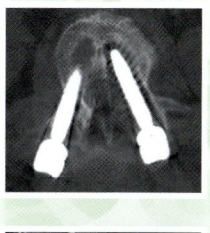
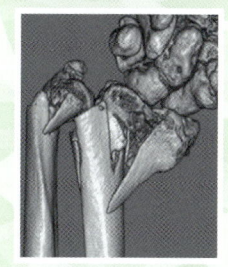
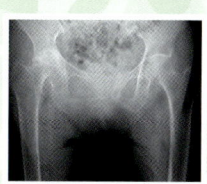
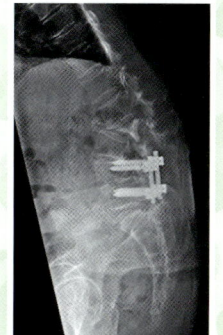
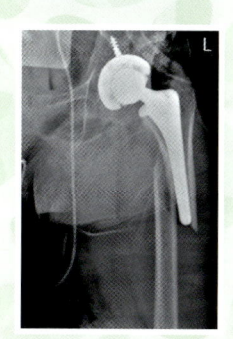
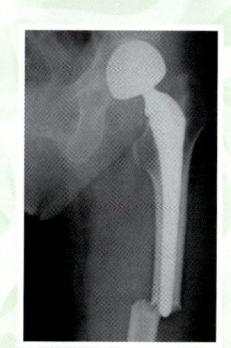
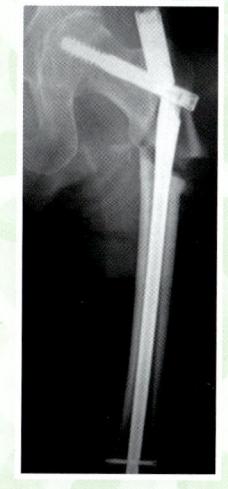

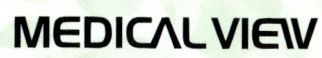
MEDICAL VIEW

本書では，厳密な指示・副作用・投薬スケジュール等について記載されていますが，これらは変更される可能性があります。本書で言及されている薬品については，製品に添付されている製造者による情報を十分にご参照ください。

Surgical techniques for patients with osteoporosis -The key to success-
(ISBN978-4-7583-1874-7 C3047)

Editor : Akihiro Sudo

2019. 10. 20   1st ed

©MEDICAL VIEW, 2019
Printed and Bound in Japan

Medical View Co., Ltd.
2-30 Ichigayahonmuracho, Shinjuku-ku, Tokyo, 162-0845, Japan
E-mail   ed@medicalview.co.jp

序 文

　超高齢社会を迎えたわが国において，骨粗鬆症患者は増加の一途を辿っています。骨粗鬆症に伴う代表的な脆弱性骨折である大腿骨近位部骨折，上腕骨近位部骨折，橈骨遠位端骨折に対する骨接合術，椎体骨折に対する椎体形成術はもとより，骨粗鬆症患者に対する人工関節置換術，骨切り術，脊椎固定術など骨粗鬆症患者に発生するさまざまな疾患に対して手術が必要になる機会も増えています。また，骨粗鬆症類縁疾患である強直性脊椎炎，続発性骨粗鬆症の原因である慢性腎臓病や透析患者に発生する破壊性脊椎関節症，関節リウマチ患者に対する手術など，脆弱な骨に対する手術が必要になる場合も多く，さらには骨粗鬆症に対する治療の合併症として発生し，通常の骨折より治療が難しいとされる非定型大腿骨骨折の報告例も増えてきています。骨粗鬆症患者に対する手術は若年者に対する手術と異なり，思わぬpitfallに陥ったり，手術終了後早期にfailureをきたしたりすることがあるため，十分な術前準備と術中・術後の注意や対策が不可欠です。

　そこで本書では，脆弱な骨を手術する際の注意点やコツ・秘訣を，当該分野の第一人者の先生方にお願いして，部位別に術前・術中・術後に分けて執筆して頂きました。術前の項目として手術適応，必須検査と重要な画像所見，準備しておくべきものなど，術中の項目として手術体位や手術手技，注意すべきpitfall，成功の秘訣など，術後の項目としては後療法，合併症などについて解説して頂きました。手術が成功するための秘訣や，万が一何らかのトラブルが発生したときにも冷静に対処できる方法などが，随所に散りばめられています。本書が骨粗鬆症患者を手術する先生方の参考になり，手術を受ける骨粗鬆症患者の福音になれば望外の喜びであります。

　最後に，大変お忙しいところ，さまざまなエビデンスやご自身の貴重な経験を基に玉稿を賜りました先生方に，心より深謝申し上げます。ありがとうございました。

2019年9月

三重大学大学院医学系研究科整形外科学教授

須藤啓広

Contents

Ⅲ　上肢手術

Ⅳ　下肢手術

骨粗鬆症患者に対する人工股関節全置換術（インプラント周囲骨折を含む）

Ⅴ その他の手術

◆◆ 執筆者一覧 ◆◆

● **編集**

須藤　啓広	三重大学大学院医学系研究科整形外科学教授

● **執筆者**(掲載順)

萩野　　浩	鳥取大学医学部保健学科教授
白濵　正博	久留米大学医学部整形外科学骨折外傷担当教授
宮腰　尚久	秋田大学大学院医学系研究科整形外科学准教授
宮部　雅幸	三重大学名誉教授，同大学院医学系研究科臨床麻酔学
中野　正人	高岡市民病院整形外科科長・主任部長，富山大学医学部臨床教授
大鳥　精司	千葉大学大学院医学研究院整形外科学教授
折田　純久	千葉大学大学院医学研究院整形外科学特任准教授
稲毛　一秀	千葉大学大学院医学研究院整形外科学
志賀　康浩	千葉大学大学院医学研究院整形外科学
船山　　徹	筑波大学医学医療系整形外科講師
山崎　正志	筑波大学医学医療系整形外科教授
田畑　聖吾	国立病院機構熊本医療センター整形外科医長
橋本　伸朗	国立病院機構熊本医療センター整形外科部長
永瀬　雄一	東京都立多摩総合医療センターリウマチ外科医長
玉井　和哉	東都文京病院副院長
八田　卓久	東北大学大学院医学系研究科整形外科学
井樋　栄二	東北大学大学院医学系研究科整形外科学教授
目貫　邦隆	産業医科大学整形外科学
酒井　昭典	産業医科大学整形外科学教授
河野　俊介	佐賀大学医学部整形外科学人工関節学講座准教授
馬渡　正明	佐賀大学医学部整形外科学教授
斎藤　　充	東京慈恵会医科大学整形外科学准教授
野口　貴明	国立病院機構大阪南医療センター整形外科
辻　　成佳	国立病院機構大阪南医療センター整形外科
橋本　　淳	国立病院機構大阪南医療センター整形外科統括診療部長
平尾　　眞	大阪大学大学院医学系研究科器官制御外科学講師
大澤　克成	川崎幸病院関節外科医長
藤間　保晶	川崎幸病院関節外科部長
竹内　良平	川崎幸病院関節外科センターセンター長
塩田　直史	国立病院機構岡山医療センター整形外科・リハビリテーション科医長
中野　哲雄	くまもと県北病院機構総院長
堤　康次郎	済生会熊本病院整形外科副部長
土屋　邦喜	JCHO九州病院整形外科診療部長
野坂　光司	秋田大学大学院医学系研究科整形外科学医学部講師
島田　洋一	秋田大学大学院医学系研究科整形外科学教授
桃原　茂樹	慶應義塾大学先進運動器治療学特任教授
馬場　智規	順天堂大学医学部整形外科准教授
金子　和夫	順天堂大学医学部整形外科主任教授
齋田　良知	順天堂大学医学部整形外科講師
最上　敦彦	順天堂大学医学部附属静岡病院整形外科先任准教授

I

骨粗鬆症患者に対する手術
（総論）

骨粗鬆症の病態

鳥取大学医学部保健学科　**萩野　浩**

骨粗鬆症は「骨強度の低下を特徴とし，骨折のリスクが増大しやすくなる骨格疾患」と定義される[1]。加齢や不動によって骨折リスクは連続的に上昇するため，薬物治療介入の閾値が診断基準や薬物治療開始基準で提示されている。診断基準に基づくと，わが国では約1,280万人（2005年時点）の骨粗鬆症患者が存在すると推計されている[2]。

骨粗鬆症の分類

骨粗鬆症は原発性骨粗鬆症（退行期骨粗鬆症）と続発性骨粗鬆症とに分類され，原発性骨粗鬆症は閉経後骨粗鬆症と男性における骨粗鬆症，特発性骨粗鬆症に分かれる[2]。続発性骨粗鬆症は一般に，遺伝的素因，加齢，生活習慣，閉経の4つの要因以外に骨粗鬆症を引き起こす特定の原因が認められる場合をさす。

原発性骨粗鬆症の病態

● 骨粗鬆症と骨軟化症

骨はⅠ型コラーゲンを中心とした骨基質蛋白（類骨）に石灰化を生じたものである。骨粗鬆症は骨の量的な減少がみられるが石灰化されている骨の割合は正常で，この点から石灰化が障害されて非石灰化骨（類骨）の割合が増加する骨軟化症や，くる病（骨端線閉鎖前）とは区別される（**図1**）。しかしながら実際には両者が混在する病態もみられる。

● 骨量減少の原因

原発性骨粗鬆症は20歳代までに獲得する最大骨量が少ないこと，成人後の骨形成と骨吸収のインバランスによって骨量が減少することで発症する。最大骨量とは文字通り生涯のうちで最大となる骨量で，その獲得には遺伝的要因，成長期の栄養・運動，内分泌ホルモンなどが関与する（**図2**）。

骨の成長終了後も，骨リモデリングとよばれる新陳代謝が繰り返される。リモデリングとはマクロでの骨の形態は変化しないで，顕微鏡的なレベルで，既存の古い骨が破骨細胞によって吸収され，その部位に骨芽細胞によって新しい骨が添加される変化をさす。成長後にはさまざまな原因で骨形成と骨吸収とにインバランスを生じ骨量が減少する（**図3**）[3]。成長後の骨リモデリングに生じるインバランスは主として加齢，閉経，不動が原因となる。女性ホルモンには破骨細胞の骨吸収を抑制する働きがあり，閉経による急激な女性ホルモンレベルの低下により，骨吸収が亢進する。骨吸収の亢

図1 骨粗鬆症と骨軟化症

骨粗鬆症は骨の量的な減少がみられるが，石灰化されている骨の割合は正常である。

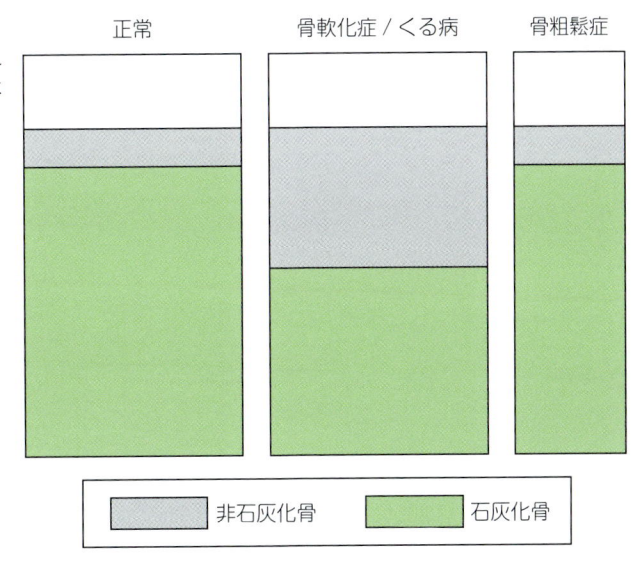

正常　　骨軟化症/くる病　　骨粗鬆症

非石灰化骨　　石灰化骨

図2 生涯の骨量推移と骨粗鬆症発生（女性の場合）

原発性骨粗鬆症は20歳代までに獲得する最大骨量が少ないこと，成人後の骨形成と骨吸収のインバランスによって骨量が減少することで発症する。最大骨量とは文字通り生涯のうちで最大となる骨量で，その獲得には遺伝的要因，成長期の栄養・運動，内分泌ホルモンなどが関与する。閉経後の骨量減少程度には個体によって差があるため，急激に骨量減少を生じた症例では，骨粗鬆症が発症する。

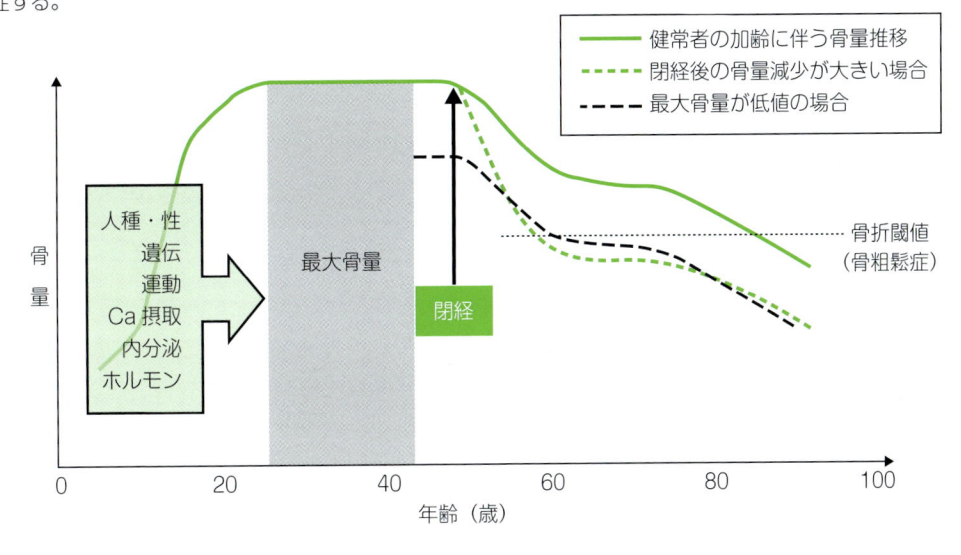

健常者の加齢に伴う骨量推移
閉経後の骨量減少が大きい場合
最大骨量が低値の場合

人種・性
遺伝
運動
Ca摂取
内分泌
ホルモン

最大骨量

閉経

骨折閾値
（骨粗鬆症）

骨量

0　　20　　40　　60　　80　　100
年齢（歳）

進に伴って骨形成も亢進するものの，形成が追いつかず，骨量減少をきたす。

●骨質の劣化

「骨強度」は骨量（骨密度）のみでは説明が困難で，「骨質」とよばれる骨密度以外の骨要因によっても規定される[1]。例えば，糖尿病やステロイド性骨粗鬆症では骨密度が正常でも骨折リスクの上昇が観察されることから，骨密度には反映されない骨質の劣化があると考えられている。

3

図3　骨リモデリングと骨粗鬆症の進行

休止期にあった骨表面に，破骨細胞が活性化され，骨吸収期となる(resorption)。その後，逆転期(reversal)，骨形成期(formation)を経て，再び休止期となる。この一連の骨代謝が骨リモデリングとよばれる。吸収された骨量と同じ量の骨形成が行われる(カップリングとよばれる)。成長後にはさまざまな原因で骨形成と骨吸収とにインバランスを生じ，骨吸収の亢進に骨形成が追いつかず，骨量減少をきたす。

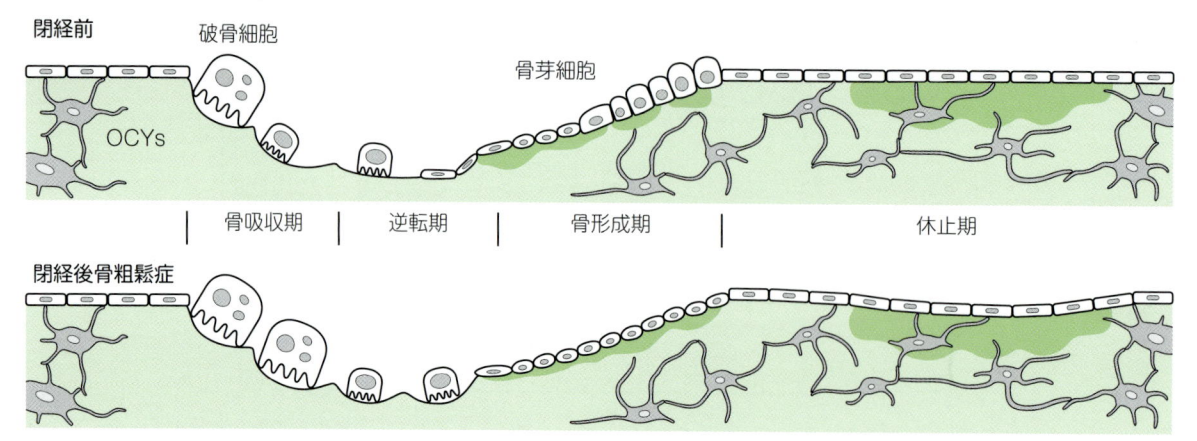

閉経前　　　破骨細胞　　　　　　　　　　　　骨芽細胞

OCYs

骨吸収期　｜　逆転期　｜　骨形成期　｜　休止期

閉経後骨粗鬆症

表1　骨質を規定する因子

構造特性	材質特性
マクロ構造	ミネラル
大きさ	結晶度
形状	異方性
ミクロ構造	石灰化度
骨梁構造	コラーゲン
多孔性	クロスリンク
	マイクロダメージ

　工学材料で「質」といえば単純に材質をさすが，器官としての「骨」は決して単一の材料でできあがっているわけではない。器官としての骨には，ミネラルと基質蛋白に加えて各種の細胞があり，個体を支え強度を保つため機能的な構造を形成して，生体を維持している。そこで「骨質」は構造と材質とに分けて論じられる(表1)。

　構造特性はマクロとミクロの劣化によって骨強度を低下させる。骨は皮質骨と海綿骨とに分けられ，皮質骨は特徴的な環状構造を有し，海綿骨は板状と棒状からなる微細な骨梁構造を構築している。皮質骨におけるマクロの構造特性は大きさと形状によって決まり，大きな骨の強度は高いが，同じ骨量(断面積)であっても，形状が異なると強度にも差が生じる(図4)。高齢となるに従い，ヒト長管骨の皮質骨幅が減少すると同時に多孔化を生じるが，外骨膜性の骨形成によって骨の外径を拡大していて，骨脆弱化の進行に抗している。海綿骨では閉経後の急速な骨吸収によって骨梁構造に断裂を生じ，単なる骨強度減少以上の骨脆弱化がもたらされる(図5)。

　材質特性では骨基質蛋白の劣化が骨強度低下をもたらす。加齢や生活習慣病に起因する酸化や糖化といった基質周囲の環境，さらにビタミンD，Kの不足は骨質を劣化させる[2]。また，加齢によって酸化や糖化が高まって増加する終末糖化産物(advanced glycation endproducts；AGEs)はコラーゲン架橋の劣化をもたらして，骨強度低下をきたすため骨質低下の原因となる。糖尿病，慢性腎臓病，メタボリックシンドロームなどの生活習慣病でも，AGE架橋の増加をきたし，骨質が劣化する[2]。

図4　骨の強度に与える形状の影響

皮質骨では大きな骨の強度は高い。また，同じ骨量（断面積）であっても，形状が異なると強度に差を生じる。

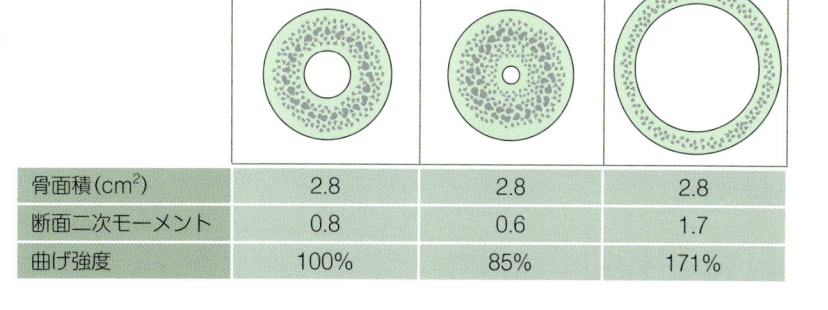

骨面積(cm²)	2.8	2.8	2.8
断面二次モーメント	0.8	0.6	1.7
曲げ強度	100%	85%	171%

図5　海綿骨微細構造の劣化に伴う骨梁構造の変化

海綿骨では，閉経後の急速な骨吸収によって骨梁構造に断裂を生じ，単なる骨強度減少以上の骨脆弱化がもたらされる。
a：正常な骨梁構造
b：骨量減少
c：骨梁の断裂

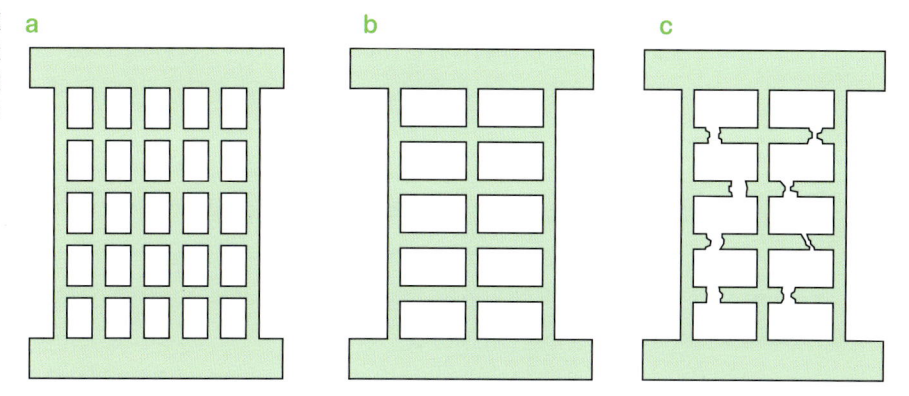

　このような骨質の評価は，一般臨床での検査で評価することはできない。そこで骨粗鬆症の診断に当たっては骨密度に加えて，骨密度以外の骨折リスクにかかわることが疫学的に明らかとなっている要因（例えば脆弱性骨折の既往など）が用いられる。

続発性骨粗鬆症

　種々の疾患や病態に伴って骨量低下や骨質劣化を生じた結果，骨脆弱化が生じる[2]。内分泌性，栄養性，薬物性，不動性，先天性，その他が骨粗鬆症の原因となる。

　荷重や筋収縮により骨にメカニカルストレスが生じると，それに反応して骨が形成されるのに対して，不動によりメカニカルストレスが減少すると骨形成が低下し骨量が減少する。これは個体内の部位によって差を認め，脛骨，踵骨といった下肢荷重骨は通常大きなメカニカルストレスに曝されているため，短期間の不動・廃用によって容易に骨量が変化する[4,5]。これに対して，頭蓋骨は正常な環境でもほとんどメカニカルストレスに曝されていないので，微小重力下でも骨量が低下しない[5,6]。

臨床症状

　骨密度減少やそれに伴う骨脆弱化の進行だけでは，臨床症状を生じない。骨粗鬆症の臨床症状は脆弱性骨折の発生と，それに起因する疼痛である。

　身長の低下は椎体骨折を疑う重要なサインであることが知られている[2]。身長低下や円背を生じている例は骨粗鬆症のスクリーニングが勧められる。

骨粗鬆症の診断

●診断基準

　原発性骨粗鬆症の診断に当たっては胸椎・腰椎の単純X線像の撮影を実施し，脊椎疾患の合併の有無，椎体骨折の診断を行う。続発性骨粗鬆症の原因疾患の鑑別の後，脆弱性骨折の有無と骨密度により，以下の診断基準に従って診断する[7]。

①脆弱性骨折のうち椎体または大腿骨近位部骨折がある場合

　骨密度にかかわらず骨粗鬆症と診断される。

②椎体または大腿骨近位部骨折以外の脆弱性骨折がある場合

　骨密度が若年成人平均値(young adult mean；YAM，腰椎では20～44歳，大腿骨近位部では20～29歳)の80％未満の例を骨粗鬆症と診断する[その他の脆弱性骨折は，肋骨，骨盤(恥骨，坐骨，仙骨を含む)，上腕骨近位部，橈骨遠位端，下腿骨]。

③脆弱性骨折の既往がない場合

　骨密度がYAMの70％以下(または−2.5SD以下)の例を骨粗鬆症と診断する。

●薬物治療開始の基準

　上記の診断基準を満たす例以外に，『骨粗鬆症の予防と治療ガイドライン2015年版』(以後，ガイドライン)[2]では，以下の例で薬物治療が推奨される。骨密度で評価した骨量減少者(YAMの80％未満)のうち，①大腿骨近位部骨折の家族歴を有する例，②FRAX®(骨折リスク評価ツール)による評価で主要骨折の10年間発生確率が15％以上(75歳未満に適応)。

　ステロイド性骨粗鬆症[8]以外の続発性骨粗鬆症では診断基準や治療開始基準が設定されていない。従って原発性骨粗鬆症に準じて薬物治療を開始する。

骨粗鬆症の治療

●治療の三大柱

　骨粗鬆症の治療は食事療法，運動療法，薬物療法が柱となる。このうち，骨折予防効果が証明されているのは薬物療法のみである。従って，薬物治療開始基準を満たす例では，薬物療法の開始が勧められ，食事療法，運動療法も同時に実施する。

●骨粗鬆症治療薬の選択(表2)

　骨粗鬆症治療薬は骨吸収抑制が主の薬剤と骨形成促進が主の薬剤とに分けられる。わが国で骨粗鬆症治療薬として認可されている薬剤のうち，ガイドライン[2]で椎体骨

表2 骨折リスク低減の効果が示されている骨粗鬆症治療薬

	薬剤名
骨吸収抑制が主の薬剤	
窒素含有ビスホスホネート	アレンドロネート, リセドロネート, ミノドロン酸, イバンドロネート, ゾレドロン酸
抗ランクル抗体	デノスマブ
選択的エストロゲン受容体モジュレーター	塩酸ラロキシフェン, バゼドキシフェン酢酸塩
骨形成促進が主の薬剤	
副甲状腺ホルモン	テリパラチド
抗スクレロスチン抗体	ロモソズマブ
上記には分類されない薬剤	
新規活性型ビタミンD_3	エルデカルシトール

折予防効果の評価がグレードAの薬剤は, 窒素含有ビスホスホネート(BP), 抗ランクル抗体, 選択的エストロゲン受容体モジュレーター, 副甲状腺ホルモン, 新規活性型ビタミンD_3である。窒素含有BPのゾレドロン酸と抗スクレロスチン抗体のロモソズマブはガイドライン発刊後に発売となっているが, これら2剤も骨折抑制効果が大規模臨床試験によって示されている[9-11]。従って, 骨粗鬆症治療ではこれら6種類の薬剤から選択するのが望ましい。

● 治療薬の骨癒合への影響

　システマティックレビューでBPは骨折後どの時期に投与を開始しても骨癒合遅延を生じないとされている[12, 13]。デノスマブの臨床試験期間に発生した非椎体骨折の骨癒合遷延および偽関節例の解析結果[14]では, デノスマブ投与は骨折治癒には影響しなかった。従って, 現時点では骨吸収抑制薬であるBPやデノスマブの投与は骨折例の骨癒合へ影響はないと考えられる。

　テリパラチド(遺伝子組換え)はケースシリーズや少数例での前向き比較試験で骨癒合促進効果が報告されている一方で, 骨折治癒促進効果はないとする報告もあり, テリパラチドの骨折治癒に対する有用性については十分には明らかではない。ロモソズマブも骨折治癒に及ぼす影響は動物実験での検討があるのみで, 明らかではない。

　その他の骨粗鬆症治療薬の骨折治癒への悪影響や癒合促進に関する臨床試験結果はない。

◆ 文献 ◆

1) NIH Consensus Development Panel on Osteoporosis Prevention, Diagnosis, and Therapy, March 7-29, 2000: highlights of the conference. Southern medical journal 2001 ; 94 : 569-73.
2) 骨粗鬆症の予防と治療ガイドライン作成委員会(2015). 骨粗鬆症の予防と治療ガイドライン2015年版. ライフサイエンス出版 ; 東京 : 2015.
3) Fleish H. ビスホスホネートと骨疾患, 森井浩世 監訳, 医薬ジャーナル社 ; 東京 : 2001.
4) Hirano Y, Hagino H, Nakamura K, et al. Longitudinal change in periprosthetic, peripheral, and axial bone mineral density after total hip arthroplasty. Mod Rheumatol 2001 ; 11 : 217-21.
5) Watanabe Y, Ohshima H, Mizuno K, et al. Intravenous pamidronate prevents femoral bone loss and renal stone formation during 90-day bed rest. J Bone Miner Res 2004 ; 19 : 1771-8.
6) Vico L, Hargens A. Skeletal changes during and after spaceflight. Nat Rev Rheumatol 2018 ; 14 : 229-45.
7) 宗圓 聰, 福永仁夫, 杉本利嗣, ほか. 原発性骨粗鬆症の診断基準 (2012年度改訂版). Osteoporosis Japan 2013 ; 21 : 9-21.

8) Suzuki Y, Nawata H, Soen S, et al. Guidelines on the management and treatment of glucocorticoid-induced osteoporosis of the Japanese Society for Bone and Mineral Research : 2014 update. J Bone Miner Metab 2014 ; 32 : 337-50.

9) Nakamura T, Fukunaga M, Nakano T, et al. Efficacy and safety of once-yearly zoledronic acid in Japanese patients with primary osteoporosis: two-year results from a randomized placebo-controlled double-blind study (ZOledroNate treatment in Efficacy to osteoporosis; ZONE study). Osteoporos Int 2016 ; 28 : 389-98.

10) Saag KG, Petersen J, Brandi ML, et al. Romosozumab or Alendronate for Fracture Prevention in Women with Osteoporosis. N Engl J Med 2017 ; 377 : 1417-27.

11) Cosman F, Crittenden DB, Adachi JD, et al. Romosozumab Treatment in Postmenopausal Women with Osteoporosis. N Engl J Med 2016 ; 375 : 1532-43.

12) Li YT, Cai HF, Zhang ZL. Timing of the initiation of bisphosphonates after surgery for fracture healing: a systematic review and meta-analysis of randomized controlled trials. Osteoporos Int 2014 ; 26 : 431-41.

13) Xue D, Li F, Chen G, et al. Do bisphosphonates affect bone healing? A meta-analysis of randomized controlled trials. J Orthop Surg Res 2014 ; 9 : 45.

14) Adami S, Libanati C, Boonen S, et al. Denosumab treatment in postmenopausal women with osteoporosis does not interfere with fracture-healing: results from the FREEDOM trial. J Bone Joint Surg Am 2012 ; 94 : 2113-9.

骨粗鬆症性骨折に対する手術の注意点

久留米大学医学部整形外科学　**白濱正博**

術前の注意点

● 手術適応

- 転位を伴う関節内骨折
- 著明に転位した骨折
- 大腿骨近位部骨折
- 偽関節，感染性偽関節
- インプラント周囲骨折
- 痛みが軽快しない脆弱性骨盤骨折や椎体骨折
- 早期離床，早期ADL回復，または介護のため必要と思われる骨折

● 術前管理

　高齢者は受傷した日が最も元気である。入院による環境の変化，疼痛，臥床によってせん妄や食欲不振などが生じ体力，筋力も低下する。また，既往症も伴っていることも多く種々の治療薬を内服していることも多い。多職種連携によって早期手術が可能となる体制を作ることが重要である。

● 必須検査と重要な画像

　高齢者の脆弱骨は単純X線像では，骨折の診断が判定しにくいことがある。また，年齢，性別，活動性によっても骨密度が異なるため，単純X線像だけでは骨折の程度，骨接合時のスクリュー固定性が得られるか骨質の判断ができないこともある。CT検査とMRI検査は必須である。単純X線検査は，関節内骨折であれば少なくとも3，または4方向撮影が必要で，大腿骨においては弯曲の程度を把握するため健側の撮影も必要となる（**図1**）。また，椎体偽関節では不安定性把握のため動態撮影が必要になる。

　初期の大腿骨近位部骨折や骨盤輪骨折，椎体骨折，脛骨プラトー骨折などは，単純X線像では診断がつかないため，CT検査またはMRI検査が必要になる。CT検査では近年多断面再構成（multiplanar reconstruction；MPR）や3D-CTで骨折部位，程度，転位方向など詳細に把握することができるようになり，手術適応判断や術前手術計画，術中ナビゲーションなどに非常に有効である（**図2**）。MRI検査ではoccult fracture[1]や骨挫傷，早期の骨折を把握できる（**図3**）。

●準備しておくべきもの

ロッキングシステムのインプラント，ケーブルシステム，Cアーム透視装置，人工骨，セメント，予備のインプラント，あればナビゲーション，CTを準備する。自己血回収装置や十分な輸血，止血剤，また，術中血管損傷などによる大量出血に対する血管外科医の待機や経カテーテル動脈塞栓術（transcatheter arterial embolization；TAE）など万全のバックアップを確保しておく。

図1 単純X線像による診断

a：70歳，女性。左橈骨遠位端骨折。単純X線4方向像。
b：77歳，女性。右非定型大腿骨骨折と外側弯曲した健側。

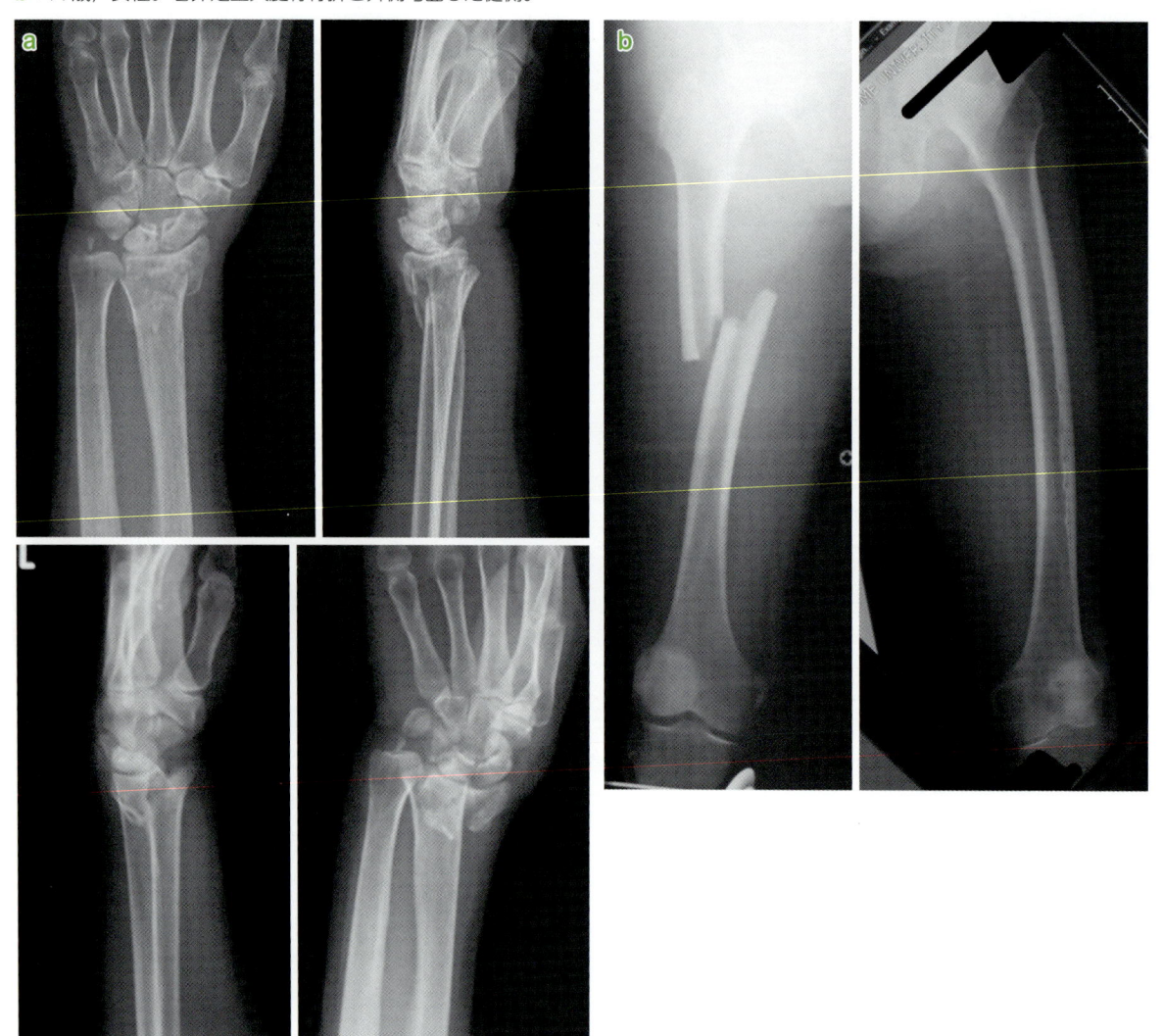

図2　CT(3D-CT，MPR)による診断

a：82歳，男性。右寛骨臼骨折(両柱骨折)の3D-CT，MPR像。
b：70歳，女性。左橈骨遠位端骨折の3D-CT，MPR像。

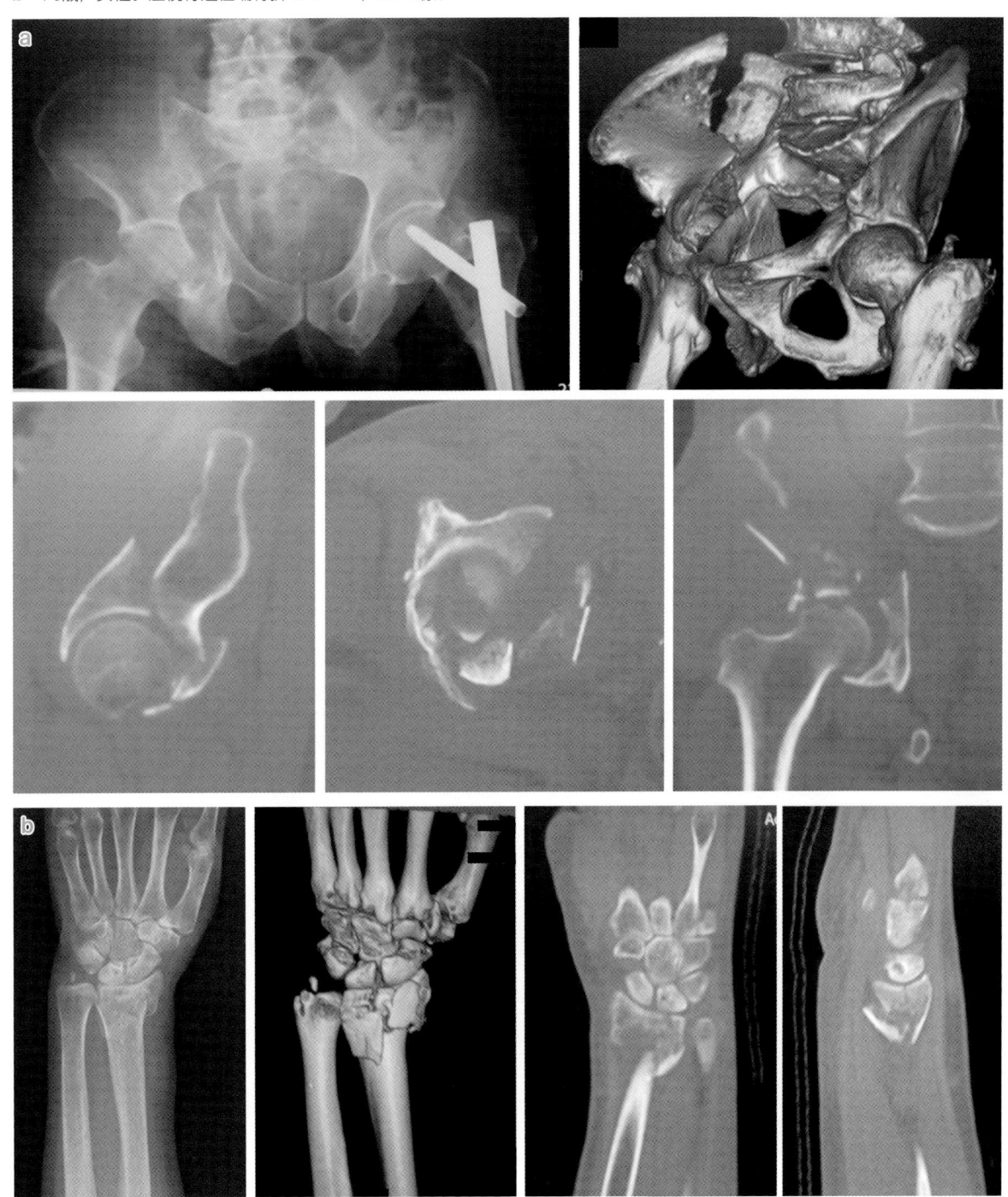

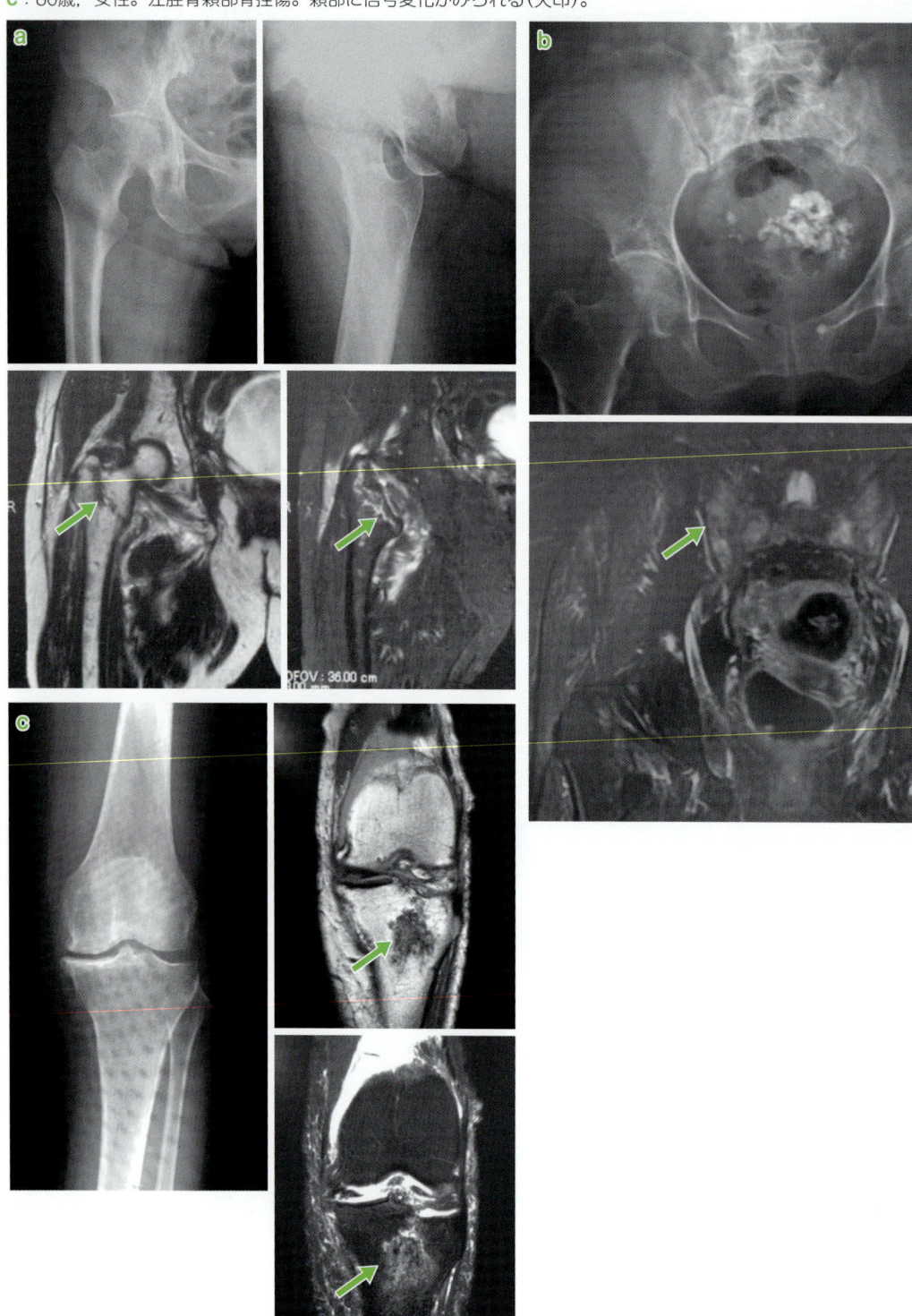

図3 MRIによる早期骨折診断

a：78歳，女性。右大腿骨転子部のoccult fracture（矢印）。
b：70歳，女性。脆弱性骨盤輪骨折。仙骨に信号変化がみられる（矢印）。
c：80歳，女性。左脛骨顆部骨挫傷。顆部に信号変化がみられる（矢印）。

術中の注意点

● 手術体位の工夫

　一般的手術と同様であるが，できるだけ短時間で終わるように術中体位変換は避ける。圧迫による軟部障害や循環障害，深部静脈血栓予防には特に注意を要する。

● 展開

　脆弱な軟部組織や血管からの出血も多いため，極力低侵襲で周囲軟部組織に注意する。骨膜はできるだけ温存する。展開し，術野確保に用いる開創器やホーマン鉤はできるだけ愛護的に用いる。

● 整復

　整復時の骨鉗子やエレバトリウム使用時は愛護的に行う。骨折部骨髄から出血が予測されるので，できるだけ素早く整復する。Kirschner wire（K-wire）で仮固定をして骨折部を安定させる。

● 固定

　脆弱骨に対しては，ロッキングシステムのインプラントが有効である。髄内釘はより多くのロッキングスクリューが刺入できて，できるだけ太い径を選択する。ロッキングプレートは解剖学的に形状が適合して，より多くスクリューが打てるタイプを選択する。ロッキングスクリューは，できるだけ長いスクリューを多方向に向けて刺入し，できれば対側骨皮質を貫通させる。

　インプラント周囲骨折では，ケーブルや長いロッキングプレートで補強固定する。K-wire やスクリューのみではチーズカットする恐れがあるので，ワッシャーや薄いプレートを併用する。整復後の骨欠損部の充填には人工骨を積極的に使う。また，人工関節の固定には，できるだけセメントを用いたほうがよい（図4）。

!Point........脆弱骨への手術

- 早期手術と早期離床，できるだけ低侵襲で強固な固定を行うこと[2]。
- 適切かつ強固な固定法とインプラントの選択が重要[3]である。

図4　高齢者骨折に対する固定法

a：92歳，女性。両側大腿骨転子部骨折の術後，新しいSFN（short femoral nail）で固定した。
b：91歳，女性。脆弱性骨盤輪骨折の術後，脊椎インプラントにて固定した。
c：82歳，男性。右寛骨臼骨折（両柱骨折）の術後，観血的整復固定術とacute THAを施行した。
d：95歳，女性。左インプラント周囲骨折。ケーブルで固定した後，ロングステムのセメント固定を行った。
e：88歳，女性。右インプラント周囲骨折。ケーブルとロッキングプレートで固定した。

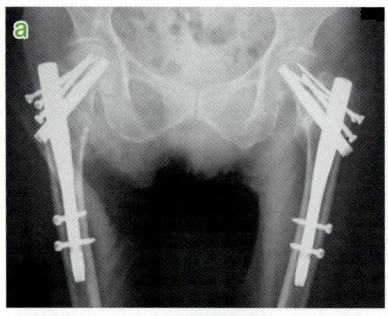
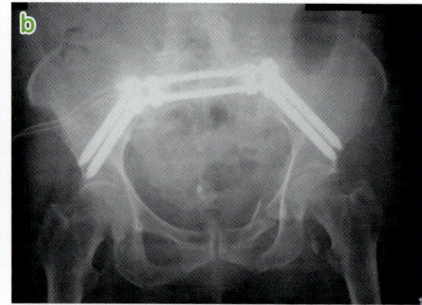
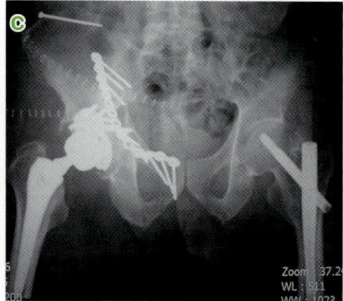
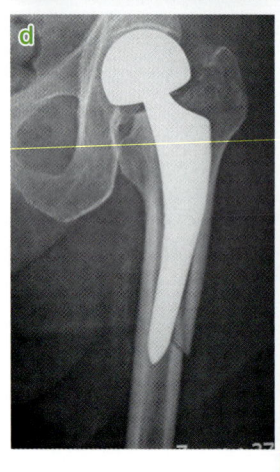
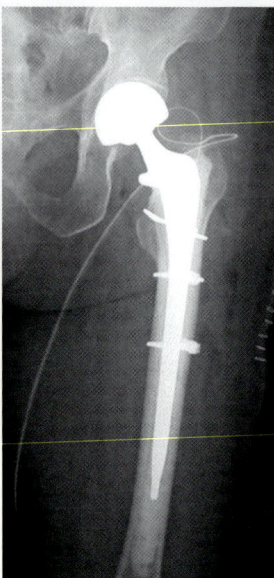
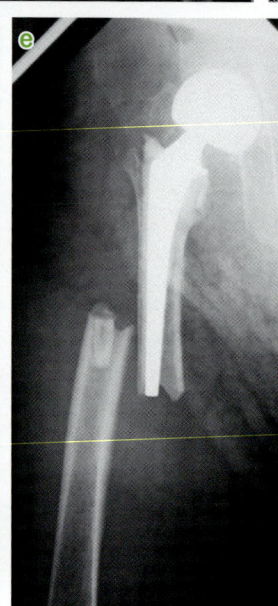
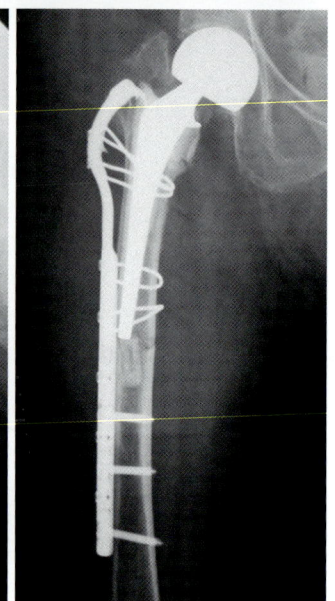

Pitfall　術中の整復，固定時の医原性骨折とスクリューのバックアウト

▶整復時やインプラント挿入時に新たな骨折を生じさせる危険性がある。どの部位，どのような骨折にも対応できるように使用インプラントのサイズを幅広く準備しておく。または，一般的に対応できるようにケーブルとロッキングプレートをバックアップ用に準備しておく（図5）。
▶また，スクリューのバックアウトは，ロッキング機構となっていてもときどきみられる。

図5　術中骨折時のリカバリー

a：83歳，女性。リバース型人工肩関節全置換術中に
骨幹部骨折をきたした（矢印）。
b：ロッキングプレートで骨接合術を施行した。

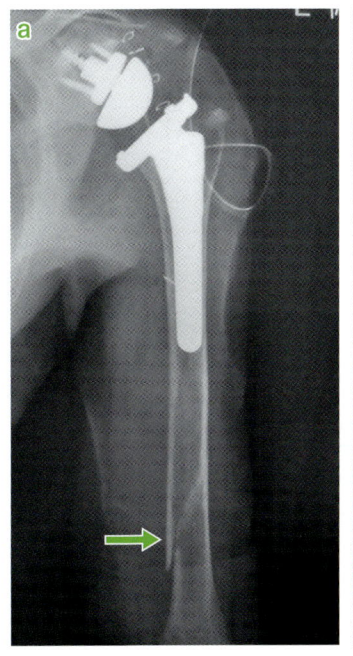
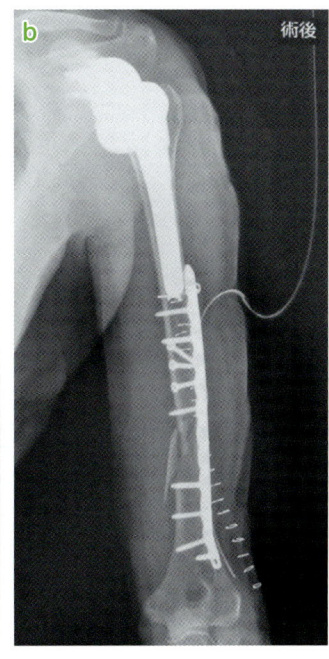

術後の注意点

　　　　術後は早期離床し荷重歩行可能にする。高齢者に免荷や部分荷重は難しいので，できれば術翌日から全荷重ができる手術を行う。また，疼痛管理とせん妄予防，栄養管理を行い術後から積極的理学療法を行う。既存疾患，特に糖尿病患者では術後感染に注意が必要である。手術創の腫脹や軟部組織損傷が強い症例には局所陰圧閉鎖療法（incision VAC®療法）を行う。開放骨折や骨幹部骨折では超音波骨折治療（low intensity pulsed ultrasound；LIPUS）を併用したり，骨粗鬆症で病的骨折がある症例や非定型大腿骨骨折症例ではテリパラチドを併用する。

！Point·········· 本項のまとめ

- ●年齢，性別，活動性で骨粗鬆症の骨質の程度が異なる。
- ●単純X線検査だけでは診断がつかない，手術適応が決められない。
- ●受傷後早期手術と術後の早期離床・起立歩行訓練を心がける。
- ●骨粗鬆症に対応したインプラントを選択する。
- ●軟部組織展開は愛護的に，整復・固定は慎重に行う。
- ●できるだけ低侵襲手術を心がける。

◆ 文献 ◆

1 ）Yao L, Lee JK. Occult intraosseous fracture: detection with MR imaging. Radiology 1988；167：749-51.
2 ）白濱正博，岡崎真悟. 高齢者の脆弱性骨盤骨折への対応—2. 手術の実際. 救急医学 2019；43：466-72.
3 ）白濱正博. 阿修羅のごとく～大腿骨転子部骨折に対する新型髄内釘（これさえあればどんな骨折型でもOK）～. Bone Joint Nerve 2019；34：329-39.

骨粗鬆症患者に対する手術（骨折以外）の注意点

秋田大学大学院医学系研究科整形外科学　**宮腰尚久**

骨粗鬆症を念頭に置いた注意と対策

　超高齢社会の到来とともに，高齢者に対する整形外科手術は増加の一途をたどっている。高齢者の多くは骨粗鬆症を合併しているため，骨折以外の手術においても，骨粗鬆症を念頭に置いた注意と対策が必要である。特に，骨密度は手術成績に影響を与えやすく，骨密度が低い患者では骨密度が正常の患者よりも骨粗鬆症関連の合併症が多いことが知られている。腰椎固定術後の骨癒合率には，骨密度の指標であるCT値（Hounsfield unit）が重要であるという報告もあることから[1]，術前の骨密度測定は必須である。ほかに，骨粗鬆症患者では，骨吸収・形成マーカーを測定することにより，骨動態を把握しておくことも重要である。

　骨折以外の整形外科手術は多岐にわたるが，骨粗鬆症対策が特に必要となるものは，脊椎インストゥルメンテーション手術や人工関節置換術などの金属材料を用いる手術である。骨粗鬆症患者では，これらの手術において骨脆弱性に起因する合併症が生じやすい。その主な対策は，手術手技の工夫と骨粗鬆症治療薬の適切な使用である。

手術手技の工夫

●脊椎インストゥルメンテーション手術

　インストゥルメンテーションシステムを用いる脊椎手術には，後方（除圧）固定術，前方（除圧）固定術，矯正骨切り術，脊椎短縮術，椎体置換術，前後合併脊柱再建術などの多様な術式が存在する。いずれの術式においても，骨脆弱性が手術成績を左右するが，特に，椎弓根スクリュー（pedicle screw；PS）の弛み（図1）に起因する矯正損失や骨癒合不全が問題となる。PSの引き抜き強度を上げるためには，できるだけ太く長いPSを使用しなければならないが，同時にハイドロキシアパタイト（HA）顆粒のスティックを併用することも有効である（図2）。海外では，さらに，PSに骨セメントを使用したり，エクスパンダブルPSの使用による有効性も示されている[1]。

　また，一般的に，脆弱骨への対策には多くの固定点を設けることが重要であるため，脊椎インストゥルメンテーション手術では，可能な限りのマルチアンカリング（multi-anchoring）を心がける必要がある。骨粗鬆症でも比較的強度が保たれている椎弓には，フックの使用とともに複数のポリエチレン製テープをsublaminar tapingとして通し，後方インストゥルメントに締結するなどの手技が有効である（図3）。

図1 腰椎固定術後（L2-L4）の椎弓根スクリューの弛み

L2の椎弓根スクリューが弛み，矯正損失が生じている。
a：腰椎単純X線側面像
b,c：L2のCT横断像

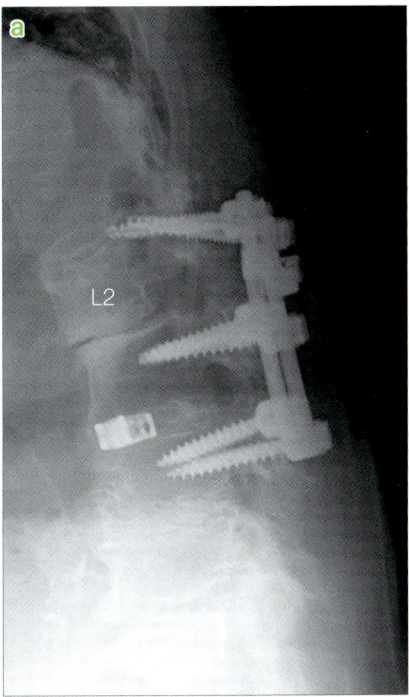
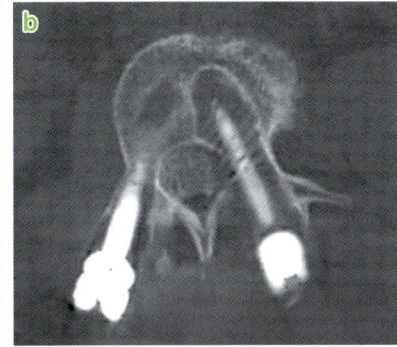
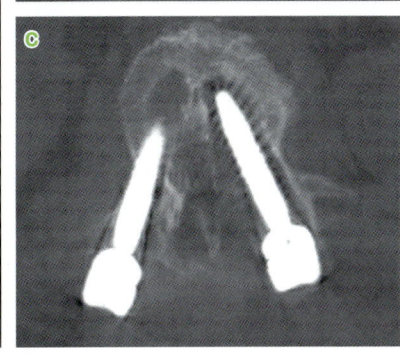

図2 ハイドロキシアパタイト（HA）顆粒のスティックを併用した椎弓根スクリュー刺入後の胸椎CT横断像

椎体内に設置されたスクリュー周囲にHAの顆粒がみられる。

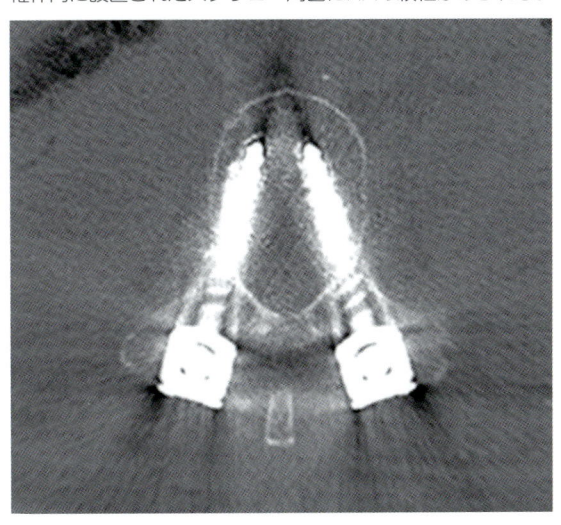

図3 骨粗鬆症患者に対する脊椎長範囲固定時のマルチアンカリング

固定点を多くするため，ポリエチレン製テープによるsublaminar tapingを多用している。

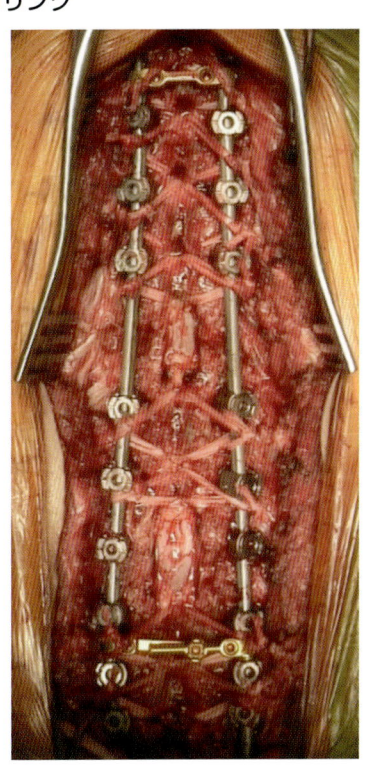

●人工関節置換術

人工関節置換術においても骨脆弱性に対する注意が必要であるが，例えば人工股関節全置換術（total hip arthroplasty；THA）においては，脱臼・整復・リトラクト時やインプラントのインパクト時などに医原性の骨折が生じないように，愛護的な操作を徹底しなければならない。さらに，骨粗鬆症では皮質骨が菲薄化して髄腔が拡大しているため，ステム選択時には皮質骨でプレスフィットが可能かどうかを検討し，不可能が予想される場合にはセメントステムを準備するなどの事前の対策が必要となる。

また，人工膝関節全置換術（total knee arthroplasty；TKA）においては，愛護的な操作のほかにコンポーネントのサイズが小さめにならないようにするなどの注意が必要である。特に脛骨コンポーネントを小さめのサイズにしてしまうと，骨粗鬆症では薄い皮質骨にインプラントがかからずに海綿骨だけで荷重を受けてしまうため，インプラントが沈下しやすい。

脊椎インストゥルメンテーション手術における骨粗鬆症治療薬の役割

脊椎インストゥルメンテーション手術において骨粗鬆症治療薬に期待することは，矯正損失の予防と骨癒合率の向上である。最近，骨粗鬆症患者に生じた腰椎変性疾患や成人脊柱変形に行ったインストゥルメンテーション手術において，ビスホスホネートまたはテリパラチドの骨癒合率，PSの弛み，ケージの沈下防止などに対する効果を分析したシステマティックレビューとメタアナリシスが発表された[2]。分析の対象となった9論文のうち，3論文では後側方固定術が，4論文では椎体間固定術が，2論文では5椎間以上の長範囲固定が行われていた。

分析の結果，ビスホスホネートはプラセボ対照と比較して，骨癒合率［オッズ比（odds ratio；OR）2.2；95％信頼区間（confidence interval；CI）0.87 〜 5.56，$p = 0.09$］とPSの弛み（OR 0.45；95％ CI 0.14 〜 1.48，$p = 0.19$）に有意差がなかったが，テリパラチドはビスホスホネートよりも骨癒合率を有意に向上させていた（OR 2.3；95％ CI 1.55 〜 3.42，$p < 0.0001$）。しかし，PSの弛みにおいて，テリパラチドとビスホスホネートに差はなかった（OR 0.37；95％ CI 0.12 〜 1.18，$p = 0.09$）。また，対照に比べてビスホスホネートは，ケージの沈下（OR 0.29；95％ CI 0.11 〜 0.75，$p = 0.01$）と椎体骨折（OR 0.18；95％ CI 0.07 〜 0.48，$p = 0.0007$）を有意に低下させていた[2]。ちなみに，このレビュー論文では，テリパラチドは骨癒合率やPSの弛みを有意に抑制するが，これらの効果を対照と比較した研究が1つしかなかったため，メタアナリシスは行えなかったとしている[2]。一方，ビスホスホネートが骨癒合率に与える影響についてはさまざまな報告があるため，現状では明確な結論を導き出すことができない。

人工関節置換術における骨粗鬆症治療薬の役割

　人工関節置換術において骨粗鬆症治療薬に最も期待することは，インプラントの弛み防止である。骨粗鬆症患者では，骨脆弱性に伴い人工関節置換術後のインプラント周囲の骨吸収が生じやすい。なかでも，THA後のステム周囲の骨密度の低下は，早期の弛みのリスクとなるため注意を要する（図4）。最近では，固定力に優れたセメントレスTHAシステムの普及により，非高齢者に対する手術も多く行われるようになってきたため，より長期的な観点からの弛み防止対策が必要である。

　各種のビスホスホネートや抗RANKL抗体薬であるデノスマブは，強力な骨吸収抑制作用を有することから，THA後のステム周囲の骨密度低下の抑制に有効であると考えられる。これまで，これらの薬剤の有効性を示す研究が少なからず報告されてきたが，リセドロネートとゾレドロネートに対しては，ランダム化比較試験を集めたメタアナリシスも行われている[3,4]。これらのメタアナリシスによれば，リセドロネートは，Gruenのzone分類（図5）におけるzone 1，2，5，6，7において，ゾレドロネートはzone 1，2，4，6，7において，骨密度の低下を抑制する（表1）。

図4　人工股関節全置換術後のステムの弛み（ステム周囲の骨透亮像）

術後5年時には，ステム周囲（特に近位部）に骨透亮像（矢印）がみられるようになり，ステムの位置もずれている。
a：術直後
b：術後5年

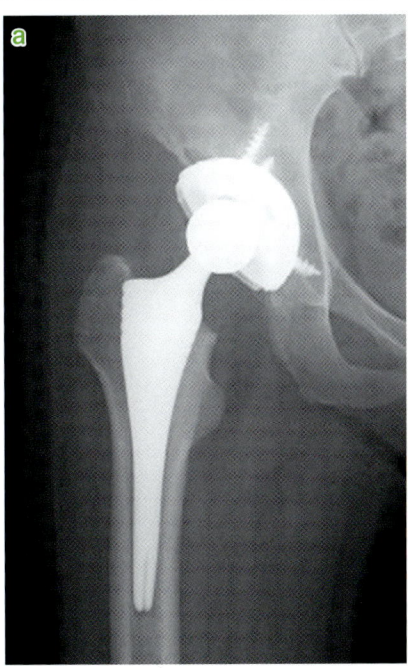
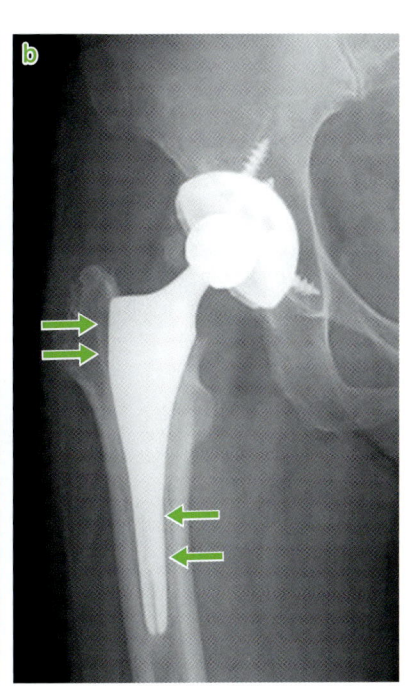

図5　Gruenのzone分類

ステムの近位外側から順に，7つの
ゾーンに分けられる。

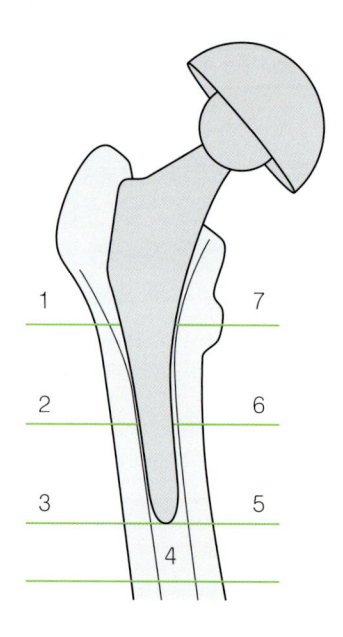

表1　ビスホスホネートによる人工股関節全置換術後のステム周囲骨密度減少の抑制効果（メタアナリシス）

解析者（年）	ビスホスホネート	解析に用いた論文数	解析症例の総数（対照群：介入群）	Gruen zone	WMD*またはSMD** （95%信頼区間）	p値
Ren L, et al.(2018)[3]	リセドロネート	4	198(101：97)	1	0.163(0.104〜0.223)*	<0.001
				2	0.120(0.069〜0.171)*	<0.001
				3	0.038(−0.076〜0.151)*	0.516
				4	0.087(−0.025〜0.198)*	0.127
				5	0.103(0.055〜0.152)*	<0.001
				6	0.134(0.043〜0.226)*	0.004
				7	0.257(0.127〜0.386)*	<0.001
Gao J, et al.(2017)[4]	ゾレドロネート	4	185(90：95)	1	0.752(0.454〜1.051)**	0.000
				2	0.524(0.230〜0.819)**	0.000
				3	0.093(−0.196〜0.383)**	0.527
				4	0.400(0.107〜0.693)**	0.008
				5	0.254(−0.040〜0.548)**	0.090
				6	0.893(0.588〜1.198)**	0.000
				7	0.988(0.677〜1.300)**	0.000

WMD：weighted mean difference，SMD：standardized mean difference

骨粗鬆症治療薬は術前から使用すべきか

　　手術予定となった未治療の骨粗鬆症患者に対し，治療薬はいつから使用すべきであ
ろうか。骨粗鬆症治療薬の種類によって，周術期の骨動態に与える影響は異なる可能
性があるため，現時点では，この疑問に対する明確な答えはない。しかし，緊急性の
ない整形外科手術では，手術までの待機期間がある場合が多いため，この期間を利用
して骨粗鬆症治療を開始しようという考え方がある。

実際にテリパラチドにおいては，術前からの投与がPSの刺入トルクの増加につながるなど，術前投与の有効性を示唆する報告が散見される。著者らのラットの骨切りモデルを用いた研究においても，テリパラチドは術直後から投与するよりも，術前から投与したほうが軟骨形成や骨芽細胞系への分化を促しやすく，骨癒合には有利ではないかという結果が得られている[5]。従って，テリパラチドにおいては，術前からの使用がよいのではないかと考えられる。

骨代謝の改善と原疾患のコントロール

現在，わが国で使用可能な骨粗鬆症治療薬のほとんどは，市場に出る前の臨床試験において，ビタミンDとカルシウムが補充された状態で効果が検証されている。すなわち，実臨床において臨床試験と同等な骨粗鬆症治療薬の効果を期待したい場合には，ビタミンDによる骨カルシウム代謝を整えておく必要がある。わが国では，2018年9月より，ECLIA法による血中25-ヒドロキシビタミンD[25(OH)D]の測定が原発性骨粗鬆症に対して保険適用となったこともあり，現在では個々の患者のビタミンDの充足状態を以前よりも把握しやすくなった。また，骨粗鬆症治療薬に反応しない患者では，ビタミンK不足も考慮に入れる必要がある。このような例を疑った場合には，血中の低カルボキシル化オステオカルシン値を測定し，ビタミンKの充足度も調べるべきである。

一方，ステロイド薬の使用や糖尿病，慢性腎臓病などによる続発性骨粗鬆症では，原疾患の状態が骨粗鬆症の重症度に直結する。手術の待機期間中に，可能な限り原疾患をコントロールすることも，骨粗鬆症由来の合併症を減らすための重要な対策である。

◆ 文献 ◆

1 ）Fischer CR, Hanson G, Eller M, et al. A Systematic review of treatment strategies for degenerative lumbar spine fusion surgery in patients with osteoporosis. Geriatr Orthop Surg Rehabil 2016；7：188-96.
2 ）Buerba RA, Sharma A, Ziino C, et al. Bisphosphonate and teriparatide use in thoracolumbar spinal fusion：a systematic review and meta-analysis of comparative studies. Spine（Phila Pa 1976）2018；43：E1014-23.
3 ）Ren L, Wang W. Effect of risedronate on femoral periprosthetic bone loss following total hip replacement：A

systematic review and meta-analysis. Medicine（Baltimore）2018；97：e0379.
4 ）Gao J, Gao C, Li H, et al. Effect of zoledronic acid on reducing femoral bone mineral density loss following total hip arthroplasty：a meta-analysis from randomized controlled trails. Int J Surg 2017；47：116-26.
5 ）Tsuchie H, Miyakoshi N, Kasukawa Y, et al. Intermittent administration of human parathyroid hormone before osteosynthesis stimulates cancellous bone union in ovariectomized rats. Tohoku J Exp Med 2013；229：19-28.

骨粗鬆症患者に対する周術期管理

三重大学大学院医学系研究科臨床麻酔学　**宮部雅幸**

骨粗鬆症は，骨の強度が低下し骨折しやすくなった病態である。以前は骨密度の低下を骨粗鬆症の定義としていたが，骨密度が低下していなくても骨が弱い状態もあり[1]，コラーゲンが関与する骨質の弱さも加味されるようになった。2000年の米国国立衛生研究所で開催されたコンセンサス会議では「骨強度の低下を特徴とし，骨折のリスクが増大した骨格疾患」と定義された[2]。

骨は主にリン酸カルシウムの一種のハイドロキシアパタイト（HA）とコラーゲンからなる。コラーゲンは骨の引っ張り，曲げに対する強度を担い，ハイドロキシアパタイトは圧迫に対する強度を担っている。骨は老朽化した部分を新しく再生するため分子レベルで常に新しい成分と置き換わっていて，外側の皮質骨の1%，内側の海綿骨の30%が1年で新しいものと置き換わる。骨粗鬆症では骨の吸収と再生が正常に行われず，骨密度の低下や骨質の劣化が起きて骨が弱くなった状態である。骨密度低下の原因として，女性ホルモンの分泌量減少，腸管でのカルシウムの吸収低下が挙げられる。女性ホルモンのエストロゲンは骨形成を促進し骨吸収を抑制する。カルシウムの吸収にはビタミンDが必要で，ビタミンDの活性化には日光と運動が必要である。さらにカルシウムの吸収にはマグネシウムが必要で，マグネシウム不足も骨密度の低下の原因となる。一方，コラーゲンは骨の体積の50%を占め骨質に関与している。コラーゲンの劣化は原料としてのタンパク質の摂取不足，コラーゲン産生に必要なビタミンC，鉄，亜鉛などの栄養不足が関与している。

すなわち骨粗鬆症の原因には低栄養が関与しているので，骨だけでなく血管，筋肉，皮膚，歯牙の脆弱性を伴う可能性が高い。そのため骨粗鬆症患者の周術期管理は呼吸器，脳神経，心臓，腎臓などの全身の機能低下の有無を調べる必要があり，術後早期回復にはタンパク質あるいはアミノ酸，ビタミン，ミネラルの栄養素の補給が重要となる。本項では骨粗鬆症患者の周術期について言及する[3]。

■ 術前リスク評価

緊急時は，骨折に優先して治療しなければならない外傷がないことを診断しておく。認知障害，うつ，難聴，脳卒中などでは本人が治療方針を決定し同意を得ることが難しいが，本人から同意を得ることが難しいときは代理人に説明し同意を取らなければならない。これらの患者では呼吸器系，心血管系，脳神経系の合併症が多いので注意を払わなければならない。

● 肺リスク評価

骨粗鬆症患者では周術期に呼吸不全，肺炎，誤嚥などの肺合併症，人工呼吸器からの離脱困難，これらに伴うICU管理などが必要になる可能性がある。これらのリスク評価に役立つ指標を**表1**に挙げる。SpO_2の低下とヘモグロビンの低下は低酸素血症をきたす可能性がある。ヘモグロビンの最低値については意見の一致をみていない。1秒率の低下と肺活量の低下は術後高二酸化炭素血症の可能性を示唆する。

● 心機能評価

患者が転倒して受傷した場合，転倒が心疾患によるものかを調べる。ペースメーカー装着患者では，正常に機能しているか，心不全はないか，急性冠動脈症候群はないかを調べる必要がある。

● 脳神経系評価

転倒して受傷した場合は，転倒の原因となるような脳血管障害がないか評価する。せん妄がある場合は低酸素血症，低血糖，電解質異常，敗血症の有無を調べる。脳血管障害の既往や症状がある場合は脳の画像診断を行う。脳血管障害がある場合，脳血管の自己調節機能がなくなり全身麻酔で脳梗塞が悪化する可能性を念頭に置く。

骨折の場合，骨折以外の急性疾患の症状が非定型的なうえに，認知症などがあると症状の訴えが難しくなり診断が難しくなる。また頸椎の骨折，外傷があると気管挿管に注意が必要で，場合によっては気管挿管を避けたほうがよい可能性もあるのでその有無を調べる。区域麻酔で行った場合でも，麻酔の効果が不十分であったり，手術が長引いたり，大出血などで気管挿管が必要なこともあり，常に気管挿管の準備をしておく。

転倒の原因としてアルコール中毒もあり，このような患者では認知症，錯乱などを併発する場合があるので，短時間作用の麻酔薬を用いるなど麻酔管理に注意が必要である。

表1　肺リスク評価指標

1. 空気呼吸で$SpO_2 < 90\%$
2. ヘモグロビンの低下
3. 1秒率$< 50\%$
4. 肺活量$< 1.7L$

術前管理

●休薬

抗凝固薬

抗凝固薬は深部静脈血栓，心房細動による血栓など静脈系の血栓に用いられる。抗凝固薬の継続は術中・術後の出血リスクを高め，中止は血栓塞栓リスクを高める。基礎疾患，抗凝固薬の種類，手術の程度を考慮して抗凝固薬の中止と再開を決める。心房細動などの高リスク群では休薬期間をできるだけ短くする。最近の脳梗塞，肺塞栓などでは症状が安定するまで，可能であれば手術を延期する。**ブリッジング***は通常必要ないが，ワルファリンを使用していて人工弁が装着されている患者，最近の脳梗塞などではブリッジングを行う。各種抗凝固薬の休薬期間を**表2**に示す。

抗血小板薬

抗血小板薬は冠動脈やアテローム血栓性脳梗塞など動脈でできる血栓予防に用いられる。主な抗血小板薬としてアスピリン（バイアスピリン®，バファリンA81®），クロピドグレル（プラビックス®），シロスタゾール（プレタール®）がある。休薬は血小板に作用するアスピリン，クロピドグレルは血小板そのものに不可逆的に作用するので血小板の再生日数の1週間を考慮して7〜10日の休薬が勧められる。シロスタゾールはPDE3活性を阻害し，中止後48時間で血小板の凝集が正常化するので休薬は2日となる。

降圧薬

以下，降圧薬のAB/CDルールに沿って述べる。

A：ACE阻害薬，ARB；アンジオテンシンが抑制されていると術中に使用する昇圧薬の効きが悪くなり，血圧維持に難渋するので朝から**中止**する。麻酔中の低血圧に注意する。αブロッカーは継続する。

B：βブロッカーは継続する。

C：Caチャンネルブロッカーは継続する。

D：利尿薬（diuretics）は休薬する。

表2　抗凝固薬の休薬期間

薬品名	作用	休薬期間
ワルファリン	II，VII，IX，X阻害	5日
ダビガトラン	II阻害	2〜3日
リバーロキサバン	Xa阻害	2〜3日
アピキサバン		
エドキサバン		

用語解説　▶ブリッジング：抗凝固薬を中止して低分子ヘパリンに置き換えること。

麻酔

● 全身麻酔か区域麻酔か

　全身麻酔では術後一過性に認知度の低下がみられ，術後管理に難渋する場合がある。下肢，上肢など区域麻酔で対応できる場合は適応を検討する。

● 脊髄くも膜下麻酔

　高齢者は腰椎の柔軟性がなく，側弯，後弯などの変形が強く，正中アプローチが難しいことが多い。ときに棘間の同定すら難しい。その場合は棘突起を側方から触れてみると棘突起と棘間が同定できる。著者は棘間のすぐ横から内側をねらって椎弓間隙に針を進めている（図1）。薬液は0.5％マーカイン®を用い，患側が上の場合は等比重，下の場合は高比重を用いている。高比重のほうが長く効果が持続するが，血圧の低下が大きいので注意が必要である。薬液の量は2 ～ 4mLを予定手術時間に合わせて調節する。薬液注入後30分程度は血圧低下に注意し，低血圧・徐脈にはエフェドリン5mg*，低血圧・頻脈にはフェニレフリン0.1mg*をそれぞれ投与している。

● 全身麻酔

　現在多くの施設で，意識消失には静脈麻酔薬プロポフォールか吸入麻酔薬デスフルランあるいはセボフルラン，鎮痛に超短時間作用のレミフェンタニル，筋弛緩薬としてロクロニウムが用いられている。

図1　脊髄くも膜下麻酔の穿刺部位
棘間のすぐ横から内側をねらって椎弓間隙に針を進める。

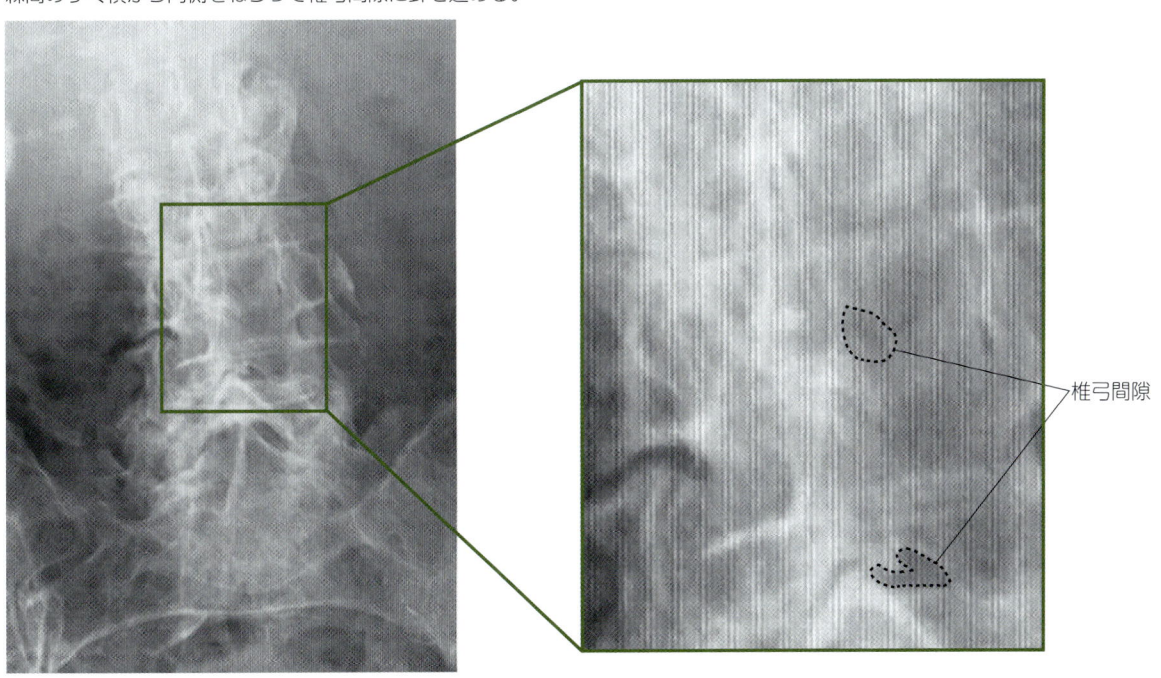

椎弓間隙

用語解説　▶ エフェドリン5mg：エフェドリンは1A 40mgを生食で希釈し全量を8mLにし，1mLが5mgになるようにする。
▶ フェニレフリン0.1mg：フェニレフリンは1A 1mgを生食で希釈し全量を10mLにし，1mLが0.1mgになるようにする。

プロポフォールによる導入で血圧が低下するので必要最小限(1～1.5mg/kg)を投与する。入眠を確認してロクロニウム(0.6mg/kg)を投与する。気管挿管に伴う血圧上昇を避けるために，あらかじめレミフェンタニルを0.1～0.2μg/kg/minで開始する。レミフェンタニルはcontext sensitive half time*が3分と超短時間作用性で，術中の鎮痛のために大量に投与しても術後投与を中止すると効果は10分程度で消失する。レミフェンタニルが使用され術中の血圧の低コントロールが容易になり，出血軽減にも効果がある。

しかし高齢者は脳の血流を維持するための血圧が成人より高い可能性があり，血圧の低下には注意が必要なため，昇圧薬の準備が必要である。血圧が低下すると術後の意識の回復にも影響するので，収縮期血圧が100mmHg以下にならないよう積極的に血圧を保つ処置が必要である。具体的には10倍希釈したフェニレフリン*を持続投与し血圧を維持し，必要に応じてエフェドリンを投与する。その他，吸入麻酔薬のデスフルランの必要量は高齢者で減るので減量する。成人では気化器ダイアル5%（終末呼気濃度で4%以上）で維持するが，高齢者では4%程度に下げる。

麻酔の導入に関しては，歯牙が欠損している場合はマスクフィッティングが悪く，うまく換気できない場合がある。INTERSURGICAL社のクアドラライト(図2)は，空気で膨らませるクッションがなく，高齢者でもマスクフィッティングがよい。また気管挿管では気管挿管時の歯牙の損傷の可能性があり，術前に歯科医による診察と歯牙保護プロテクターの作製が勧められる。歯牙欠損している場合，気管チューブ固定が悪いので注意する。特に下顎は不安定なので上顎にテープで固定する。

●覚醒時

全身麻酔からの覚醒時には十分な鎮痛と覚醒，そして呼吸抑制がないことが必須である。鎮痛には意識，呼吸に影響のないアセトアミノフェン(1,000mg)の手術終了30分前投与が効果的である。また静脈麻酔薬，吸入麻酔薬の効果残存による迷妄状態を避けるために，最小限のプロポフォール(1～1.5mg/kg)で導入する。吸入麻酔薬デスフルランは覚醒が早く高齢者の麻酔に適していて，手術が終わるまで中止する必要はない。デスフルランの覚醒時に患者が興奮状態になり，押さえつけなければならない

図2　INTERSURGICAL社のクアドラライト

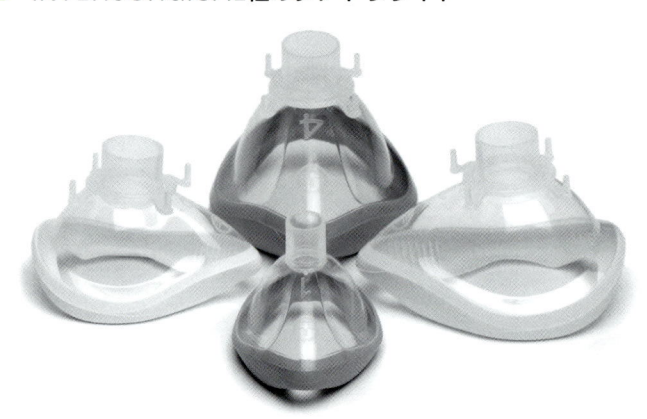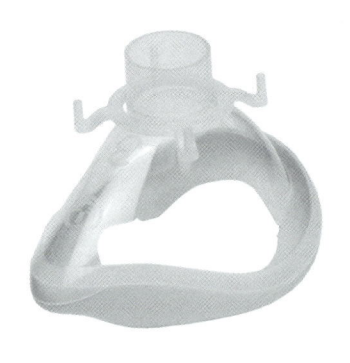

(INTERSURGICAL社より提供)

用語解説　▶context sensitive half time：持続投与を中止してから血中濃度が半分になる時間。

ことがある。これは鎮痛，覚醒が不十分で筋弛緩薬の効果がなくなったときに生じる。円滑な覚醒のためには，レミフェンタニルを持続投与したままデスフルランを中止する方法がある。麻薬の効果で意識はあり，気管チューブに耐えられ，深呼吸を促してからスムーズな抜管が可能である。抜管後はレミフェンタニルの効果がなくなり呼吸抑制がなくなるまで観察が必要である。

術後管理

輸液にはビタメジン®，リボフラビンなどのビタミンB群とアスコルビン酸を添加し，エネルギー産生と組織修復を促す。できるだけ早く経口摂取を始める。

●術後の栄養

骨の再生，傷の回復にはタンパク質，ビタミンA，B群，C，E，亜鉛，鉄が必要である。日本老年医学会では，日常的に体重当たり1〜1.5gのタンパク質の摂取を推奨している。これは卵2個(12g)，鶏ささみ肉200g(50g)，チーズ20g(6g)(かっこ内は乾燥プロテイン重量)に匹敵し，これだけでも摂取が難しいが手術後はさらに多くのタンパク質が必要になるので，通常の食事からの摂取は難しい。プロテイン製剤で摂ることが安定的な摂取を可能にする。

おわりに

生体は日々身体の構成分子を分解し，食物として摂取した分子と置き換えて正常を保つ。具体的には1日タンパク質として300gを分解し，そのうち240gを再利用し，残りの60gを排泄し，新しいタンパク質と置き換えている。十分なタンパク質が摂取されない場合，劣化したアミノ酸を使ってタンパク質，コラーゲンを再構築するため組織・臓器が劣化する。特に糖化したアミノ酸，終末糖化産物(advanced glycation endproducts；AGEs)が組織の劣化の原因となる。骨の場合，破骨と造骨を繰り返して正常を保つ。すべての生体のフレームを作るコラーゲンは骨でも重要な役割を果たし，その劣化は骨粗鬆症につながる。コラーゲンはアミノ酸から作られるが遺伝子の読み取りに亜鉛が必要であり，読み取ったアミノ酸を三つ編みする過程でビタミンCと鉄が必要になる。またコラーゲンでできた骨のフレームにカルシウムを定着させるが，カルシウムの吸収にマグネシウムが必要であり，活性型ビタミンDが必要なことはすでに述べた。またビタミンDの活性には日光と運動が必要である。

患者ごとの栄養状態の把握すなわちタンパク，ビタミン，ミネラルの摂取量の把握と不足分の補給，さらに適切な日光浴と運動の提供が可能なリハビリテーションが，周術期を含めて骨粗鬆症の治療に必要である。

◆ 文献 ◆

1）斎藤　充. なぜ高い骨密度でも骨折するのか？－骨密度と骨質からみた新たな骨脆弱化の分類と薬剤の使い分け－. 歯薬療法 2013；32：109-21.
2）骨粗鬆症の予防と治療ガイドライン作成委員会編. 骨粗鬆症の予防と治療ガイドライン2015年版.
3）Ouanes JP, Tomas VG, Sieber F. Special Anesthetic Consideration for the Fragility Fracture Patient. Clin Geriatr Med 2014；30：243-59.

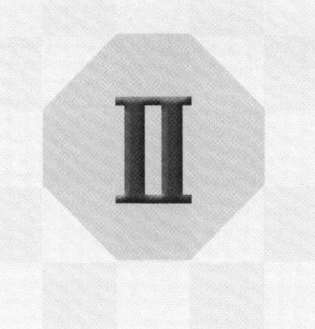

脊椎手術

骨粗鬆症患者に対する脊椎固定術
（前方，側方，後方）

高岡市民病院整形外科　**中野正人**

Outline

- 年齢や既往症の有無に応じて可能な脊椎固定術の限界を見極め，適応と方法を患者本人と家族に説明し，選択していただく。評価スケールを応用する。

- 骨脆弱性や，すでに存在する脊柱バランス異常，脊柱可撓性異常および隣接関節障害を考慮した手術法の選択や工夫が成功のカギとなる。

- 脊椎前方・側方固定術や後方椎体間固定術では椎体終板の処置や設置位置が術後矯正保持や骨癒合に重要である。

- 脊椎後方固定術では固定範囲の決定が成功のカギであり，固定端の固定法や各種固定材料の適用および低侵襲手技に習熟する必要がある。

- 前方後方同時固定術や二期的な側方椎体間固定術および後方固定・安定術では慎重な術前評価と低侵襲手技による出血量の低減が成功の秘訣である。

術前

手術適応

- 変性疾患，腫瘍，感染など，それぞれの適応は骨粗鬆症のない場合と同様であるが，骨粗鬆症（高齢者）特有の適応，注意点についてのみ記載する。

●年齢，全身状態，併発症による適応の制限

- 年齢，全身状態，併発症の数と内容に応じて，可能な脊椎手術の範囲（手術時間や術中出血量）を決定すべきであることがこれまで多くの脊椎外科医の経験より報告されてきたが，手術は多岐にわたり年々変化することから数値化することが難しかった。一般外科領域から提唱されたEstimation of Physiological Ability and Surgical Stress（E-PASS，**表1**）[12]や成人脊柱再建手術に対するYoshidaらのスライディングスケール[3]（**表2**）が，骨粗鬆症患者の脊椎固定術の術前評価に応用可能と考えられる（**図1，2**）。

- 骨粗鬆症患者の大半が高齢者のため他科との連携が必要であるが，例えば低侵襲手技で行う1椎体（2椎間）胸腰椎側方進入前方椎体置換であれば，手術時間は経皮椎弓根スクリュー（percutaneous pedicle screw；PPS）固定術を含めても通常3〜4時間で出血量は100〜400mLが予想される。従来の前方後方同時固定術に比べ展開範囲など低侵襲となるため，重篤な心肺併発症がなければ80歳代にも手術が考慮可能となった。

表1　Total Risk Points（TRP）

Estimation of Physiological Ability and Surgical Stress（E-PASS）[1,2]の簡易版。合計点が1,400点を超えないように手術侵襲や手術時間，出血量をコントロールすることで，周術期死亡や重篤な術後合併症の可能性が低くなる。

作用	因子	Points
1	年齢	×3
2	重症心疾患の有無	+300
3	重症肺疾患の有無	+190
4	糖尿病の有無	+140
5	Performance status（0〜4）	×140
6	麻酔リスクASA class（1〜5）	×60
7	出血量（g）/体重（kg）	×14
8	手術時間（h）	×40
9	手術切開創の範囲（0〜2）	×340
合計		pts

（文献1，2より引用）

1〜9の項目の合計点がTRPとなる。

表2　Sliding Scale for Predicting Perioperative Complications

成人脊柱再建手術の合併症予測に有効なYoshidaらのスライディングスケール[3]。

Class	因子	許容可能な最大手術時間	許容可能な最大出血量	3CO or FS ＞10
1	＜70（ASA ＜3 and CCI ＜2）	6h	2,000（40mL/kg）	適用可能
2	＜70（ASA ≧3 or CCI ≧2） 70〜74（ASA ＜3 and CCI ＜2）	5h	1,500（30mL/kg）	
3	70〜74（ASA ≧3 or CCI ≧2） 75〜79（ASA ＜3 and CCI ＜2）	4h	1,000（20mL/kg）	
4	75〜79（ASA ≧3 or CCI ≧2） 80＜	3h	500（10mL/kg）	推奨できない

3CO：three-column osteotomy，FS ＞10：fusion segment 10椎間以上の固定，ASA；American Society of Anesthesiologists，CCI：Charlson comorbidity index

（文献3より引用）

- 手術手技が低侵襲になり可能な手術範囲が増えた一方で，高齢者はひとたび感染症などの合併症を起こすと周術期死亡の可能性も高くなるため，適応と方法，手術リスクを患者本人と家族に対し十分に説明したうえで，選択していただくことが基本となる。

●骨粗鬆症の程度とインプラントの固定性の強さによる適応および手術法選択

- 前方固定術・脊柱再建術は，脊柱管前方に存在する神経圧迫部の安全で確実な除圧が可能であり，前方支柱の再建により，より強い支持性が得られるため後方法に比べてより短い範囲での固定が可能である[4]。
- 一方で骨粗鬆症性多椎体圧迫骨折や，二次性骨粗鬆症，顕著な低骨密度を伴う症例では，高率に後方脊柱再建術の追加を要したとの報告があり，椎体形成術を含め前方法単独での矢状面アライメントの矯正には限界があった。近年のPPS固定術や側方進入椎体間固定術（lateral lumbar interbody fusion；LLIF）など，最小侵襲脊椎安定術（minimally invasive spine stabilization；MISt）の普及により，高齢者に対する前方法が見直されている。

- PPSとLLIFを用いた前方後方脊椎固定・脊柱再建手技の進歩により，骨粗鬆症を有する高齢者に対しても不安定性を伴う脊柱管狭窄症や胸腰椎後側弯症などの脊柱再建手術が可能となった（**図1，2**）。

図1　骨粗鬆症を伴う脊柱後側弯症例の腰椎X線像

80歳，女性。姿勢異常による腰下肢痛および腰痛性跛行を呈していた。Cobb角43°の側弯と4°の前弯の，腰椎後側弯を認める。大腿骨骨密度値0.5g/cm²，身長139cm，体重38kgであった。
テリパラチド投与を4カ月間継続し手術検討を行った。併発症としては高血圧，IgA腎症による慢性腎不全（stage G5），ラクナ梗塞（バイアスピリン内服），関節リウマチなどがあり，喫煙習慣があった。ASA-PS（American Society of Anesthesiologists physical status）は3，CCI（Charlson comorbidity index）は3，Yoshidaらのスライディングスケールではclass 4となり，周術期合併症を防止するためには3時間以内の手術で出血量は400mL以下に抑える必要がある。また固定椎間も10椎間以下で骨切り術などの高侵襲手技は推奨されない。E-PASSの簡易版によれば，小切開・低侵襲手術であれば手術時間5時間，出血量600mL以下に，大切開・高侵襲手術であれば手術時間2〜3時間，出血量少量にコントロールすることで合計点が1,400点以下となり，周術期死亡や重篤な術後合併症の可能性が少なくなることが予想される。

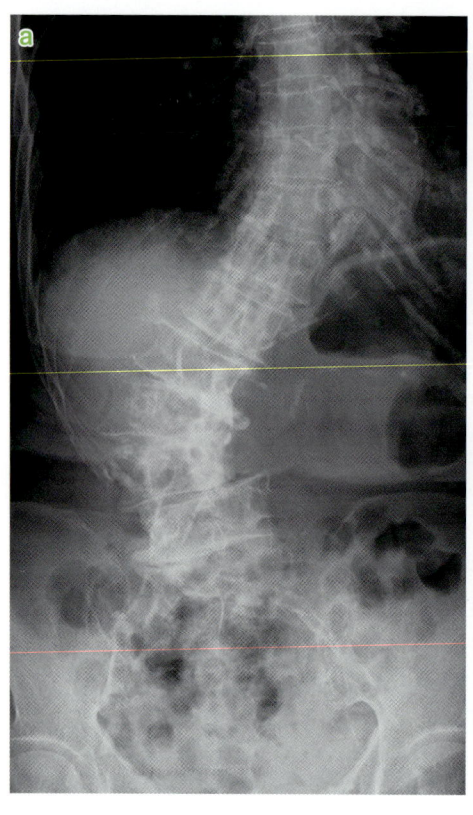
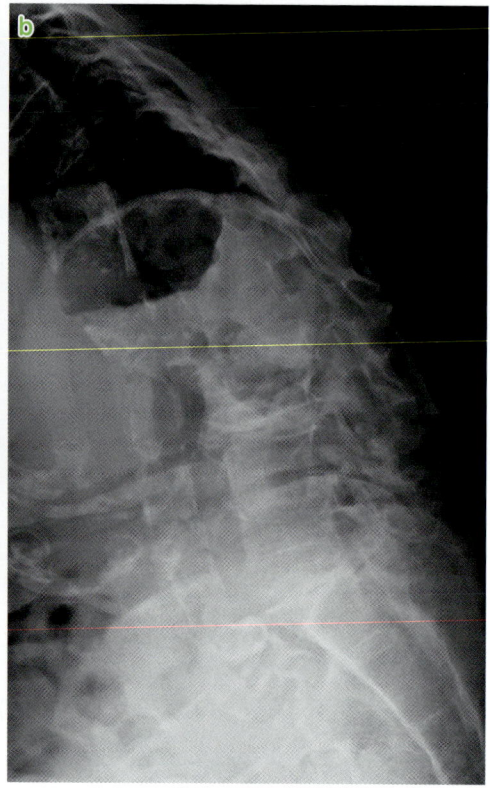

図2　立位（坐位）全脊椎X線2方向像

はじめにL1-5にXLIF®（eXtreme Lateral Interbody Fusion）を行い，10日後に二期的に後方矯正固定術を計画した。問題となるのは2回目の手術であり，従来のすべて展開した観血的後方脊柱再建では目標の手術侵襲度，手術時間および出血量にとどめるのは難しいことが予想された。小切開での低侵襲L5-S1後方椎体間固定術（TLIF）および腸骨スクリュー刺入以外は，すべて経皮的椎弓根スクリュー（PPS）を用いた経皮的小切開手技で行った。1回目の手術時間3時間30分，出血量120mL，2回目の手術時間3時間45分，出血量100mLで終了し，周術期の合併症なく，目標の矢状面，冠状面アライメントを獲得し，独歩が可能となった。

a，d：術前

b，e：側方進入腰椎前方固定術後（L1-5：XLIF®）

c，f：後方矯正固定術後（T10：pelvic PPS，L5-S：後方椎体間固定術）

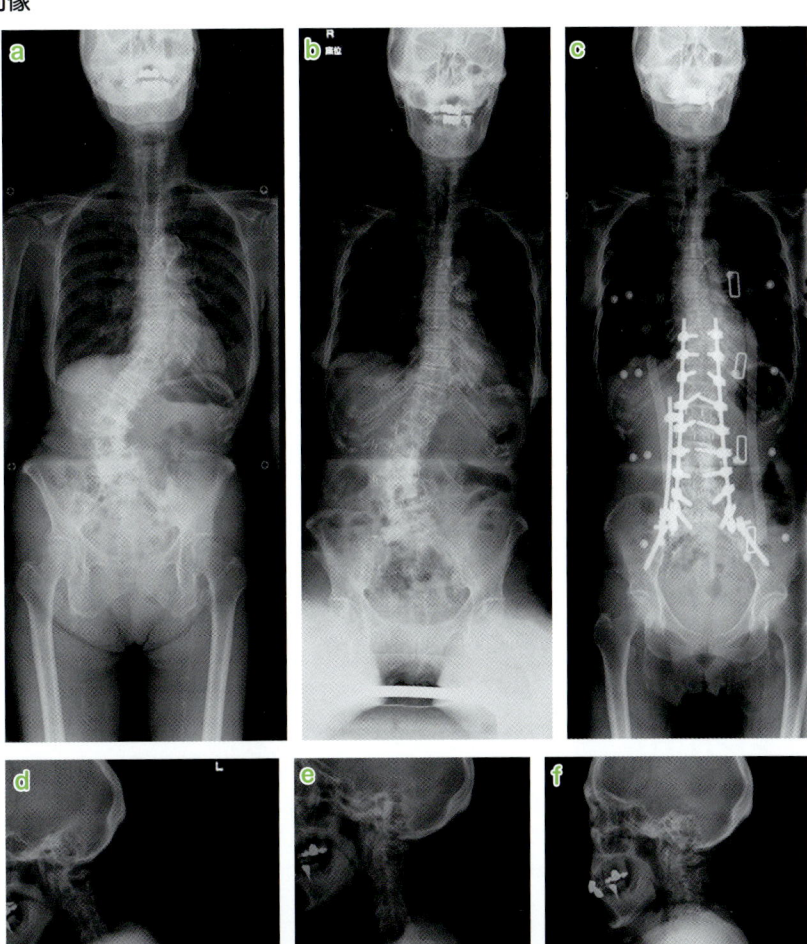

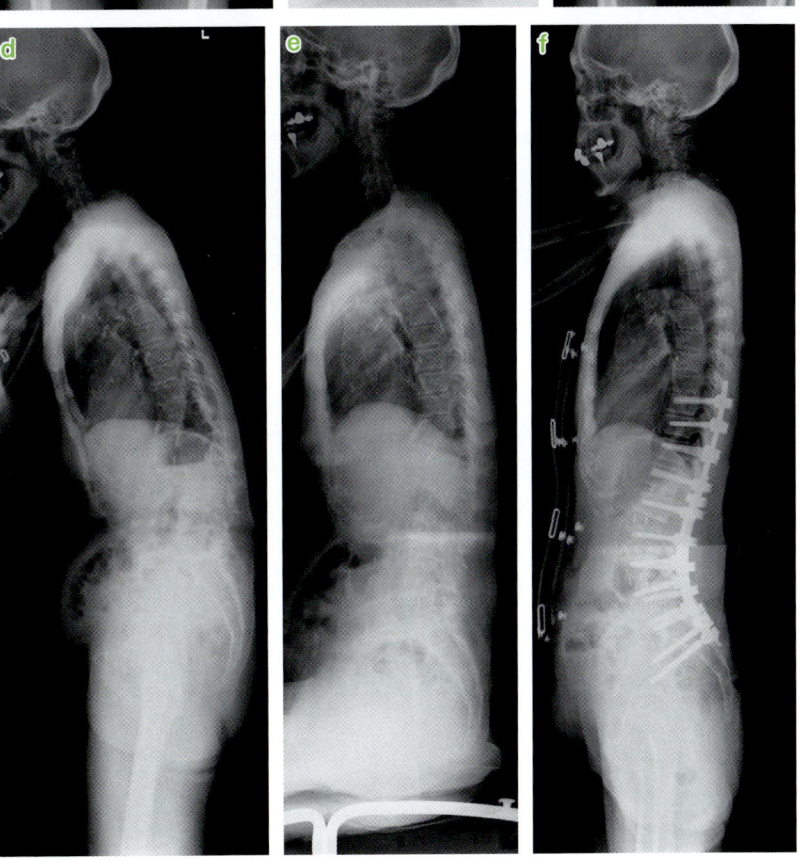

●具体的な手術適応例

- 骨粗鬆症性椎体骨折後の椎体圧潰・偽関節による神経麻痺例や，治療に抵抗する疼痛による著しい日常生活障害を有する症例は手術療法の適応と考える。
- 具体的に著者が用いている指標[5]を以下に列挙する。

　①遅発性神経麻痺を呈する症例で骨片脊柱管占拠率（％）＞45％，および有効脊柱管面積＜120mm²を満たす場合，臥位でも麻痺が存在する症例では直接除圧が必要と考える。ただし後方要素や靱帯骨化が主体な場合は後方法を考慮する。

　②遅発性神経麻痺を伴う症例でも麻痺が軽度であり臥床安静で改善をみるような症例では，除圧は行わず固定のみで対応しておりMISt手技を用いた低侵襲固定術のよい適応となる。状況により，術前に間接的除圧が可能かどうか，脊髄腔造影検査で確認する。

　③下肢痛や神経根症を呈し，前後屈での局所Cobb角の差が15°を超える中下位腰椎部での脊柱不安定症例。

　④脊柱アライメント不良による症状を伴う椎体骨折後の後弯変形癒合例において30°以上の矯正が必要な場合は後方の骨切り・矯正術を原則とし，必要に応じて前方法を追加選択・併用する。

!Point .... **その他の骨粗鬆症性外傷** ....

- 破裂骨折や脱臼骨折の対応は青壮年の適応と同様であるが，骨粗鬆症のため長い範囲の固定になる傾向がある。受傷後1～2週までの前方の椎体置換（除圧）術は出血量が多くなるため高齢者では致命的となる可能性があり注意すべきである。状況に応じダメージコントロールのためのPPSを用いた後方制動安定術を最初に施行し二期的な対応を考える。

必須検査と重要な画像所見

●全身状態の検査

- 特に心臓超音波検査，肺機能検査など心肺機能に異常があれば内科・循環器科などの術前コンサルテーションを行う。
- 続発性骨粗鬆症の把握を行う。

●骨密度（dual-energy X-ray absorptiometry；DEXA）

- 脊椎，大腿骨両方のDEXA測定が望ましい。脊椎のDEXAは脊椎変性疾患では実際の骨脆弱性に対し比較的高値となりやすい。

●全脊椎2方向X線検査（立位が不可であれば坐位で代用）

- すでに存在する脊柱バランス異常や脊柱可撓性異常，隣接関節障害を考慮した手術法の選択に必要である。

●胸腰椎機能撮影（坐位前屈および仰臥位側面像）およびMRI検査

- 潜在する圧迫骨折の除外，骨折椎体の不安定性の評価に必須となる。

● 前方法の場合は進入路決定のための術前MRIおよびCT（造影3層撮影）

- 血管，尿管，腸管などの走行を確認する。従来の前方脊柱再建では，遅発性大動脈瘤の報告からinstrumentsとの接触を避けるため胸椎部では大動脈の走行と反対側の右開胸でアプローチし下行大動脈を避け奇静脈側から進入しており，T10以下の胸腰移行部から腰椎部では，通常，肝臓，大血管の位置関係から動脈側の左側アプローチを行っている。
- 側方法でも同様のアプローチが基本となり，MIStの小さな開創器を用いる場合，特に大静脈と反対側からのアプローチが安全である。過去の手術歴や骨折形態，および側弯症の有無や椎体回旋の程度により反対側となる場合もあるが，静脈の走行には十分注意を払う必要がある。

■ 準備しておくべきもの

● 骨粗鬆症の治療

- 手術前よりテリパラチドを使用している。可能であれば3カ月以上の術前投与が望ましい。
- 本剤を適用することにより，脊柱再建後の矯正損失や隣接椎障害が減少し，成績がさらによくなることが期待される（**図3**）[6]。

● 輸血の準備

- 貧血例では術前から治療を行うが，通常1椎体の前方・側方椎体置換術（直接除圧なし）では後方のPPS固定を合わせても出血量が400mL以下であるので，術中・術後回収式自己血輸血の準備で大多数は対処可能である。

図3 椎弓根スクリュー初期固定強度の骨粗鬆症による低下（a）と脊椎固定に対する各種補強効果（b）のまとめ

椎弓根スクリュー（pedicle screw；PS）の引き抜き強度は，骨粗鬆症の程度により半分以下となる。通常のPS固定に対する各種補強効果の程度を参考にされたい。テリパラチド投与後では120%程度に，ハイドロキシアパタイト（HA）を使用すると110%程度に増強される。サブラミナーテープではPSの約60%の，あるいはフックにより約80%の追加補強が期待される。

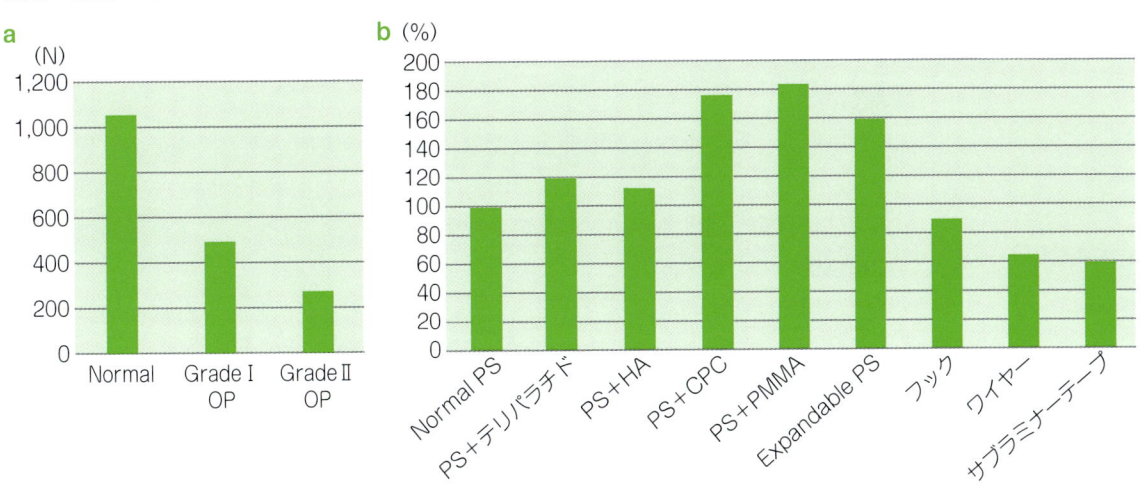

OP：osteoporosis，HA：ハイドロキシアパタイト顆粒，CPC：リン酸カルシウムセメント，
PMMA：polymethylmethacrylate骨セメント

（過去の多数の文献から編集引用）

● 外固定の準備

- 脊柱矯正を想定し硬性(軟性)体幹装具を採型しておく。状況により体幹ギプスで離床し，術後に装具の採型を行う。

● 脊髄機能モニタリング

- 脊髄レベルの手術以外でも脊椎固定術では神経合併症予防の観点から使用が望ましい。特に中下位腰椎の腸腰筋を通る側方アプローチでは，誘発筋電図が測定可能な専用の神経モニタリングシステムが必須となる。

▌手術体位

- 手術体位は青壮年と同様であるが，偽関節手術や脊柱矯正を行う場合は反張位や股関節伸展，骨盤前傾位などできるだけ体位による矯正を行い，内固定材料での矯正を最小限にする。この際，特に低栄養や痩せ型の高齢者では腓骨あるいは大腿神経麻痺や，固定テープによる皮膚障害や褥瘡に注意する。
- 側方法の手術体位は進入側が上の完全側臥位をとる。腋下枕を置き側屈姿位(kidney position)でテープ固定するが，2方向X線透視画像の確認と手術台の傾斜角度の設定が重要となる。
- 側臥位のままPPS固定する場合は，透視下に側屈を解除し冠状面アライメントを確認後にPPS固定を行う。
- 胸腰椎の椎体置換を行う場合，術者は背中側に立ち手技を行うが，除圧を行う場合はKaneda法[4]と同様に腹側に立つ。通常は前方再建術後に腹臥位に体位変換しPPS固定を行うが，適応で述べたように体位による矯正が困難な固い変形や30°以上の矢状面矯正が必要な症例では，腹臥位で後方からの骨切り術を行う。あるいは後方からの椎間関節解離・切除を含む前方後方同時脊柱再建術を考慮するが，その場合，2度の体位変換が通常必要となり侵襲が大きくなる。

▌手術手技

● 展開法

- 胸椎レベル，胸腰椎移行部の側方展開は，従来の前方固定術と同様であり側方透視で確認するが，通常固定最上位椎の1〜2レベル上位の肋骨を切除して展開し，椎体側方部に到達し肋骨頭や切除椎体の分節動静脈の処置を行い，上下の椎間板に次いで損傷椎体の切除を行う。
- 肋骨の切除は従来の前方法ではできるだけ大きくとり，胸腰椎移行部の展開では前方の肋軟骨移行部で肋骨を切離していたが，側方法ではアプローチおよび骨移植に必要な最小限度の肋骨切除とするか，胸腔鏡のポータル挿入と同様の展開で肋間に開創器を挿入開大する。その際，状況に応じて，隣接肋骨を基部で骨折させることで展開が大きくなる。
- 神経の直接前方除圧を行う場合は，低侵襲側方固定術の専用開創器では十分な視野

が得られず除圧手技も不十分となりやすくなるため，肋骨切除を少し大きめとし小開胸器や自在鉤を用いて展開し除圧を行う。胸腰椎移行部では前方・側方法ともにできるだけ胸膜外アプローチで展開する。

- 多椎間の展開では，下位後方肋骨の内縁に沿って横隔膜を遠位まで十分剥離した後切離し，脊柱再建後に元に縫着する。

- 直接除圧を行わない低侵襲側方固定術の場合は，胸膜外アプローチにこだわらず小開胸で直接真側方から専用開創器で展開し，術後に通常の陰圧ドレーンか小開胸用の胸腔ドレーンバックを留置することで十分対処可能であり，時間の短縮となる。腰椎部の前方・側方アプローチは，低侵襲に大きなケージが挿入可能となったため成績が向上していると考えられる。しかしL5椎体レベル以下は血管や神経根の解剖学的な走行から低侵襲手技が難しくなり，L5-S1の前方・側方展開に習熟した術者が行うべきである。

●椎体間固定あるいは椎体置換手技（成功の秘訣参照，図4〜6）

- チタンケージに比べ弾性に富むカーボンやPEEK（polyether ether ketone）素材のほうが椎体への沈み込みが少ないことや，直方体のケージよりもウェッジタイプのケージにおいて前弯位が保持されると報告されている。一方，骨親和性・伝導性についてはPEEK素材よりもチタンメッシュやチタンコートされたケージが優れている。

- 下位腰椎固定アライメントが隣接椎に与える影響はバイオメカ研究で証明されており，骨粗鬆症患者の椎体において矯正損失を防止し良好な前弯位を保持することが脊柱再建を考えるうえで重要である。椎体間固定の臨床成績を大きく左右するのが個々の症例の骨質の問題や椎体内掻爬技術である。

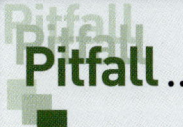

Pitfall　ケージが椎体内に陥入してしまった！

▶骨粗鬆症が高度な症例では前方ケージの椎体内への陥入には十分注意する。術前CTで計画し，術中測定した椎体間高，椎体置換の高さにとどめ，それ以上の高いケージの無理な挿入やギャッジアップは行わず，最終的に透視での確認を行う（図6）。

- 骨移植は切除した椎間関節や肋骨，骨折椎体などの局所自家骨のみをケージ内（LLIFでは不足分をリフィット®に骨髄血を充填し移植）に，さらにハイドロキシアパタイト（HA）顆粒やリフィット®を自家骨に混合したものをケージ周囲に用いている。

- 前方からの除圧手技は前述のように展開し，Kaneda法[4]に準じる。脊柱管内に突出した骨片の切除や硬膜外出血のコントロールなど難しい手技もあり，従来法を経験したうえで考慮する。

軟骨終板は十分に切除し，骨性終板は温存する

　手術手技のなかで重要なポイントとして軟骨終板の十分な切除と骨性終板の温存が挙げられる（図4）。
　椎体置換術においてもLLIFの手技と同様に正確な正側透視画像を確認し，専用のコブエレベーターで軟骨終板を対側まで切離することがポイントとなる。椎体は従来法と同様に対側椎弓根内縁まで切除し，ケージのコアの部分が中央まで挿入可能な状態とする（図4i，後述図6）。

図4　椎体間固定術の実際の手術手技

ラスパトリウム（**a〜c**）およびコブラスパトリウム（**d，e**），鋭匙（**f**）を用いての切除手技。骨粗鬆症患者では**c**のように容易に骨性終板に迷入するので（矢印），盲目的に椎間板を掻爬すべきでない。TLIFケージ挿入後の側面像（**g**），およびPPS挿入後の正面像（**h**）。正確な正側透視画像を確認し，LLIF手技では専用のコブエレベーターで軟骨終板を対側まで切離することがポイントとなる（**i**）。後方進入椎体間固定術（PLIF，TLIF）ではすぐ前方に大血管が存在するので前方への器械の挿入には注意を要する。

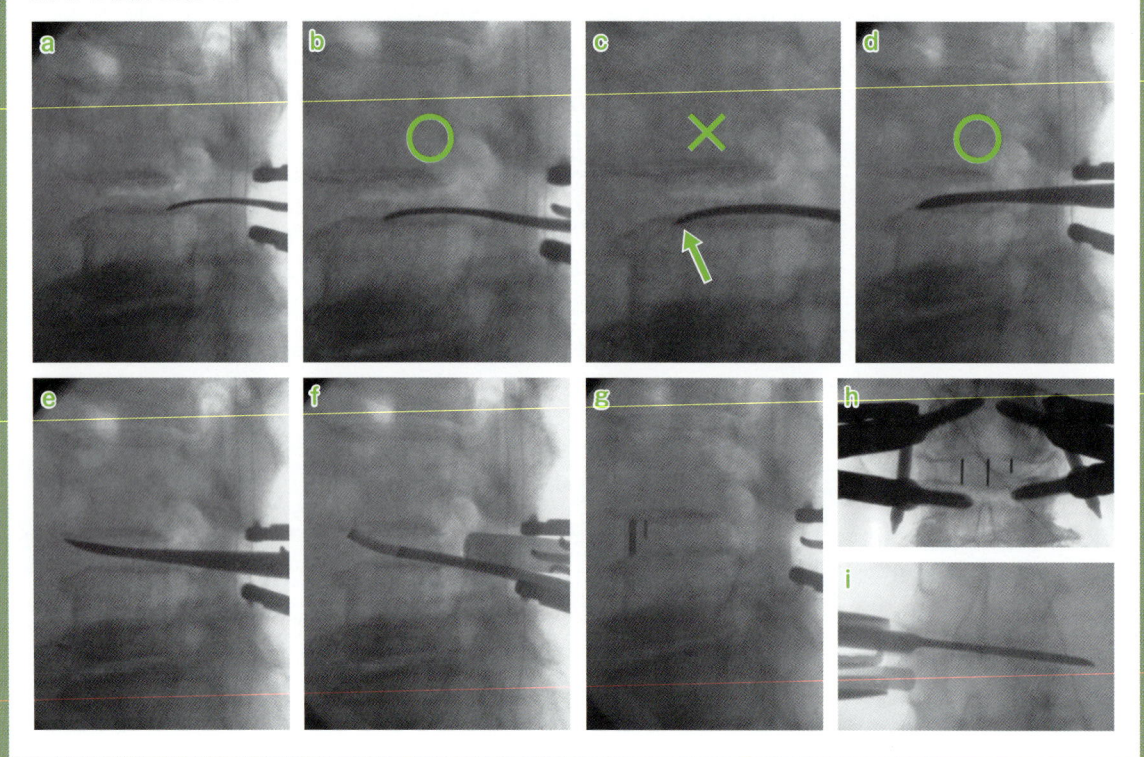

成功の秘訣 ケージの設置位置で術後の弛みを防止

　後方進入では椎体の前方まで，側方進入ではケージの上下の大きな接触面を上下椎体の辺縁部分，骨棘形成部にまでかけることで，術後の弛みを最大限防止する利点があるため，ケージの設置は重要な手技である（**図4，5**）。

図5　椎体間ケージの設置位置について

実線部（緑色）が理想の設置位置，破線部（灰色）ではケージのシンキングが起きやすい。
PLIFやTLIF（**a，b**）では椎体の前方まで，側方進入（**c**）ではケージの大きな接触面を椎体の辺縁部分，骨棘形成部にまでかけることで術後の弛みを最大限防止する。

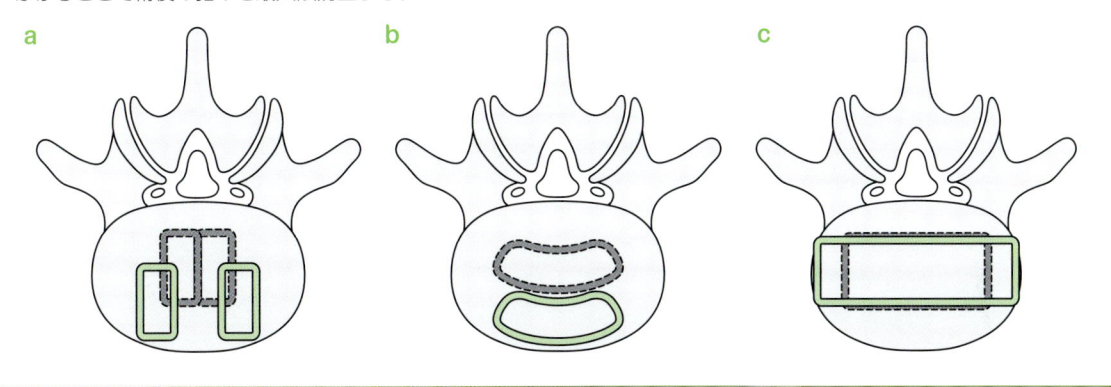

図6　骨粗鬆症性椎体圧潰による遅発性麻痺に対する側方進入椎体置換術

a，b：術直後のX線像。ケージの上位椎体への陥入を認める。椎体終板に対し小さいエンドプレートと盲目的なギャッジアップが原因と考えられる。離床後も徐々にシンキングが増大した。

c，d：骨粗鬆症が高度な症例では前方ケージの椎体内への陥入には十分注意し，術前計画した椎体置換の高さにとどめ，それ以上のギャッジアップは行わず，透視での確認を行う。

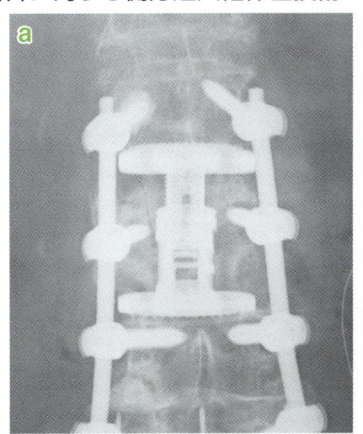
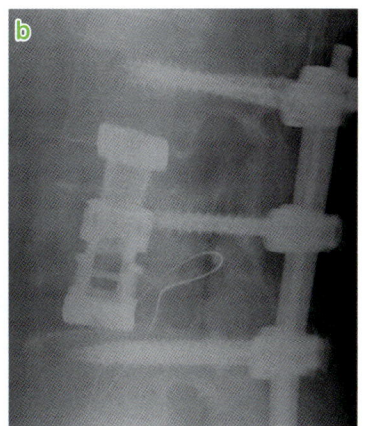
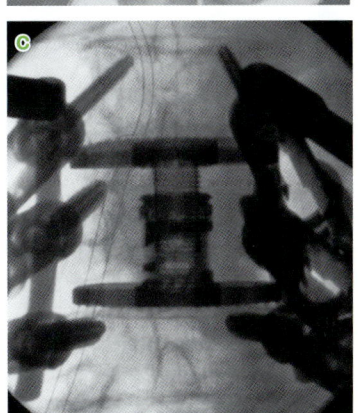
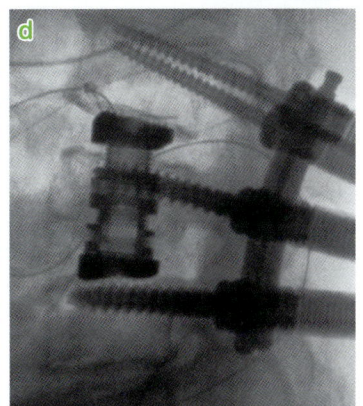

●後方固定・安定化術

- 骨粗鬆症に対する後方固定では，固定材料の弛みや脊柱矯正損失の可能性を常に念頭に置く必要がある。
- 骨粗鬆症によるPSの固定性の低下と各種補強による固定性の増大のバランスを考え，固定範囲や固定法を決定する（**図3，7〜10**）。
- 後方固定のみに対し，前方・側方固定との併用により固定材料の弛みの危険性が低下する。
- 椎体置換後の後方安定化（PPS固定）は，通常腰椎部では1 above 1 below，胸腰椎移行部では2 above 1 belowにラミナフックなどでの補強を行っているが，骨粗鬆症の程度や脊柱の状況（後述のPitfall参照）により固定椎間の延長や，固定端PPSのHAスティックによる補強および横突起フックの追加を考慮する（**図3，7〜10**）。損傷椎体には，引き抜き強度を増大させるためケージと干渉しない程度の短いPPSを挿入している（**図6**）。
- 後方制動・安定術（PPS固定）に骨移植が必要かについては長期報告がなく，いまだ結論が出ていないが，胸椎部では臨床的に大きな問題を認めていない。

Pitfall **ガイドワイヤーの逸脱**

▶ 骨粗鬆症が高度な症例ではガイドワイヤーが容易に椎体前方へ逸脱する。タップやPPS挿入の際には十分注意し，助手のサポートや透視での確認をこまめに行う。前方逸脱しにくいガイドワイヤー（S-wire®）が開発され使用可能である。

図7 経皮椎弓根スクリュー（PPS）のハイドロキシアパタイト（HA）スティックによる補強手順

PPSのタップ後にガイドワイヤーを通してHAスティック挿入器をリレイして椎体内および椎弓根内に導入する。HAスティックをPPSごとに2から3セット充填する（**a**）。固定端で骨粗鬆症が高度な場合や固定端椎体骨折が危惧される場合は椎体内にも充填し，それ以外ではスティック挿入器の引き抜けに注意しながら椎弓根前方部分や椎弓根内に充填する（**b，c**）。HAスティック挿入器を通して再度ガイドワイヤーを椎弓根内に挿入する（**d**）。

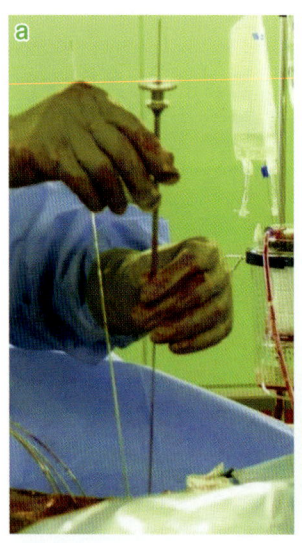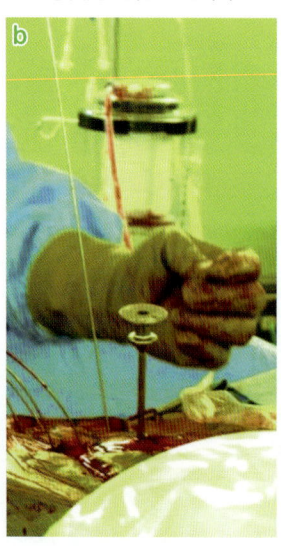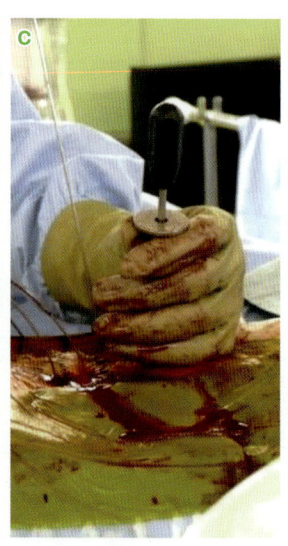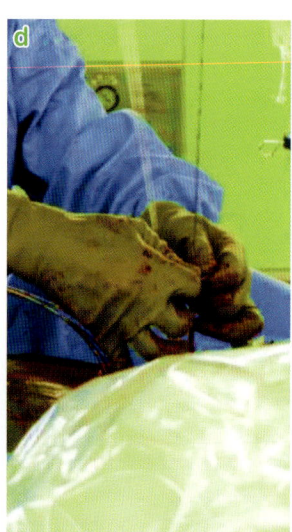

図8 椎間関節固定およびサブラミナーテープ補強

PPS設置前にdecorticationをノミやスチールバーを用いて十分に行う。腰背筋を温存し，サブラミナーテープは付属の導入針やデシャンなどを用いてループ状の誘導糸をロッドに通しテープを誘導・締結する。棘突起や椎間関節などの局所自家骨にHA顆粒を混合したものを用いて骨移植を十分に行い，椎間関節固定部にはなるべく良好な海綿骨移植を行う。

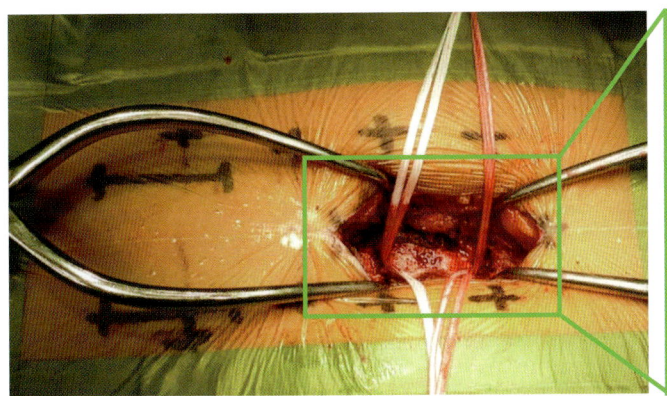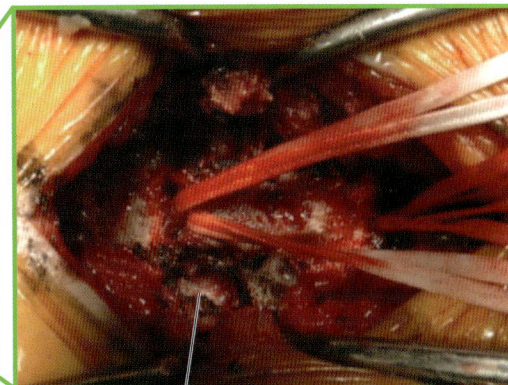

尾側　　　　　　　　　　　　　　　　　　頭側　　　　　椎間関節切除

図9 固定下端のオフセットラミナフックによる補強：オープンタイプの従来フックと把持器

オフセットラミナフックを従来のオープンタイプフックホルダーで把持し，固定下端スクリュー挿入部と同じ皮切から挿入している。この場合ロッドは下方からこの皮切を用いて導入するが，ロッドのローテーションがしづらい。

オープンタイプの従来フックと把持器

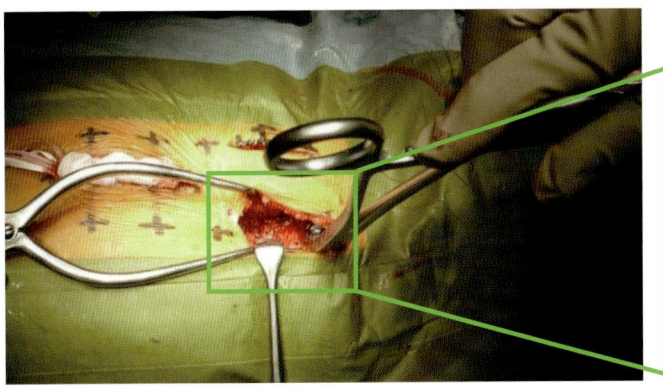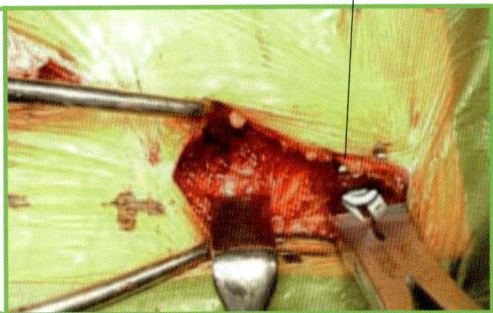

尾側　　　　　　　　　　　　　　　　　　頭側

図10　固定下端のオフセットラミナフックによる補強:MISt 用デバイスを用いた経皮的オフセットフック挿入

a：MISt用フック挿入デバイスを用いたオフセットラミナフック挿入法である。

b：透視下に，椎弓下縁を剥離用ラミナリペアラーやテンプレートなどを用いて，図のように把持した手を頭側から尾側に回しながら，椎弓間に黄色靱帯を剥離しながら滑り込ませる。

c, d；同様の操作でラミナフックを椎弓下縁に設置する。この場合，フック挿入後助手が保持し，次に事前に刺入したガイドワイヤーを通してPPSを挿入，ロッドは頭側から挿入する。

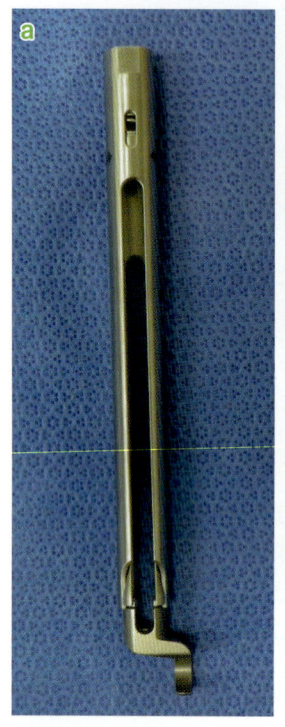
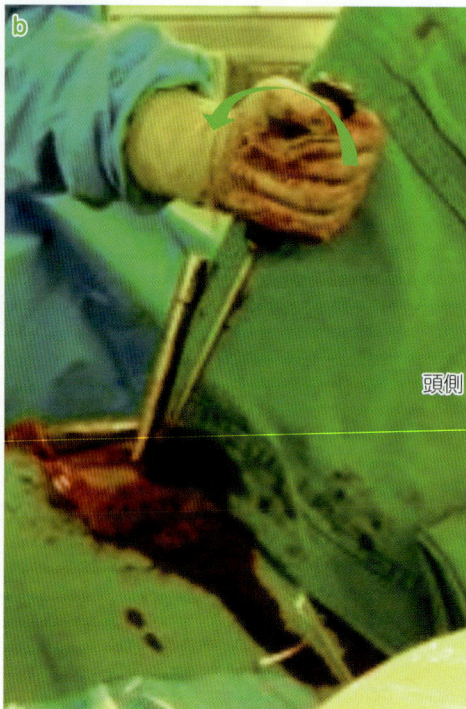
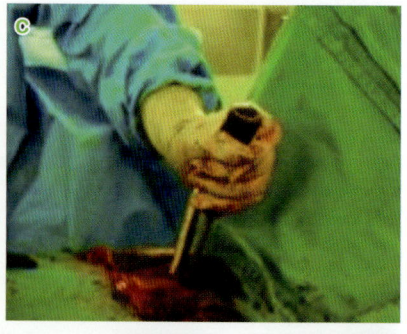
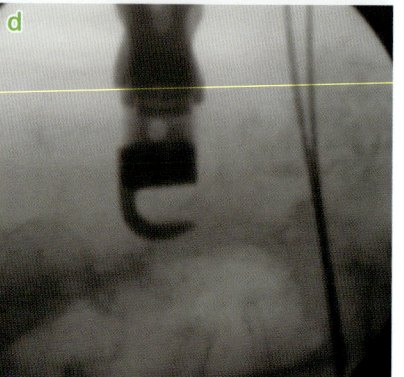

▮▮ 閉創

術 後

- 前方・側方法では加温生食水でbubble testを行い胸膜損傷の有無を確認し，陽性であれば胸腔内にドレーンを留置し，術後胸部X線像で確認を行う。後腹膜腔にドレーンを留置する。
- 横隔膜，肋骨表面筋群，腹筋群を神経血管の巻き込みに注意し縫合する。
- 後方法では止血を十分に行い，筋膜や皮下・真皮を抗菌薬入りのモノフィラメント吸収糸で連続縫合し感染症のリスクを低減する。
- 後腹膜腔や硬膜外などのドレーンは術後1〜2日で，胸腔ドレーンは3〜5日で1日量が100mL以下となれば抜去する。

▮ 離床時期

- 合併症が発症した場合以外，高齢者ではできるだけ早期に離床を試みる。硬性コルセットあるいはレディメードのジュエット型装具を装着し，早期にリハビリテーションを開始する。
- 装着期間は術後3カ月間とするが，コンプライアンスが悪い場合は，長めのダーメンコルセットで代用する。

成功の秘訣　ロッドの固定端は後弯気味にベンディングする

　基本的には，ロッドやスクリューによる矯正は弛みや矯正損失のリスクが高く行わない。特に固定端は過度にロッドを伸展せず，フックやスクリューを抑え込むように若干後弯気味にベンディングする（図11）。矯正はあくまで体位と椎体間固定時の椎間解離手技や，骨切り術，椎体形成術のみで行う。変性側弯症などでロッドローテーション手技やカンチレバーテクニックを行う場合は，腸骨スクリューやSAIスクリューなど力学的に十分矯正に耐えうるアンカーの設置と技術が必要となり（図1，2），不十分な矢状面アライメントや固定範囲は術後の矯正損失や椎体骨折などの隣接椎間障害が必発となる。

図11　ロッドのベンディングについて

a：上位固定端でカンチレバーテクニックを使用すると骨粗鬆症では術後容易にスクリューのバックアウトを生じてしまう（矢印）。
b：わかりやすくするため少しオーバーに図示してあるが，固定端のスクリューをロッドで抑え込むような形，すなわち2番目のスクリューの部分でロッドが少し浮くような形でロッドのベンディングを行う（矢印）。

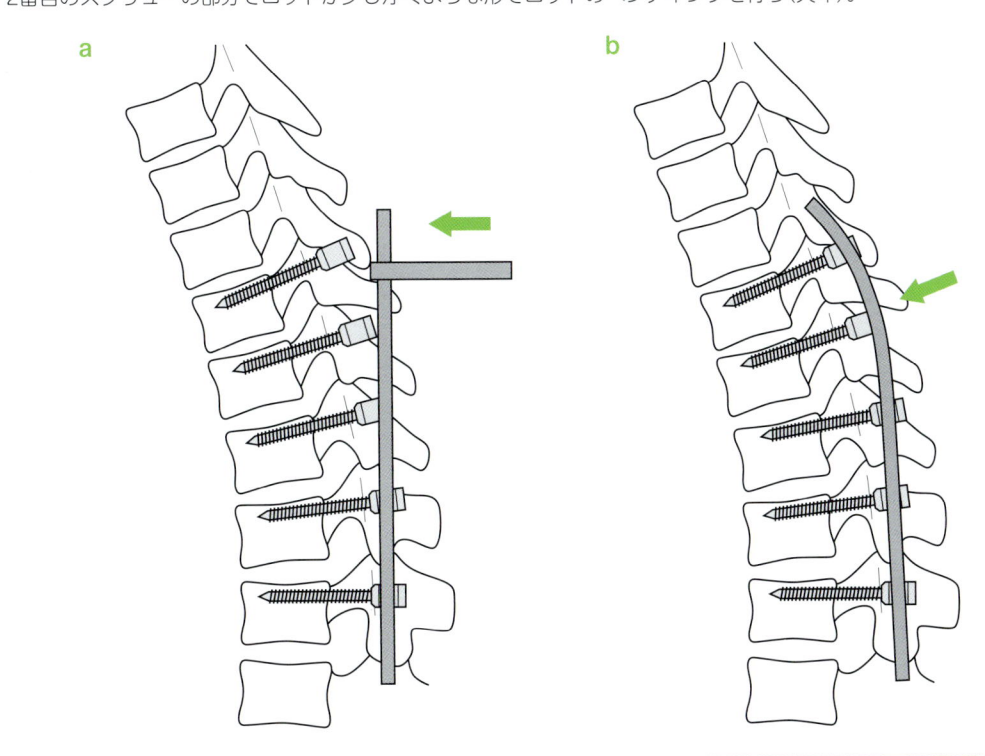

a　　　　　　　　　b

術後の薬物療法

- 血圧，呼吸状態，腎機能などに注意してペインコントロールを行う。短期間の麻薬製剤の使用や，アセトアミノフェンの点滴，トラマドール系薬剤などが比較的使用しやすい。
- 骨粗鬆症に対する薬物療法は必須であり，可能な限り手術前からのテリパラチドを継続する。通常，脊椎固定部の骨癒合ないしは安定化が確認される術後6～12カ月まで使用し，脊椎固定範囲や骨密度評価に合わせ他の骨粗鬆症治療薬に変更継続する。

合併症への対応

- 感染症や後出血・硬膜外血腫など，高齢者では合併症全般に青壮年と比べリスクが高くなり，前述のリスク評価や発症時の早めの対応が重要である。
- 手術侵襲について，従来の前方脊柱再建術は手術に習熟すれば比較的低侵襲な手技であり，後方脊柱再建術に比べ明らかに侵襲が多いとはいえない。しかしながら高齢者では無気肺などの術後合併症の報告があり問題となる。
- 呼吸器併発症のある患者については適応を慎重に検討する必要があり，前方アプローチに習熟した術者が執刀を行う必要がある。

Pitfall　術後の血気胸

▶ 上位腰椎レベルの側方固定術(eXtreme Lateral Interbody Fusion；XLIF®)では肋骨切除し盲目的に展開を行うと結腸損傷のリスクだけでなく，気付かぬうちに胸膜を損傷し術後血気胸をきたす危険性がある。対策として胸膜の折り返し部分の解剖，展開に習熟するだけでなく，術後胸部X線像で確認することが肝要である。

- 術後隣接椎骨折などの隣接椎間障害の危険因子は多因子であるが，現在明らかなものとしては，多椎間固定が挙げられる。骨粗鬆症，360°固定や，胸腰移行部，後弯の頂点および中位胸椎部までの固定，固定上位端の固定法，椎間関節の破壊など多くの報告，提言があるが，すべての可能性について考慮し，検証していく姿勢が必要である。
- 脊椎固定術で気を付けるべき血栓塞栓症など，その他の合併症およびそれぞれの対処法については骨粗鬆症の有無に関係なく対応が必要であり，他の成書を参照されたい。

❗Point　出血対策

高齢者では出血対策が脊椎固定術において成功を収める秘訣となる。

- 一般成人の脊椎手術でも出血量が2,000mLを超えると徐々に止血が困難となるが，貧血や血小板減少などの明らかな異常値を示さない高齢者においても出血量が1,000mLを超えた場合，出血のコントロールが困難になる可能性が高くなることを念頭に置く必要がある。特に低体重患者では，体重当たりの出血量を念頭に出血量の限界を知ることは患者評価で述べた通りである。

- 前方・側方固定術ではsegmental vesselの処置がポイントとなる。時間の経った骨折椎体では血管が萎縮瘢痕化しており凝固・剥離のみで対応可能な場合もあるが，通常は従来通りの結紮・切離を行う。

- 低侵襲用の開創器内には術者の手は入らないため，ノットプッシャーなどを用いた深部結紮や内視鏡用の血管クリップを使用する。その際もケリー鉗子やライトアングルなどの従来法で用いる深部結紮の手技が基本となるので，ノットプッシャーを用いた深部結紮などとともに事前にトレーニングを行っておく。

- 出血のコントロールが難しい場合に備え，LigaSure™などの超音波メス，凝固器械，各種止血材料をバックアップしておく。それでもコントロールの難しい引き抜き損傷や大血管からの大量の出血は，展開を大きくし，無理をせず止血材を詰めた上から圧迫を行い待機し，血管外科医に処置をお願いする。

- すべり症でのsegmental vesselの怒張や奇形・走行異常に注意し，術前造影CTなどで評価しておく。L5-S1レベルの展開では腸腰静脈の走行や処置に注意し同様に術前評価し展開手技に習熟する必要がある。

- 後方固定術では椎間関節外側部の動脈穿通枝や椎体後縁部の硬膜外静脈叢からの出血を最小限に抑えるように局在を把握し事前に血管を凝固する。凝固止血などが困難な静脈叢からの出血は硬膜管や神経の圧迫に注意し，各種止血材の挿入・充填を行う。

◆ 文献 ◆

1) Haga Y, Wada Y, Takeuchi H, et al. 'Estimation of Physiological Ability and Surgical Stress' (EPASS) for a surgical audit in elective digestive surgery. Surgery 2004；135：586-94.

2) Hirose J, Taniwaki T, Fujimoto T, et al. Validity of E-PASS system for postoperative morbidity of spinal surgery. J Spinal Disord Tech 2015；28：E595-E600.

3) Yoshida G, Hasegawa T, Yamato Y, et al. Predicting perioperative complications in adult spinal deformity surgery using a simple sliding scale. Spine 2018；43：562-70.

4) Kaneda K, Asano S, Hashimoto T, at al. The treatment of osteoporotic posttraumatic vertebral collapse using the Kaneda device and bioactive ceramic vertebral prosthesis. Spine 1992；7：S295-S303.

5) 中野正人，川口善治，安田剛敏，ほか．骨粗鬆症性椎体圧潰・偽関節の病態と手術戦略．J Spine Res 2014；5：981-6.

6) Inoue G, Ueno M, Nakazawa T, et al. Teriparatide increases the insertional torque of pedicle screws during fusion surgery in patients with postmenopausal osteoporosis. J Neurosurg Spine 2014；21：425-31.

骨粗鬆症患者に対する変形矯正術

千葉大学大学院医学研究院整形外科学 **大鳥精司，折田純久，稲毛一秀，志賀康浩**

Outline

- 骨粗鬆症を伴った脊柱変形の手術適応は，慎重にすべきである。まずは十分な保存療法を推奨する。なぜなら，術後の椎体骨折や椎弓根スクリュー（pedicle screw；PS）の弛みがしばしば散見され，重篤な術後合併症となっているからである。従って，難治性の腰痛，下肢痛を呈した場合のみ手術を考慮すべきである。

- 骨粗鬆症患者に対する変形矯正術を成功させるため，術前後の投薬は重要である。長範囲固定を行う際には，最短でも1カ月，可能であれば3カ月以上前からテリパラチドを用いるように努めている。テリパラチド非使用群と比較し，PS刺入の際の最終トルクが上昇し，骨癒合期間も短縮できる。

- 手術中の工夫も重要である。長範囲固定になる場合には，フックやテクミロンテープを用いて補強している。骨粗鬆症が強く，PSの効きが悪い場合にはハイドロキシアパタイト（HA）顆粒やスティックを用いている。さらに，最近は**S2-alar-iliac（S2AI）スクリュー***の固定力が強く，有効である。

- 低侵襲な手術でも，それでも起きる合併症が懸念される。低侵襲前側方固定でも，マイナーなものまで含めた場合，千葉県内のoblique lateral interbody fusion（OLIF）手術155例中，合併症は75例（48.3％）であった。今後このような合併症を減らすことが重要である。

手術適応

術前

- 骨粗鬆症は，自覚症状のない未受診者を含めると，1,300万人に上ると推定されている。50歳以上の患者において男性では14.5％，女性では51.3％が骨粗鬆症であるとも報告されている。一方で，近年では超高齢社会を背景に，骨粗鬆症患者に対する脊椎固定術が多数施行されるようになってきている。そのなかで，術後の椎体骨折やPSの弛みがしばしば散見され，重篤な術後合併症となっている。

- Cadaverを用いた研究によると，骨粗鬆症患者においては引き抜き強度が弱く，PSの弛みが生じやすいという報告がある。骨粗鬆症患者は筋量の減少をもたらし，それ自体が後側弯症の原因となる。また既存の椎体骨折，多椎間の椎間板変性も同様な結果をもたらす。これらは慢性的な腰痛になるが，病態は，背筋のコンパートメ

用語解説 ▶S2AIスクリュー：仙腸関節を貫くスクリュー。

ント症候群による難治性腰痛である。これらの疼痛は炎症，神経障害性疼痛とは異なり，保存療法に抵抗する。

- 主な症状として，難治性腰痛，薬物抵抗性，特に消化管圧迫による逆流性食道炎がある。また後側弯症は脊柱管の中心性・椎間孔狭窄をきたし，典型的な下肢痛を呈することがある。

- これらの疾患に対し保存療法が最優先されるが，無効な場合，手術療法が検討される。

必須検査と重要な画像所見

- 腰椎，全脊柱の単純X線像，また機能撮影が必須である。椎間板変性，脊柱管の圧迫の度合いなどを検討するには，MRI，脊髄造影検査が必要となる。既存の椎体骨折の程度，偽関節の有無にはCT検査が有用である。

- 重要な点は後側弯症が軟らかい，もしくは硬いカーブなのか，またそれらを起こしている原因が骨性要素なのか，椎間板なのかであり，それらを見極めることによって術式は異なってくる（図1）。

骨粗鬆症患者に対する変形矯正術を成功させるための術前後の投薬

●ビスホスホネート製剤

- ビスホスホネートは，骨髄で破骨細胞形成を皮質骨で破骨細胞活性を抑制し，さらにアポトーシスを誘導し破骨細胞の寿命を短くする作用がある。

- 骨折の治癒過程においては，動物実験においてビスホスホネートは仮骨形成を早めると報告されている。しかし，骨密度は上げるが骨強度は改善しないとの報告や，

図1　後側弯症による難治性の腰痛患者の立位X線像

正面像（a）では側弯を，側面像（b）では後弯を呈する。

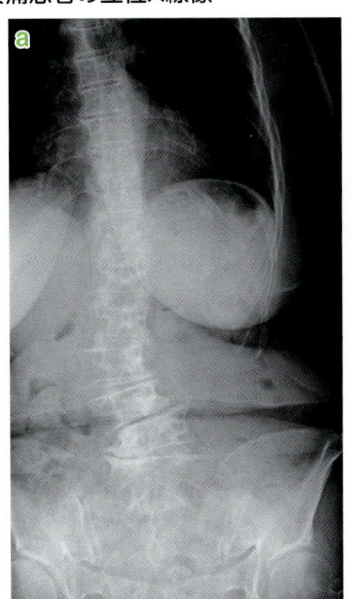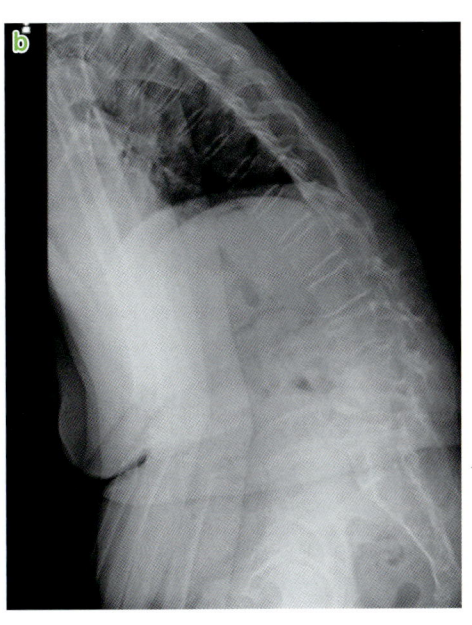

表1　ヒト脊椎固定術のテリパラチド(PTH製剤)による骨癒合促進効果

対象：変形性脊椎すべり症と診断された
閉経後骨粗鬆症患者(n＝40)
術式：後方除圧および局所骨併用による
PSを用いた後方固定術
骨粗鬆症薬投与期間：術前2カ月，術後
10カ月

	ビスホスホネート群	テリパラチド(PTH製剤)群	t検定
骨癒合率(術後12カ月)	68%	82%	p＜0.05
骨癒合期間	11カ月	9カ月	p＜0.05
PSの弛み率(術後12カ月)	13%	7%	p＜0.05

(文献3，4より一部改変引用)

逆に骨折の治癒を遷延させるとの報告もある。その効果がどのように脊椎固定の生物学的変化に影響を及ぼすのか不明であるが，いくつかの動物実験において脊椎固定術後の骨癒合促進効果が検討されている。

- Hirschらによると，ビスホスホネート投与が脊椎固定に及ぼす影響を調査した動物実験において，ほとんどがビスホスホネートの骨癒合率に及ぼす影響を評価していたが，治療による統計的に有意な変化は生じていなかったと報告している[1]。
- さらに臨床においてNagahamaらは，ビスホスホネートがX線上，骨癒合率を上昇させる可能性はあるものの，実際には臨床成績に影響を及ぼさなかったと報告している[2]。
- 以上から，ビスホスホネート治療では脊椎固定術後の骨癒合促進効果に関しては不明な部分が多いのが現状であるが，負の影響は与えていないと考える(表1)。

●副甲状腺ホルモン(parathyroid hormone；PTH)製剤
骨癒合上昇とPSの弛み予防

- 骨形成作用をもつ骨粗鬆症薬にPTH製剤がある。中島らの報告によると，骨折の治癒過程の動物実験においてラット片側大腿骨骨折モデルにPTH製剤が仮骨形成を促進し，組織学的にも機械的強度を上昇させるとしている。臨床研究においても，骨盤骨折を対象にした研究では，PTH製剤が有意に骨癒合率を上昇させると報告されている[5]。
- また，Aspenbergらは，102名のランダム化比較試験において，20μgのPTH製剤皮下注は骨粗鬆症女性の橈骨遠位端骨折の骨癒合を2週間早めると報告している[6]。さらに，脊椎分野における研究では，PTH製剤は脊椎固定術後の骨癒合を促進することが動物実験で証明されている。ラットに対して腰椎後側方固定術を施行し，術後の骨癒合率を評価したところ，PTH製剤使用群のほうが自家骨移植単独群に比較し有意に骨癒合率が良好であったという報告がある。
- 現在，最も強力に骨密度を改善させるとされており，重症骨粗鬆症患者に対しdaily製剤とweekly製剤の2種類が，24カ月を上限に使用可能である。実際に生じた椎体骨折に対し，テリパラチド(daily製剤)投与群とアレンドロネート投与群で比較すると，半年後の骨癒合率がテリパラチド群で有意に高かった(89% vs 68%)と報告されている。
- 著者らは骨粗鬆症を伴う患者に対し，長範囲固定を行う際には，最短でも1カ月，可能であれば3カ月以上前からテリパラチドを用いるように努めている。その結果，テリパラチドを術前1カ月以上使用した群は，非使用群と比較し，PS刺入の際の最終

トルクが18.5％増加した（**図2**）[7]。また，術2カ月前よりdailyテリパラチド製剤を用いることにより，ビスホスホネート製剤を用いた群と比較して，腰椎後側方固定術におけるfusion massの骨癒合までの期間が約2カ月短縮され，術後12カ月の時点のCTで評価したPSの弛みの発生が13％ vs 26％と有意に抑制された（**図3**）[3,4]。

- 同様の評価は腰椎椎体間固定術に関しても行われている。術後24カ月時点ではdailyテリパラチド製剤を用いる群と，アレンドロネート製剤を用いた群とでは骨癒合率，

図2　ヒト脊椎固定術のテリパラチド（PTH製剤）によるPSトルクの効果

テリパラチドを術前1カ月以上使用した群は，非使用群と比較し，椎弓根スクリュー刺入の際の最終トルクが18.5％増加した（*p＜0.05）。

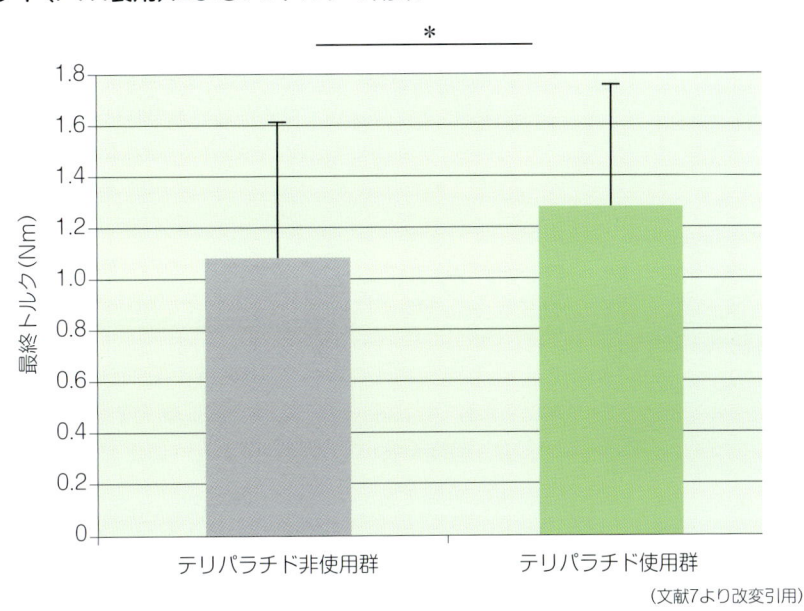

（文献7より改変引用）

図3　ヒト脊椎固定術のテリパラチド（PTH製剤）による骨癒合促進効果の1例

骨癒合を促進するため，dailyテリパラチド製剤を用いた。固定高位はT9から腸骨であった。腰部後側方に大きな骨癒合塊を認めた。
a, b：単純X線
c：CT

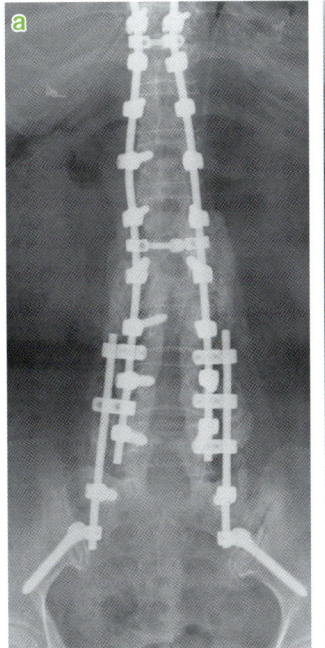
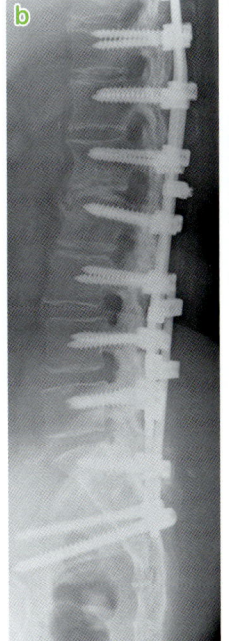
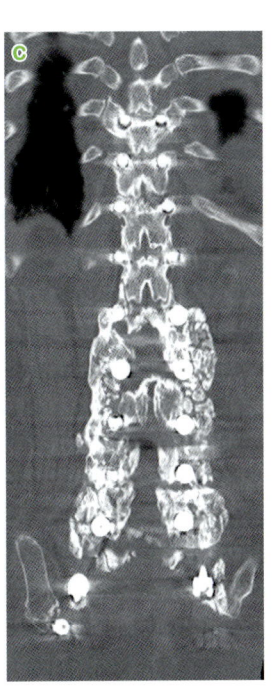

スクリューの弛み，ケージの沈み込みに関しては有意差がなかったものの，骨癒合に要した期間は，ビスホスホネート製剤使用群と比較して，有意にdailyテリパラチド製剤使用群のほうが短く（6.0カ月 vs 10.4カ月），術後6カ月の時点での骨癒合率が有意に高かったと報告されている（77.8% vs 53.6%）[8]。

> **❗Point** .... **daily製剤とweekly製剤どちらが有効？** ....
>
> - 75名の骨粗鬆症患者に週1回のテリパラチド投与を行った，posterior lumbar interbody fusion（PLIF）とtrans-foraminal lumbar interbody fusion（TLIF）施行の患者においては，6カ月時点で明らかにコントロールに比較して骨癒合に優れていたと報告されている[8]。また前述のように，dailyテリパラチド製剤でも同様の結果が得られており，結論として投与薬剤，方法においては差がないと思われる。

術中

スクリュー

- インプラント固定強化を目的として，さまざまなPSの改良が行われている。
- *In vitro*ではcadaverにおいて拡張型チタン製PSのほうが従来のチタン製PSよりも引き抜き強度が強いとの報告があり，臨床試験においても拡張型チタン製PSにより弛みの頻度が低下し，よりよい固定強度と臨床成績がもたらされたとの報告がある。また，polymethylmethacrylateにより補強加工されたPSは手術成績がよいとの報告もある。しかしながら，これらの方法は椎弓根の骨折や神経血管損傷，セメントのリークなどの可能性があり一般的手法とはなっていない。
- またアンカーを増やすためにPSとcortical bone trajectoryを併用した固定術の併用も報告された。

手術法

- 高齢者の高度腰椎後側弯の手術療法としては多椎間TLIF，PLIFなどの後方矯正固定術，pedicle subtraction osteotomy（PSO）やvertebral column resection（VCR）などの骨切り後方固定術，前後合併の椎体置換術が報告されている（**図5**）。良好な矯正率が得られるが，骨粗鬆症がある高齢者では，骨癒合不全，インプラント折損，出血などの問題点が報告されている。
- 低侵襲な腰椎側方固定（lateral lumbar interbody fusion；LLIF）として，2001年にeXtreme Lateral Interbody Fusion（**XLIF**®*）が報告された。矯正に関して有用性が報告されているが，腸腰筋の操作，もしくは脊髄神経への侵襲から術後27%の患者に大腿から下腿になんらかの症状が出現すると報告されているため，通常リアルタイムの筋電図のモニタリングが必須とされる。
- XLIF®と若干アプローチ方法が異なる，やや斜め前方から進入するoblique lateral interbody fusion（OLIF）法が報告された（**図6**）。これは，リアルタイムのモニタリングを必須とはしない。

PSの効きが悪い場合

　著者らは，長範囲固定になる場合にはフックやテクミロンテープを用いて補強している。骨粗鬆症が強い場合，PSの効きが悪い場合にはハイドロキシアパタイト（HA）顆粒や，スティックを用いている。さらに最近はS2-alar-iliac（S2AI）スクリューの固定力が強く有効である（**図4**）。

図4　PSの効きが悪い場合の対応

a：骨粗鬆症が強い場合，PSの効きが悪い場合にはHA顆粒や，スティックを用いている。
b：テクミロンテープ
c，d：S2AIスクリュー

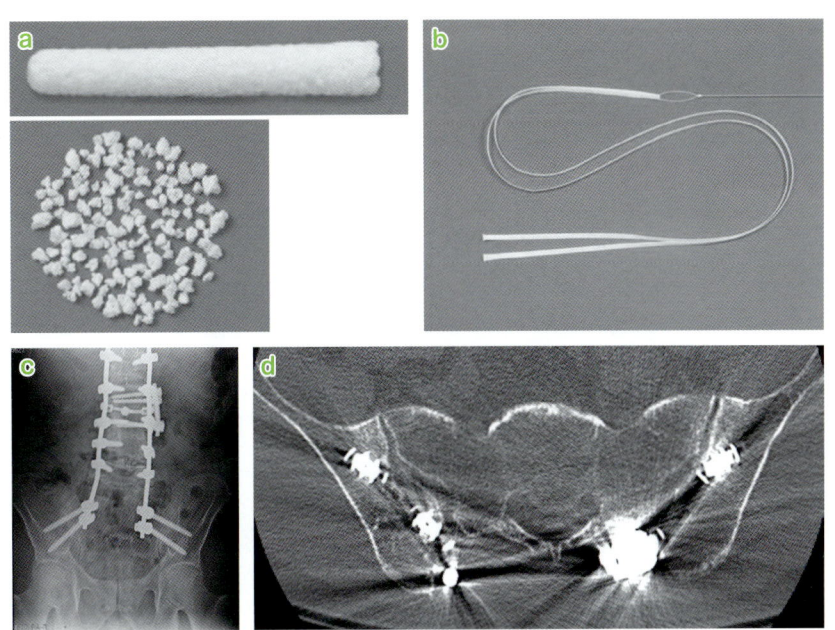

図5　腰椎術後の隣接骨折による後弯症に対する手術

a，b：椎体骨折による前後屈不安定性と後弯症。
c，d：前方から椎体置換と後方から固定術を行った。正面像，側面像で良好なアライメントを呈した。

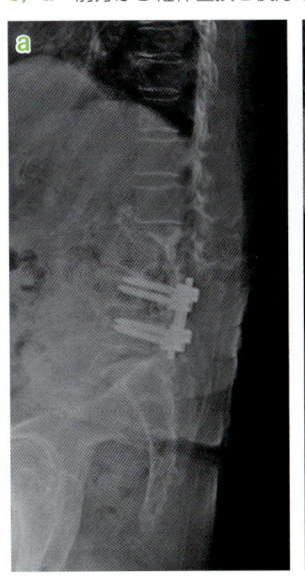
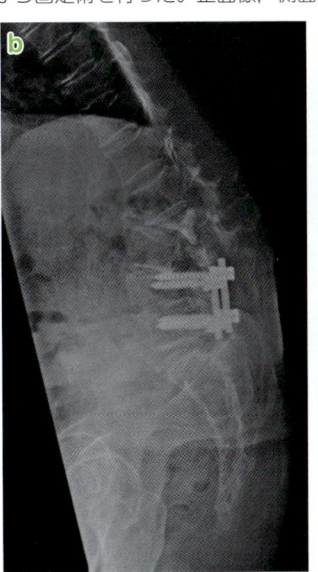
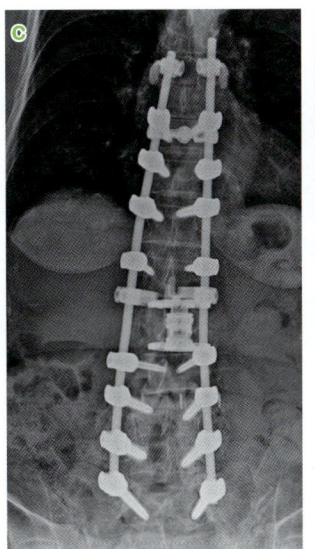
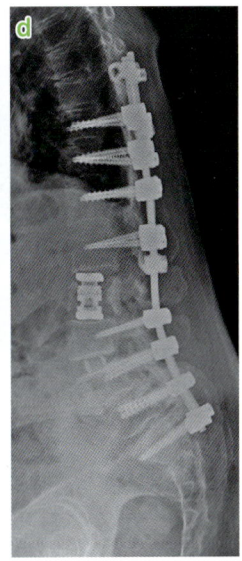

用語解説 ▶**XLIF®**：完全側臥位で腸腰筋の真横からアプローチする方法。

図6　L4/5アプローチ

a：完全右側臥位。外腹斜筋，内腹斜筋，腹横筋はすべて筋線維方向に指で割って入る。腸腰筋，腰椎横突起は容易に触れることができる。腸腰筋から腹膜を剥がすのには，まず指で横突起を触知し，前方に腸腰筋上を擦るように何回か行う。

b：ダイレイターを用いたダイレーション。

c：L4/5椎間板へのアプローチ。ダイレーションの後，レトラクターを設置する。

d：光源付きレトラクター内へのトライアル挿入時。

e, f：ケージをやや前方から，最後は完全に真横から挿入する。

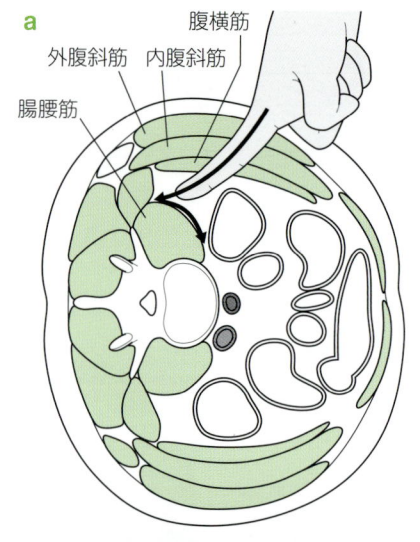

a

腹横筋
外腹斜筋　内腹斜筋
腸腰筋

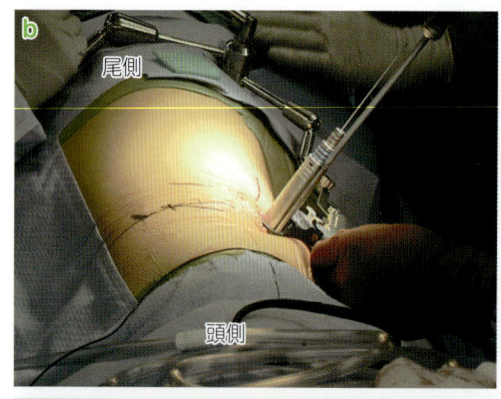

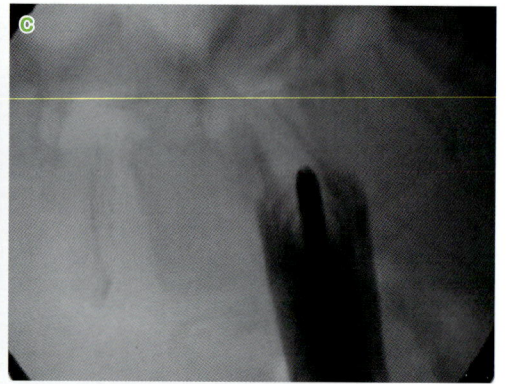

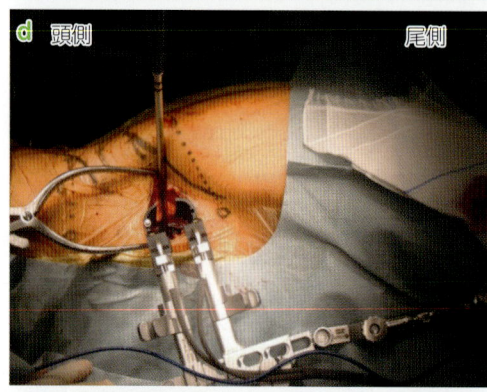

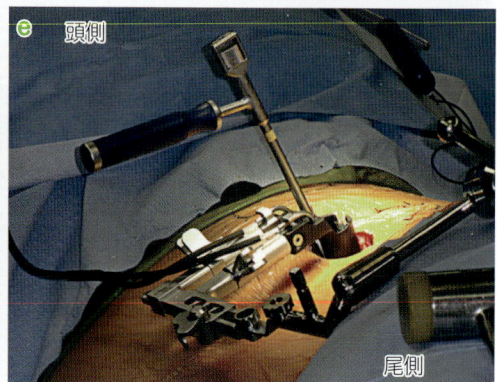

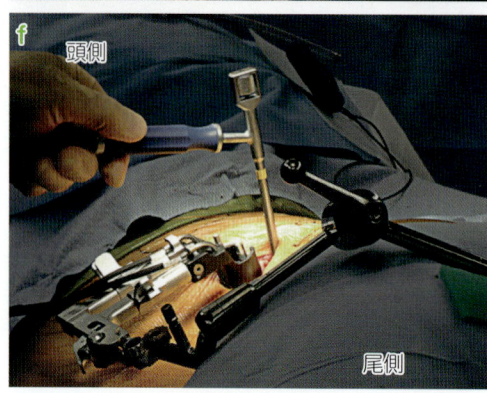

手術成績

- 20名の腰椎後側弯患者を対象とした。疾患は退行性後側弯12例，腰椎固定術術後の後弯変形4例，外傷後1例，パーキンソン病3例であった。平均観察期間は24カ月であった。OLIFは4椎間までの固定を施行した。後方手術はopen pedicle screwもしくはpercutaneous pedicle screwを用いた後方固定とした。Rigidな症例に関しては後方の下関節突起の部分切除を行った。後方固定の固定椎間数は3〜15椎間であった。
- 各種後側弯のパラメータであるが，術前sagittal vertical axis（SVA）140mm，Cobb角（CA）42°，lumbar lordosis（LL）6°，pelvic tilt（PT）37°から，術後SVA 27mm，CA 5°，LL 37°，PT 23°と有意差をもって良好に改善した（$p < 0.05$，**図7**）[9]。

後療法

術 後

- 腰椎，胸椎軟性コルセット（ダーメンコルセット），腰椎，胸椎硬性コルセット，胸椎装具（ジュエット型）などを3カ月使用し，インプラントの脱転の予防をしている。
- また前述した薬物療法の継続が重要である。

図7　後側弯症の1例

a，b：術前X線。後側弯症を呈している。
c，d：4椎間のOLIFとopen pedicle screwを施行し，良好なアライメントとなっている。

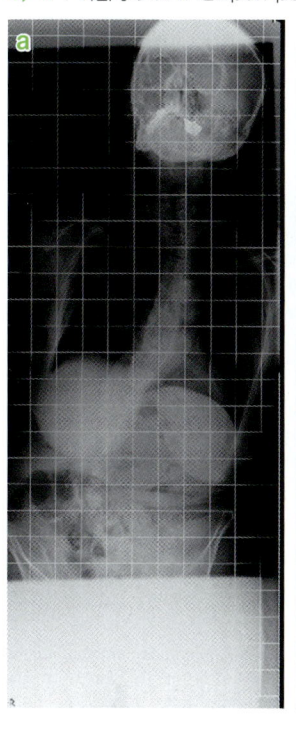
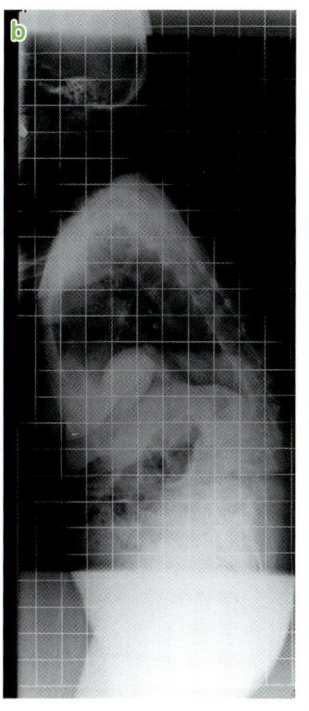
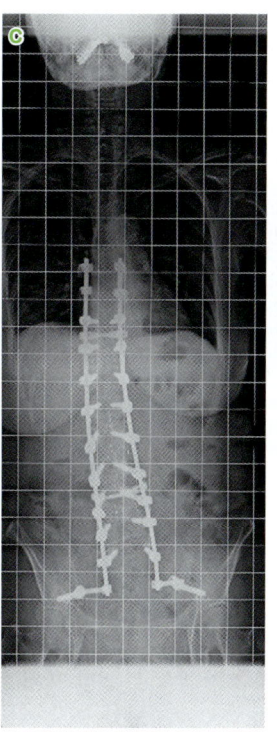
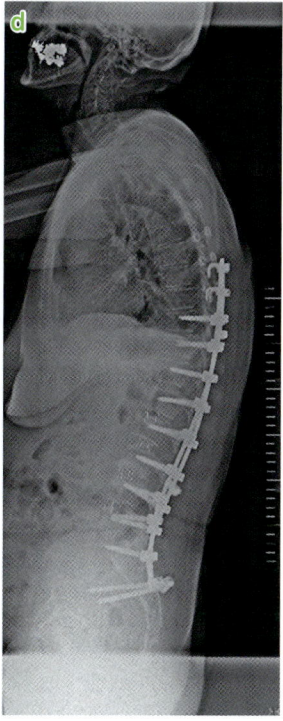

合併症への対応

- The SRS Morbidity and Mortality Committeeによると，PSO，VCRを行った578名の患者の合併症率は29%であり，死亡率は0.5%と報告された。決して安全な手術ではない。低侵襲のOLIF手術シリーズでの合併症を述べる。
- マイナーなものまで含めた場合，千葉県内のOLIF手術155例中（高位はT11/12-L5/S1であり，1椎間：64.7%，2椎間：22.1%，3椎間：8.8%，4椎間：4.4%），合併症は75例（48.3%）であった。術中合併症68件，術後早期合併症7件であった。最も多いのが，大腿周囲の違和感，大きなケージによる手術時の椎体終板損傷である。ただ，これらはほぼ経過中に問題となることはない。大血管損傷，分節動脈損傷を6例，尿管損傷を1例認めた（**表2**）。
- すべての症例で術中，術後に修復が可能であった。しかしながらこのような合併症を常に念頭に置き，手術を施行すべきである[10]。

表2 Lateral lumbar interbody fusion（LLIF）の周術期合併症

低侵襲でもこれだけの合併症があり，注意を要する。

		合併症	件数	発生率
術中合併症	神経障害	馬尾損傷	1	0.6%
		神経根損傷	1	0.6%
		大腿周囲一過性感覚・運動障害	21	13.5%
	椎体損傷	終板損傷	29	18.7%
	血管損傷	分節動脈損傷	4	2.6%
		その他の大血管損傷	2	1.3%
	傷	尿管損傷	1	0.6%
		胸膜損傷	2	1.3%
		腹膜損傷	3	1.9%
	手術器械破損	ケージ破損	2	1.3%
		挿入器械の破損	2	1.3%
術後早期合併症		感染	3	1.9%
		再手術	3	1.9%
		周術期死亡	1	0.6%

◆ 文献 ◆

1）Hirsch BP, Unnanuntana A, Cunningham ME, et al. The effect of therapies for osteoporosis on spine fusion: a systematic review. Spine J 2013；13：190-9.

2）Nagahama K, Kanayama M, Togawa D, et al. Does alendronate disturb the healing process of posterior lumbar interbody fusion? A prospective randomized trial. Journal of Neurosurgery Spine 2011；14：500-7.

3）Ohtori S, Inoue G, Orita S, et al. Teriparatide accelerates lumbar posterolateral fusion in women with postmenopausal osteoporosis: prospective study. Spine (Phila Pa 1976) 2012；37：E1464-8.

4）Ohtori S, Inoue G, Orita S, et al. Comparison of teriparatide and bisphosphonate treatment to reduce pedicle screw loosening after lumbar spinal fusion surgery in postmenopausal women with osteoporosis from a bone quality perspective. Spine (Phila Pa 1976) 2013；38：E487-92.

5）Nakajima A, Shimoji N, Shiomi K, et al. Mechanisms for the enhancement of fracture healing in rats treated with intermittent low-dose human parathyroid hormone(1-34). J Bone Miner Res 2002；17：2038-47.

6）Aspenberg P, Genant HK, Johansson T, et al. Teriparatide for acceleration of fracture repair in humans：a prospective, randomized, double-blind study of 102 postmenopausal women with distal radial fractures. J Bone Miner Res 2010；25：404-14.

7）Inoue G, Ueno M, Nakazawa T, et al. Teriparatide increases the insertional torque of pedicle screws during fusion surgery in patients with postmenopausal osteoporosis. J Neurosurg Spine 2014；21：425-31.

8）Ebata S, Takahashi J, Hasegawa T, et al. Role of Weekly Teriparatide Administration in Osseous Union Enhancement within Six Months After Posterior or Transforaminal Lumbar Interbody Fusion for Osteoporosis-Associated Lumbar Degenerative Disorders: A Multicenter, Prospective Randomized Study. J Bone Joint Surg Am 2017；99：365-72.

9）Ohtori S, Mannoji C, Orita S, et al. Mini-Open Anterior Retroperitoneal Lumbar Interbody Fusion：Oblique Lateral Interbody Fusion for Degenerated Lumbar Spinal Kyphoscoliosis. Asian Spine J 2015；9：565-72.

10）Abe K, Orita S, Mannoji C, et al. Perioperative complications in 155 patients who underwent oblique lateral interbody fusion surgery: perspectives and indications from a retrospective, multicenter survey. Spine 2017；42：55-62.

骨粗鬆症患者に対する椎体形成術

筑波大学医学医療系整形外科 **船山 徹**，山崎正志

Outline

- わが国における椎体形成術の代表は経皮的椎体形成術（balloon kyphoplasty；BKP）であるため，本項ではBKPに関して詳述する。

- **新鮮骨折***の大部分は保存治療が奏効するが，なかには必ず保存治療抵抗例が存在する。最近は入院し一定期間の厳密な安静による保存治療も見直されつつある[1]。これにより保存治療抵抗例を早期に漏れなくキャッチアップすることができ，遅発性麻痺など重大な合併症の発生予防が期待できる。なお自宅安静指示では医療者が期待するような安静は到底できないため，通院による保存治療では厳重な注意が必要である。

- 治療開始初期に必ず保存治療抵抗性の評価を行っておく。具体的にはMRIのT2強調矢状断像で椎体内に限局性高輝度変化，もしくは広範性低輝度変化があるもの[2]が広く知られている。他にはCTで後壁損傷の程度が大きいもの，および単純X線の側面動態撮影（**図1**）で椎体不安定性が大きいものが保存治療抵抗性因子として有用である[3]。

- BKPは適切な手術適応とタイミング，および正しい手術操作により最小侵襲で劇的な除痛効果が得られる有用な方法である。

- 術後は早期離床を図り，受傷前の日常生活動作（ADL）の再獲得を目指してリハビリテーションを進める。また脆弱性骨折連鎖の予防のために骨粗鬆症治療を必ず併用する。

術前

▌手術適応

　骨粗鬆症性椎体骨折の治療目標は「早期除痛」と「ADLの維持」であり，保存治療抵抗性が強く予見される症例や，すでに保存治療抵抗例になっている症例に対しては，やみくもに保存治療に固執せず，低侵襲手術で対応可能な段階で速やかに手術治療に移行することが肝要である。

●骨粗鬆症性椎体骨折における手術適応症例

- 適切な保存治療を行っても疼痛によりADLが改善しない**陳旧性骨折***。
- 治療開始初期の画像所見などから保存治療に抵抗性であることが強く予見される新鮮骨折。
- **遷延治癒***の段階になっていても，椎体内に残存している海綿骨に骨セメントが充

用語解説
- ▶新鮮骨折：受傷直後から数週間までの骨折[4,5]。
- ▶陳旧性骨折：受傷から数週間以上経過したもので，いまだ骨癒合していない骨折[4,5]。

図1　単純X線側面動態撮影

荷重の有無による椎体圧潰率や椎体楔状角を比較することで，椎体不安定性の定量評価ができる。
a：立位または座位の側面像（荷重位）
b：仰臥位の側面像（非荷重位）

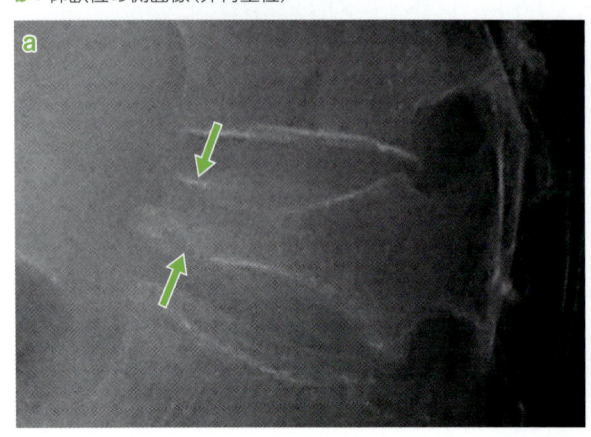
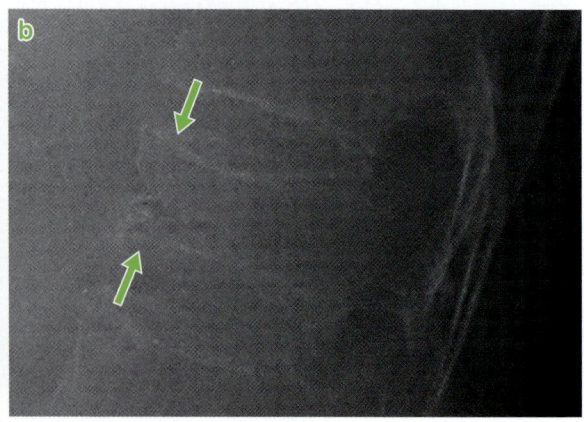

填されることで椎体が制動されれば骨癒合が期待できる症例。

- 椎体後壁骨折を有する症例は厳密にはBKPの適応外とされているが，後壁損傷がない症例は通常保存治療が奏効し，手術に至らないことが多い。実臨床において手術が必要になる症例は後壁損傷を伴っているものが大部分を占める。後壁損傷があっても大きな皮質骨欠損でなければ，慎重な操作により骨セメント漏出は多くの場合予防できる。しかし椎弓根基部に骨折が及んでいる場合，経椎弓根的に行うBKPではむしろ椎弓根骨折部からの骨セメント漏出に厳重な注意が必要である。

手術適応外

- 手技に慣れてくると適応を広げたくなるが，本骨折は保存治療が原則であることは変わりない。保存治療が奏効することが見込まれる症例にまで無制限に適応を広げることは厳に慎むべきである。
- 椎体後壁をはじめ椎体辺縁の大きな皮質骨欠損により骨セメント漏出のリスクが高い症例や，骨硬化などにより椎体内海綿骨への十分な骨セメント充填が達成できないと予想される症例，および椎体不安定性が非常に大きい症例や遅発性神経障害症例では椎体形成単独手術にこだわらず，人工骨による椎体形成を併用した後方固定術など別術式を選択するべきである。
- **偽関節***が完成してしまった症例や**変形治癒***による強い後弯症例などは椎体形成術では対応困難であるため，椎体置換を併用した前後合併固定術や各種骨切り術を併用した後方固定術など，病態に合わせたより高侵襲な手術を選択するべきである。

用語解説
▶遷延治癒と偽関節：骨折の治癒が当該骨折の部位と型における平均速度（通常3～6カ月）で進んでいない状態。遷延治癒と偽関節を明確に区別することは難しい。骨癒合が明らかに遅れている状態では遷延治癒と判断され，部分的にも骨癒合の所見がなく遷延治癒骨折がその後3カ月以上治癒傾向がない場合，保存治療を継続しても骨癒合が期待できない偽関節と判断されることが多い。骨折椎体内のクレフト形成は必ずしも偽関節を意味するものではない[4,5]。
▶変形治癒：変形して骨癒合が完成した状態（多くの場合，圧潰変形）[4,5]。

- 広範囲に及ぶ強直性脊椎骨増殖症（ankylosing spinal hyperostosis；ASH/ diffuse idiopathic skeletal hyperostosis；DISH）における不安定性の強い伸展開大型の椎体骨折は椎体形成術単独では通常対応困難であるため，長範囲の後方固定術を選択するべきである。

必須検査と重要な画像所見

単純X線2方向とMRIおよびCTは必須の検査である。加えて単純X線の側面動態撮影が有用である。これは立位もしくは座位（すなわち荷重位）と仰臥位（すなわち非荷重位）での側面像を撮影する方法であり，荷重の有無による椎体圧潰率もしくは椎体楔状角を比較することで椎体不安定性の定量評価ができる（図1）。

！Point・・・・・・ 画像の撮像法 ・・・・・・・・・・・・・・・・・・・・・・・・・・・・・

- 単純X線側面動態撮影は，必ず「立位または座位」（すなわち荷重位）と「仰臥位」（すなわち非荷重位）で行う。この撮影法により初診時には新鮮骨折の診断（変形治癒骨折との鑑別）が可能になり，保存治療抵抗性を評価する際の椎体不安定性の定量評価に加えて，さらには治療後の骨癒合判定にも有用である。なお通常の2方向撮影における側面像は「側臥位」で撮影されるため，得られる像は荷重位とも非荷重位とも異なるので注意が必要である。

準備しておくべきもの

- 椎体形成術では，ほとんどの操作がX線透視下に行われるためX線透過性の手術台が必須である。著者らはカーボン製のウィルソンフレーム（ミズホ社）を用いている。
- X線透視装置はバイプレーンタイプが理想的であるが，通常のCアームタイプであれば2台設置が望ましい（図2a）。正面像と側面像にそれぞれを合わせることで術中にCアームを動かさずに2方向の透視が可能になり，手術時間短縮や不用意な術野汚染防止につながる。

┃手術体位

術 中

- 腹臥位を取った後に透視で正確な正面像と側面像がみえるようにする。これにより椎体内へのアプローチ操作中のガイド針の方向が左右対称になるため，椎弓根内の三次元的な位置が把握しやすくなる。
- 正面の透視装置は重力方向に固定もしくは患者の頭尾方向にのみの移動とし，回旋方向には動かさないようにする。これでも正確な正面像が得られない場合は，手術台のローテーション機能などを利用して患者側で微調整する。
- 正確な正面像とは当該椎体の両側椎弓根の正中に棘突起がみえる像である。さらに椎弓根像の直上に椎体頭側終板像がみえるようにする。また患者の背部上に十分なワーキングスペースを確保する（図2b）。

- 側面の透視装置は水平面と平行で固定するが，特に左右の下椎切痕（椎弓根尾側縁）が重なるようにする。これにより，椎体内へのアプローチの際に予防すべき椎弓根尾側からのガイド針の逸脱の有無が正確に評価できるようになる。なおX線発生装置と患者との距離を多く取る（すなわちイメージインテンシファイア側に患者を近付ける）ことで，透視像は拡大され過ぎずより正確な側面像が得られる。
- 透視の際には術者の手指被ばくを低減するために，先の長い鉗子などでガイド針を把持し，透視野に術者の手指が入らないようにする。この際に鉗子先端にネラトンカテーテルの一部を装着すると，ガイド針が滑らずに把持できる。

図2　X線透視装置の設置

a：X線透視装置は通常のCアームタイプであれば2台設置が望ましい。
b：患者の背部上に十分なワーキングスペース（両矢印）を確保する。

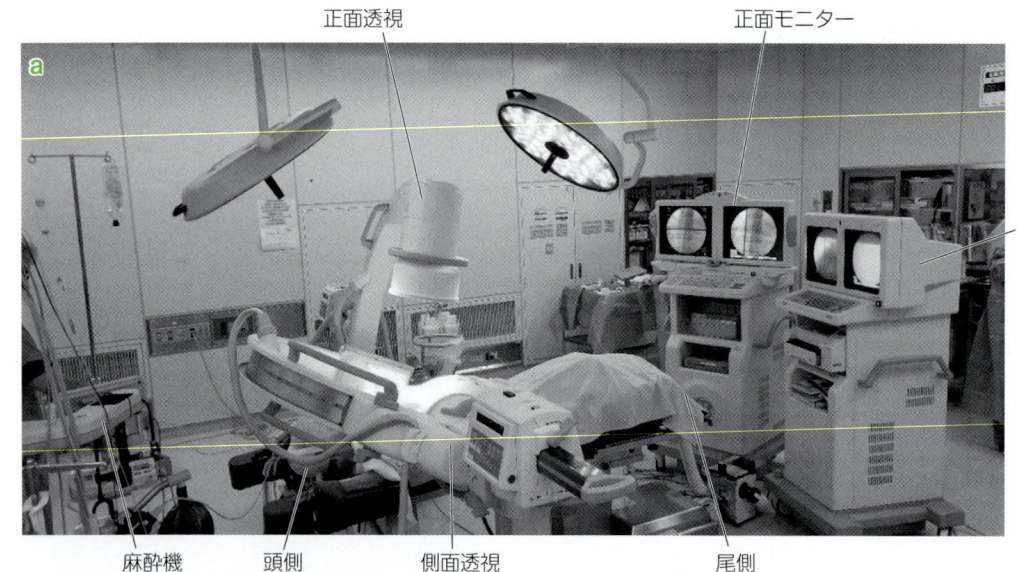

正面透視　　正面モニター　　側面モニター

麻酔機　　頭側　　側面透視　　尾側

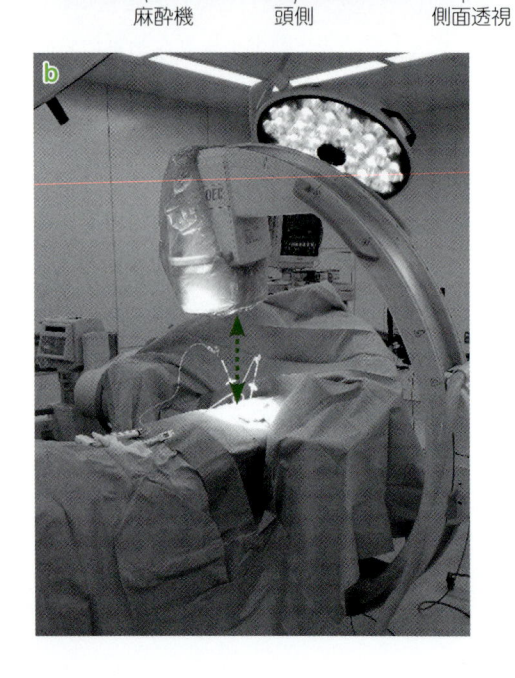

ガイド針刺入時は穿破しない

　神経根は脊柱管内では椎弓根の内側縁に接しながら，椎間孔内では椎弓根の尾側縁に接しながら走行し椎間孔外へ出ていく。

図3　ガイド針刺入の際のポイント

ガイド針を椎体に向けて椎弓根背側から刺入する際には，側面像で下椎切痕（椎弓根尾側縁）を穿破しないこと，また側面で椎体後縁に到達した際に正面像で椎弓根内側縁を穿破していないこと，これら2点が神経根損傷を予防するための最重要ポイントである。

a：透視正面像；神経根（実線）は椎弓根（破線）の内側縁を走行している。
b：透視側面像；神経根（○）は椎弓根の尾側縁（破線）を走行している。

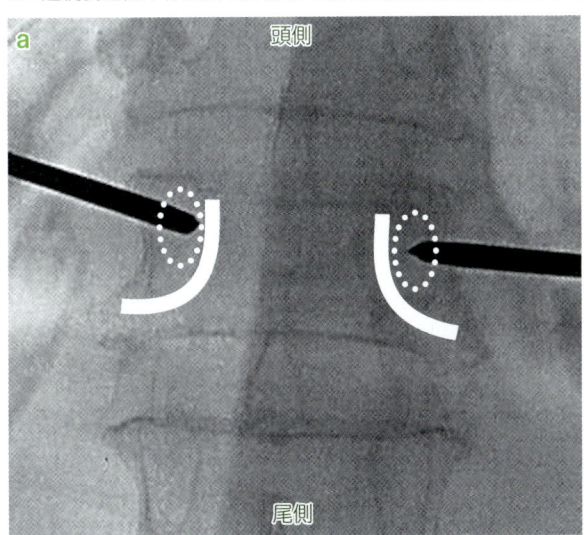
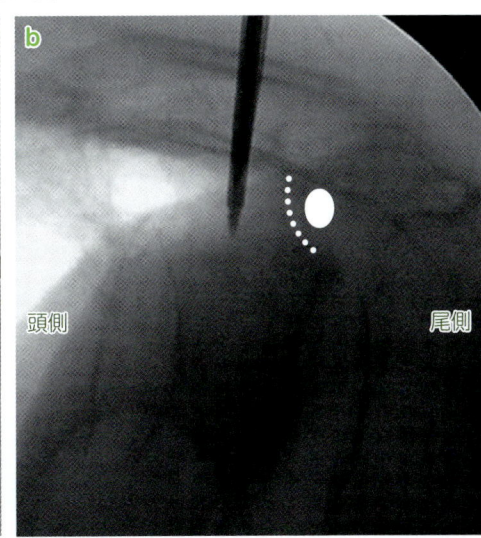

（筑波大学附属病院水戸地域医療教育センター総合病院水戸協同病院整形外科　辰村正紀先生よりご提供）

バルーン，骨セメント

- バルーンは適宜透視をみながら左右同じようにゆっくりと膨らませていく。過度に膨張させて上下の椎体終板を損傷しないように留意する。
- 骨セメントの重合を十分に行ってから椎体に慎重に充填する。デバイスからセメントを少量押し出した際に垂れ下がる状態ではまだ粘度が低く，先端が上を向いて丸くなるようになるのがちょうどよい粘度とされる（**図4a**）。またはセメントを指で押し潰してもグローブにセメントがくっつかず，糸を引かなくなるのが1つの目安である（**図4b**）。

図4　適切な骨セメントの粘度

a：デバイスからセメントを少量押し出した際に，垂れ下がる状態ではまだ粘度が低く，先端が上を向いて丸くなるように粘度を高めてから椎体に充填する。
b：グローブについたセメントが糸を引かなくなるような状態が適切な粘度の目安の1つである。

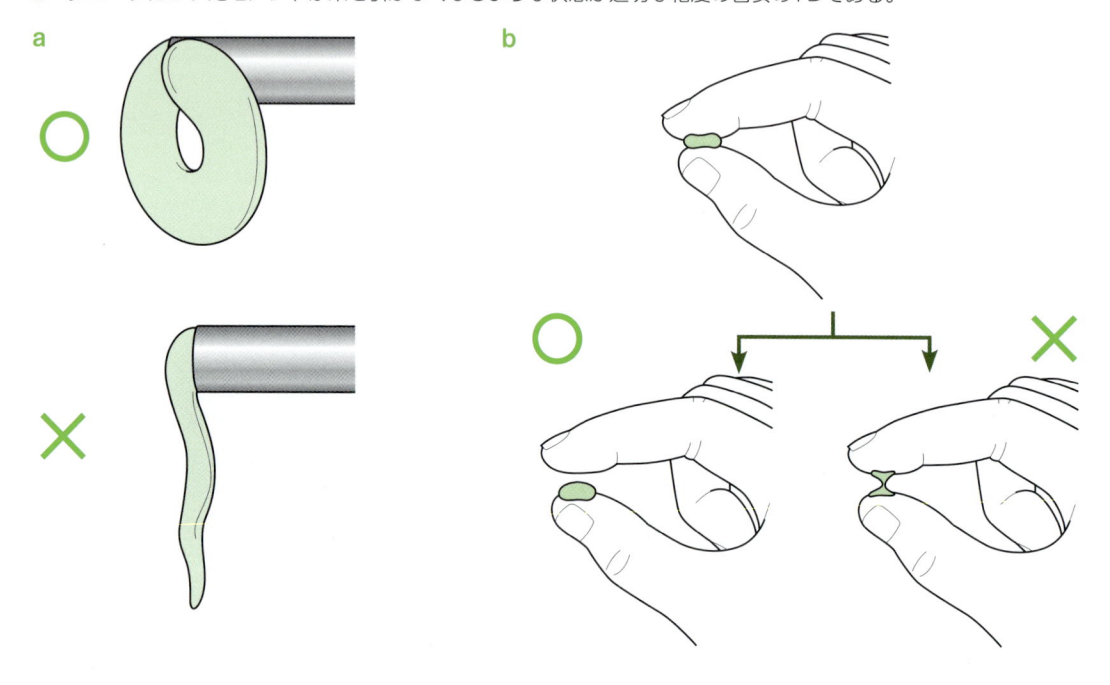

図5　BKP術直後

椎体内に残存する正常海綿骨の骨梁に骨セメントが樹枝状に染みわたると，より安定性が得られる。ただし，椎体外（特に脊柱管内や椎間孔内）に逸脱しないように骨セメント充填中は細心の注意が必要であり，無理はしないことが肝要である。

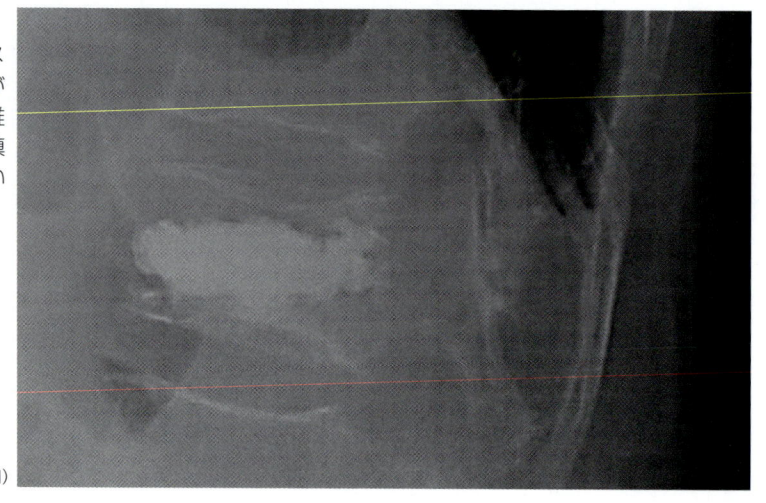

（文献9より引用）

- 椎体形成術単独手術では，椎体内に充填する骨セメントのみで骨折椎体の安定性を獲得しなくてはならない。従ってバルーンで形成した骨欠損部と同じ体積の骨セメントを充填するのみでは不十分であり，主に椎体後壁近くに残存する正常海綿骨の骨梁に骨セメントが樹枝状に染みわたるように少量追加する。これにより後壁損傷を有する椎体骨折であっても十分な安定性が得られる（図5）。ただし，椎体外（特に脊柱管内や椎間孔内）に逸脱しないように細心の注意が必要であり，無理はしないことが肝要である。

Pitfall 骨セメントが漏出してしまった！

▶椎体前壁や側壁もしくは終板から椎体外へ漏出した場合は，神経症状を呈することはまれであるので保存的に経過を観察する。

▶椎体後壁もしくは椎弓根から脊柱管内や椎間孔内へ逸脱した場合は，神経症状を呈する可能性がある。しかし術中の2方向透視像のみでは漏出した骨セメントの正確な部位や程度の評価は難しいことが多い。従って麻酔覚醒後に速やかに神経症状発現の有無を評価のうえ，CTを撮影して評価する（図6）。

▶椎体近傍の静脈に漏出したことが確認された場合は，直ちに麻酔科医に報告する。バイタルサインに変動がある場合は速やかに手術を中止して適切な救命措置をとる。

図6　骨セメント漏出症例（L1）
右椎弓根基部から脊柱管内(a)および右椎間孔内(b)に骨セメントが漏出した（矢印）。幸い神経症状発現はなかった。

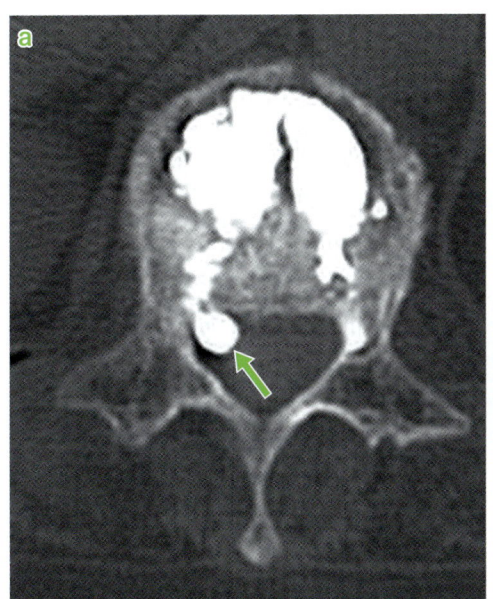
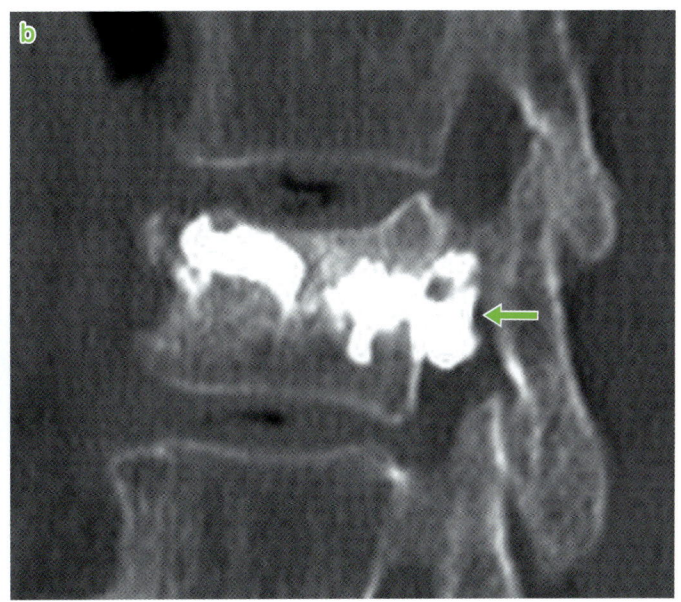

（文献9より引用）

術後

▌離床時期

・著者らは麻酔覚醒後，当日中もしくは翌朝からジュエット型硬性コルセット装着下に速やかに座位からリハビリテーションをはじめ，徐々に立位歩行訓練を開始している。

・正しい手術適応を守り適切な手術操作が行われていれば，劇的な除痛効果が得られているはずである。

骨粗鬆症治療

- 骨粗鬆症治療を必ず併用するが，これは脆弱性骨折の連鎖予防が主目的であるととらえる。
- 薬理作用への期待からテリパラチドが頻用される傾向にあるが，実臨床ではさまざまな理由で継続できない場合が多い。その場合は脆弱性骨折抑制効果のエビデンスが高いものであればどの薬剤であっても，骨粗鬆症治療を継続することが重要である。

> **！Point** **立位歩行訓練**
>
> ● 歩行器から開始し，徐々に安定してきたら杖歩行を試していく。通常，リハビリテーションのゴールは受傷前のADLを再獲得することであり，受傷前のADL以上には改善しないことが多い。

合併症への対応

- 椎体形成術において最も多い合併症は術後の隣接椎体骨折である。
- 術後隣接椎体骨折の多くは術後1～2カ月以内の比較的早期に発生しており，圧潰を過度に矯正すると発生リスクが高くなることが報告されている[6,7]。従って術前の椎体不安定性が大きい症例では手術で腹臥位をとるだけで過度な矯正位になってしまい，椎体形成単独手術では十分な初期固定性が得られないまま術後早期に矯正損失してセメント塊が頭側に突出し隣接椎体骨折の発生リスクが高まると考えられる[8]。
- 術後隣接椎体骨折の大部分は保存治療が奏効する。再入院のうえ，一定期間の床上安静を行う。万が一保存治療抵抗性の場合は隣接椎体骨折に対してBKPを行うか，インストゥルメンテーションを用いた後方固定術を選択する。いずれにせよ，術前に患者に隣接椎体骨折の可能性を十分伝えておくことで，無用なトラブルを予防できる。

◆ 文献 ◆

1) Abe T, Shibao Y, Takeuchi Y, et al. Initial hospitalization with rigorous bed rest followed by bracing and rehabilitation as an option of conservative treatment for osteoporotic vertebral fractures in elderly patients: a pilot one arm safety and feasibility study. Arch Osteoporos 2018; 23[Epub ahead of print] doi : 10.1007/s11657-018-0547-0.

2) Tsujio T, Nakamura H, Terai H, et al. Characteristic radiographic or magnetic resonance imaging of fresh osteoporotic vertebral fractures predicting potential risk for nonunion. Spine (Phila Pa 1976) 2011；36：1229-35.

3) 船山　徹, 安部哲哉, 柴尾洋介, ほか. 予後不良MRI所見を有する骨粗鬆症性椎体骨折において初期の入院安静による厳密な保存治療にも抵抗した症例の特徴. 日骨粗鬆症会誌 2019；5：134-35.

4) 椎体骨折評価委員会編. 椎体骨折の診断，治療の意義. 椎体骨折診療ガイド. 東京：ライフサイエンス出版；2014. p2-4.

5) 椎体骨折評価委員会. 椎体骨折評価基準（2012年度改訂版）. Osteoporosis Japan 2013；21：25-32.

6) 大石陽介, 村瀬正昭, 林　義裕, ほか. BKP術後早期の隣接椎骨折の危険因子. J Spine Res 2013；4：1789-92.

7) 佐野秀仁, 市村正一, 長谷川雅一, ほか. 当院でのBKPの術後新規椎体骨折の評価. J Spine Res 2015；6：1076-82.

8) 船山　徹, 新井規仁, ほか. 骨粗鬆症性椎体骨折に対するバルーン椎体形成術 術後1ヶ月以内に生じた隣接椎体骨折の経験. 整形外科 2015；66：937-41.

9) 骨粗鬆症性椎体骨折に対するBKP手術. 脊椎手術合併症回避のポイント. メジカルビュー社：東京：2019. p136-43.

強直性脊椎炎に対する手術

国立病院機構熊本医療センター整形外科　**田畑聖吾，橋本伸朗**

Outline

- 強直性脊椎炎(ankylosing spondylitis；AS)は炎症性の脊椎炎の1つである。仙腸関節から炎症が徐々に腰椎，胸椎，頚椎へと波及し最終的には強直脊椎(ankylosing spine)となる。強直脊椎や後弯変形での痛みや前方注視障害などのADL障害を呈する。

- 強直脊椎まで進行したASは罹病期間が長く，患者は高齢であるため合併症を多く抱えるだけでなく，炎症性脊椎炎による二次性の骨粗鬆症による骨脆弱性が著明であるため手術に対しては骨粗鬆症に対する対策が必要である。

- ASによる強直脊椎は軽微な外傷で骨折を生じるが，骨折型は3 column損傷の前後横断性の伸延損傷(いわゆるreverse Chance fracture)であり，不安定性が強く保存療法では偽関節や麻痺などの危険性が高いため手術適応となる(**図1**)。ASの椎体骨折の手術に際しての骨脆弱性に対する対策やpitfallについて詳述する。

- 手術は合併症の多い高齢者が対象となるので，最小侵襲脊椎安定術(minimally invasive spine stabilization；**MISt***)が望ましい。MISt手技は経皮的椎弓根スクリュー(percutaneous pedicle screw；PPS)を用いた脊椎固定術であり，手術時間，出血量，術後感染などが従来のオープン手術より少ない低侵襲な手術法である。また強直脊椎では骨移植をする必要性がないこと，抜釘術も不要であることも大きな利点である。骨盤まで固定を要する下位腰椎での骨折において仙腸関節を貫いて固定するsacral alar iliac screw(**S2AIスクリュー***)も有用な手技である(**図2**)[1]。

- 骨粗鬆症が未治療であるなら，受傷時より早期に骨粗鬆症の治療を開始する必要がある。早い時期に強力な治療を開始することが隣接椎体骨折，implant failureを防ぎ，骨癒合を得るために重要である。

用語解説

▶MISt：経皮的椎弓根スクリューを用いた最小侵襲脊椎安定術である。従来のオープン手術ではPS刺入に際して，傍脊柱筋を棘突起から剥離し横突起基部まで大きく展開を要した。アプローチのために傍脊柱筋の損傷および出血により侵襲が大きかったが，経皮的にPSを刺入することで必要最小限のアプローチで固定可能となった。腰部脊柱管狭窄症などの変性疾患から外傷，転移性脊椎腫瘍，脊椎感染症などに広く応用されている。

▶S2AIスクリュー：Sponsellerらが報告した方法で，S2仙骨孔外側から仙腸関節を貫通させて腸骨を通り，下前腸骨棘に向けて長く太いスクリューを挿入できる強力な初期固定性を有する仙骨骨盤固定法である。腸骨スクリューと比較すると，①スクリューヘッドの位置が深く(low profile)，②頭側のPSとin lineで並ぶため，コネクターを要さずロッドと連結可能である利点がある。仙腸関節を貫通する長期的影響は不明であるが，仙腸関節が強直したASでは影響は少ないと考えられる。

図1　ASによるreverse Chance fracture

骨粗鬆症性変化が著明である（矢印）。

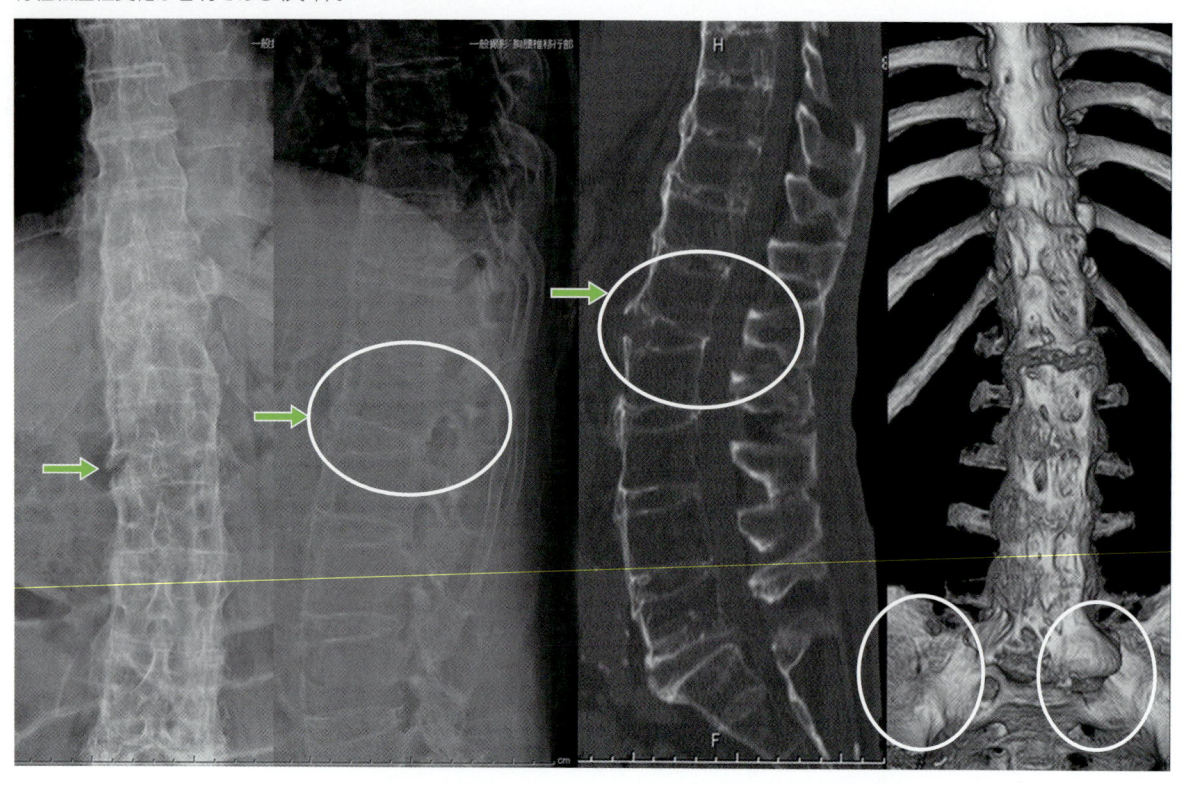

図2　S2AIスクリューを用いた腰仙椎固定術

下位腰椎での固定のアンカーとしてS2AIスクリューは有用である。

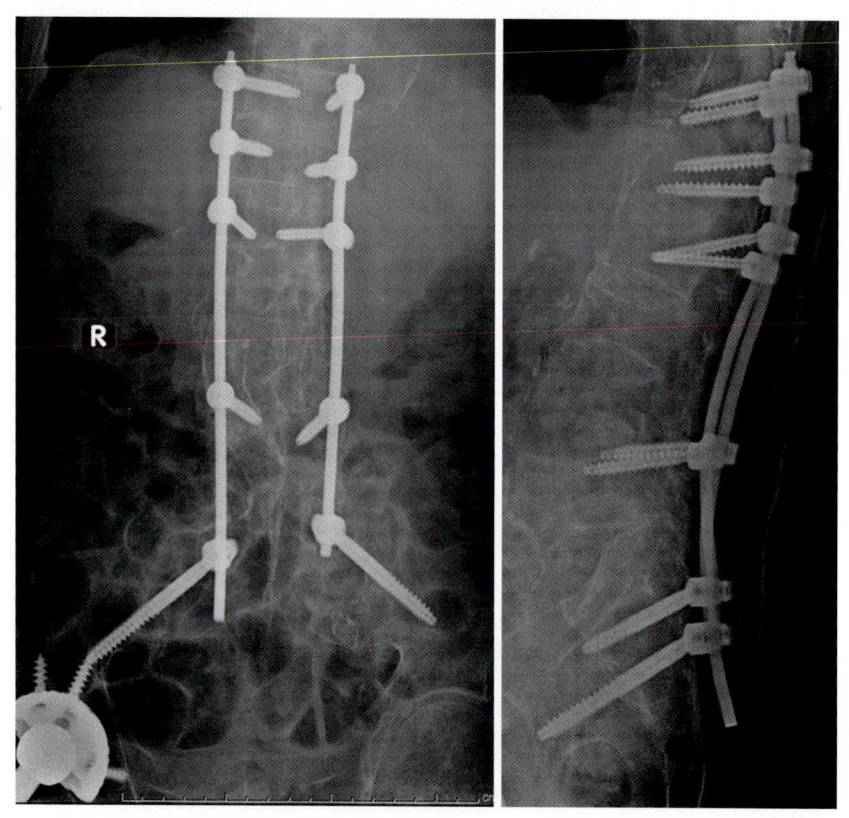

手術適応

- ASに伴う3 column損傷であるreverse Chance fractureは手術適応となる。
- 特に重要な点は，骨粗鬆症性椎体骨折（いわゆる圧迫骨折）と誤診しないように注意する必要がある。単純X線撮影で仙腸関節が骨性癒合の有無を確認することで，ASによる椎体骨折を見逃さないようにする。ただし単純X線撮影のみでは靭帯骨化，骨折線が不明瞭なことも多いため，CT，MRI撮影での診断を要することも多い。
- 強直脊椎での骨折は長管骨の骨折同様に骨折部に多大なストレスが集中することから，骨折椎体から上下3椎体での3 above 3 belowでのlong fusionが推奨されている。Long fusionとなることからMISt手技での手術が望ましい。
- 手術までの待機期間には，仰臥位では椎体前方の骨折部にgapを生じ強い疼痛や，転位によって麻痺を生じる危険性があるため，側臥位もしくはbed upして完全伸展位にならないよう管理する必要がある。

必須検査と重要な画像所見

- 単純X線2方向とMRI，CT検査は必須の検査である。単純X線撮影では，仰臥位と座位での撮影を行うことで前方の椎体の間隙の差で新規骨折の不安定性を評価することが可能である。
- CT検査ではMPR画像で矢状面像や椎体に平行なスライスの画像を再構築することで，骨折の診断，PPSの至適刺入位置，適切な長さを術前に計測することができる。骨盤までの固定を要する症例では，仙腸関節に垂直なスライスを再構成することでS2AIスクリューの術前計測を行える。
- MRI検査ではT1強調像で椎体から後方要素である棘突起にかけて低信号がないか確認する（STIR像では同領域に高信号を呈する）。MRIで後方要素まで骨折の所見があるものは不安定性骨折と診断する。

準備しておくべきもの

- MISt手術ではX線透視下に行われるので，X線透過性の手術台およびX線透視装置（Cアーム）が必須である。著者らは，4点フレーム（イソメディカルシステムズ社）とカーボン製の手術台（ミズホ社）を用いている（図3）。
- 手術体位を取った際にPPSの刺入予定の椎体にそれぞれ終板に平行になるような角度を記録し，X線透視装置に椎体に平行な角度をマーキングしておくと術中の操作が簡便となり手術時間の短縮となる（図4）。
- Jプローブ（田中医科器械製作所）は，PPS刺入のための刺入位置決定とガイドワイヤー設置のための下穴作製手術機器である。操作性に優れ，リユーザブルでありランニングコストがかからず経済性もよい（図5）。
- X線透視下に手術が行われるため，医療従事者の被ばくは大きな問題である。医療従事者の被ばく量を軽減するためにも，防護用プロテクターは必須である。体幹のみではなく，特に水晶体，甲状腺，手指への被ばく軽減のためにプロテクターが必

図3　カーボン製の手術台と4点フレーム

元のアライメントで固定できるよう4点フレームを調節する。

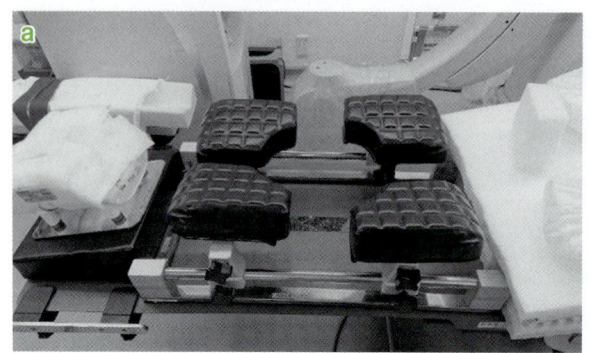
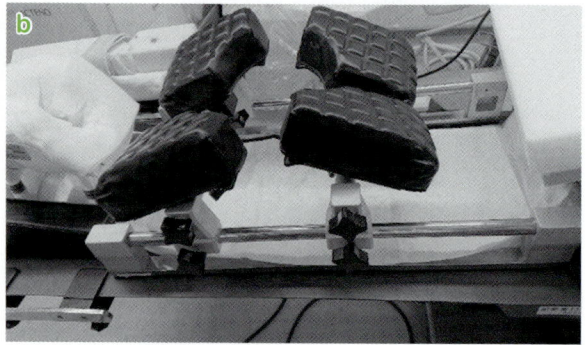

図4　Cアームのマーキング

PPS刺入椎体ごとにCアームの角度をマーキング(緑丸)すると，手術時間の短縮と外回り看護師の労務軽減になる。

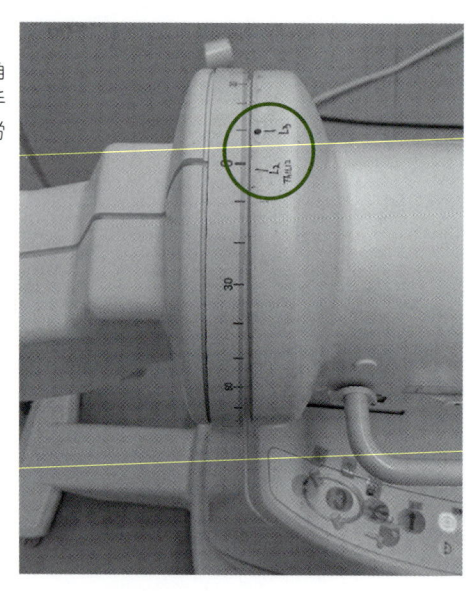

図5　Jプローブ(田中医科器械製作所)

PPS刺入のための下穴作製手術機器である。操作性に優れている。

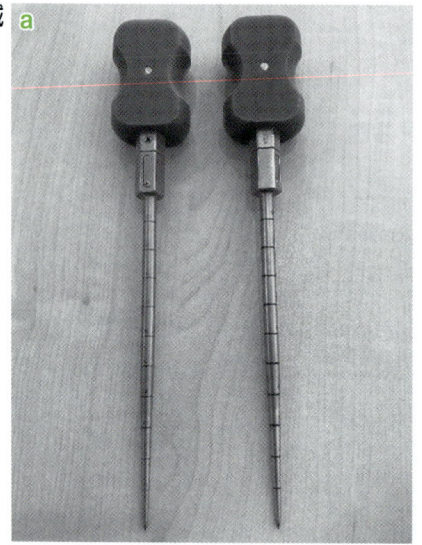
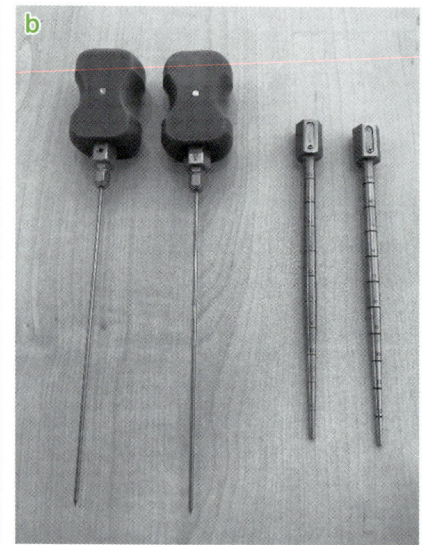

図6 体幹のみではなく，特に水晶体，甲状腺，手指への被ばく軽減のためにプロテクターが必要

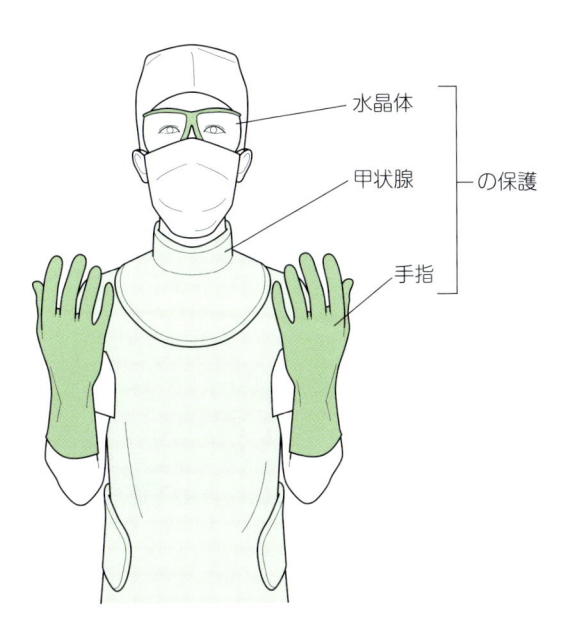

水晶体

甲状腺 —の保護

手指

要である．体幹用のプロテクターだけでなく，水晶体防護のためのゴーグルやX線防護用手袋（Pro Guard，**図6**）を用いて被ばく軽減に努める[2]．

- PPSシステムは各社から販売されており，使い慣れているPPSを選択する．骨脆弱性に対してハイドロキシアパタイト（HA），超高分子量ポリエチレン製ケーブル（ネスフロンテープ）を準備する．

- 運動誘発電位（motor evoked potential；MEP）．術中の体位でのアライメント変化やPPSの刺入で脊髄障害を生じていないか，術中モニタリングすることが望ましい．

手術体位とマーキング

術 中

- 4点フレームの手術台へ腹臥位とするが，受傷前のアライメントになるように4点フレームの間隔を調整する必要がある．通常は椎体前方の骨折部に開大を生じないよう4点フレームの間隔を狭めて，受傷前のアライメントである後弯位を形成する（**図3**）．透視側面像で椎体前方の骨折部に開大のないことを確認しておく．

- PPSの刺入に関しては，刺入椎体にそれぞれ正確な正面像となるCアームの角度を設定する．正確な正面像としては「上下椎体の終板が直線状となっている，左右の椎弓根と棘突起間の距離が等しい，椎弓根が椎体頭側1/2にある」を確認する（**図7**）[3]．

- Cアーム本体にそれぞれの椎体の角度をマーキングしておくと術中操作が簡便で手術時間の短縮となる（**図4**）．

- 側面像では患者とCアームが平行になるように設定し，術中はCアームが頭尾側方向に移動するのみで椎体正面と側面像が確認できるようにする．手術台を高くして執刀することで，側面透視を行う際にベッドの上下の操作が不要となり，手術時間の短縮および外回り看護師の労務が軽減できる（**図8**）．

- 実際に皮膚にマジックで椎弓根の位置をマーキングすることでオリエンテーションになる（**図9**）．

図7　椎弓根内・外縁のマーキング

上位の椎体終板に垂直にCアームの角度を合わせて，正確な正面像を描出する。椎弓根内・外縁をマーキングする。

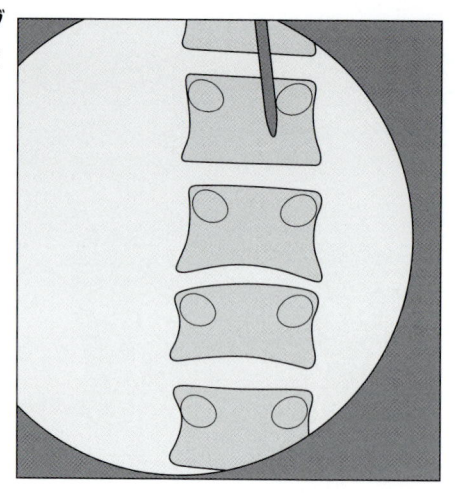

図8　手術台の位置

手術台の高さを上げて，手術台の上下の移動なしに正面像，側面像を確認できるような高さとする。

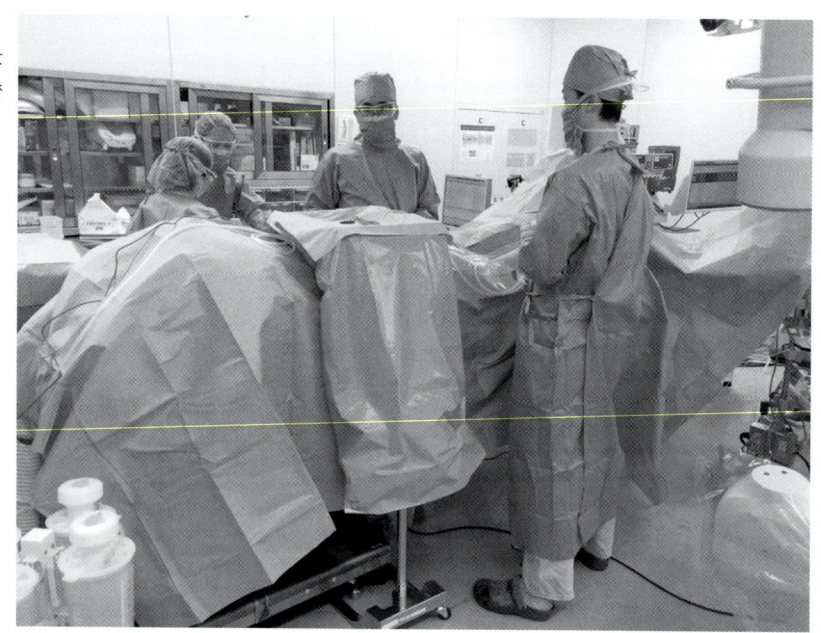

図9　皮膚のマーキング

椎弓根およびロッドの配置を考慮した皮切の位置を皮膚にマーキングする。

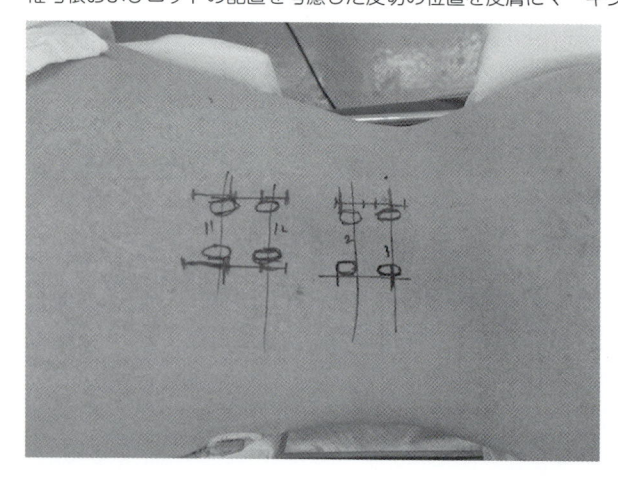
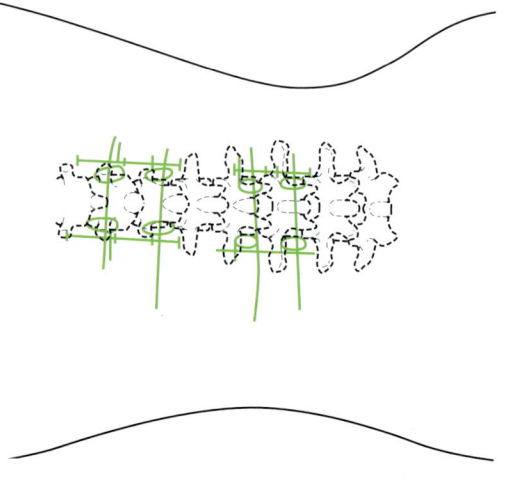

- 皮切はロッドの配置がなるべく直線になるように考慮する。すなわち胸椎から腰椎にかけて椎弓根の位置がハの字状に広がるので，胸椎では椎弓根外縁やや外側とし，腰椎では椎弓根外縁に設定する。横・縦皮切どちらでも可能であるが，ロッドの並びを意識するように縦皮切としている。

●PPSの挿入

- 皮切後にfinger navigationで椎間関節，横突起，肋骨などを触知してオリエンテーションをつける。胸椎に関してgroove entry technique[4]を用いて刺入点を決定すると，刺入点が安定した状態でプロービングができる。
- Jプローブをハンマーで叩いて刺入点の骨孔を作製後，用手的に2cm程度刺入して，透視正面で椎弓根内縁まで押し進める。
- ASの海綿骨は非常に脆弱で通常のオープン手技でのプロービングのように海綿骨の感触を得ることができないので，透視下で椎弓根から内・外側に逸脱しないよう注意する必要がある。
- PPS刺入予定の椎弓根（通常は骨折椎体の上下3椎体）に透視正面でJプローブを椎弓根内縁まで刺入し，透視側面で椎体後縁を越えていることを確認する。椎体後縁の手前の場合は透視正面に戻して，刺入位置と角度を調節する。
- Jプローブの内筒を抜去しガイドワイヤーに入れ替えるが，骨脆弱性が強いため容易にガイドワイヤーが前後に移動するので，コッヘルなどでガイドワイヤーを把持して操作を進める。
- ガイドワイヤー越しにPPSを刺入するが，ガイドワイヤーの椎体前方穿破は大血管損傷や内臓器損傷の危険性があるので，透視側面像でガイドワイヤーの位置を確認して刺入する。ASの椎体内の海綿骨での固定力は期待できないので，術前の計測で椎弓根の幅に合う長径のPPSを選択する。
- PPS挿入後エクステンダー上からロッドのベンディングを行い，受傷前のアライメントになるよう形成する。筋膜下にロッドをエクステンダー下に挿入しセットスクリューで締結する。
- セットスクリューは全体的に落とし込んで固定する。1本ずつセットスクリューの固定をするのではなく全体的に力を分散させてセットスクリューを固定し，1つのスクリューに負荷をかけて弛みを生じないように注意する。透視側面でアライメントやロッドの長さ，弛みがないことを確認する。

ロッドはややオーバーベンディングで

　ロッドのベンディング形成が非常に重要である。PPSでは直接スクリューヘッド上でロッドのベンディングができないので，ロッドの形状が合わない場合はスクリューに引き抜き力がかかりスクリューの引き抜きや弛みなどの原因となる（**図10**）。著者らはエクステンダー上でロッドのベンディングが至適にできるよう特注のロッドガイドを作製し，エクステンダーに装着してロッドのベンディングを行っている（**図11**）。ロッドのベンディングが足りないとスクリューに引き抜き力がかかるため，ややオーバーベンディングすることでロッドがスクリューを押し込む力で椎体前方の骨折部に圧迫力がかかるように形成している（**図10**）。

図10　ロッドベンディング①

a：ロッドの弯曲をやや大きくすることで，スクリューの押し込む力で椎体前方の骨折部に圧迫力をかけるようにする。
b：ロッドの弯曲が足りないと，スクリューの引き抜けや前方骨折部の開大になる。

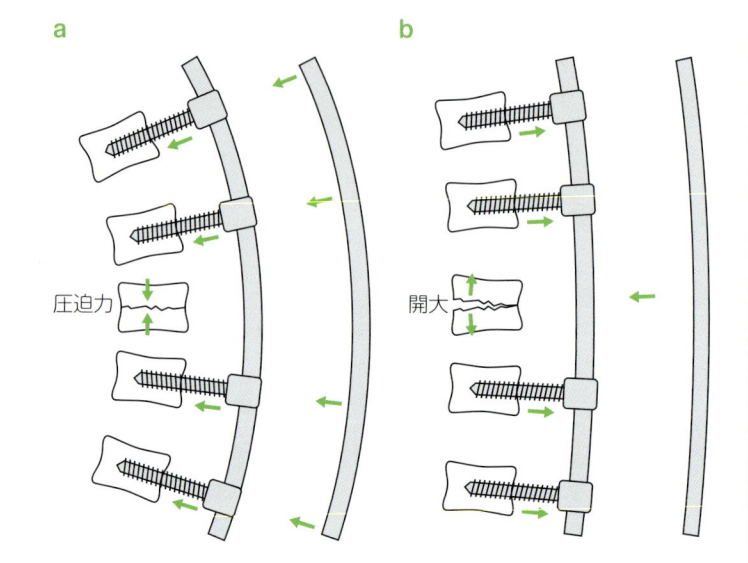

図11　ロッドベンディング②

a：模擬骨でのPPS刺入
b：特注のロッドガイドをエクステンダーに装着する。
c：ロッドガイド上でロッドのベンディングが適正かを確認可能である。

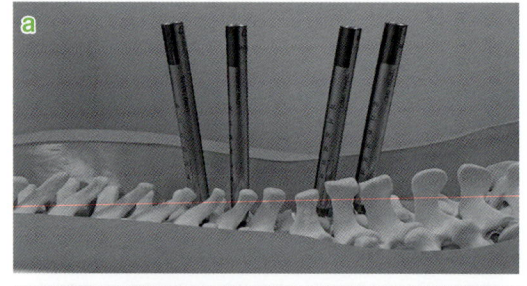
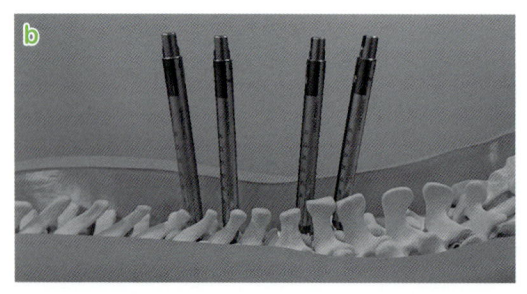
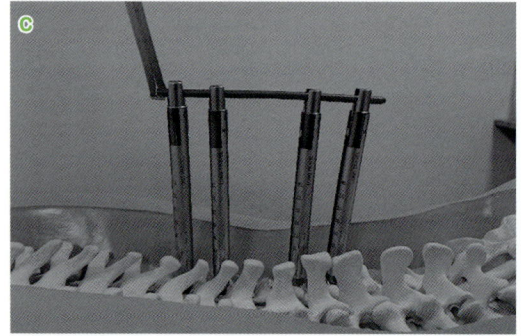

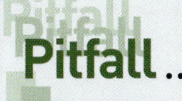

Pitfall　透視で椎弓根が確認できない！

▶強直脊椎では骨粗鬆症性変化が強く，透視で椎弓根が確認できないこともある。PPSから棘突起ワイヤリングであるWisconsin法へ切り替えて，強直した棘突起をアンカーとする(図12)[5]。

図12　骨粗鬆症のため椎弓根が透視で確認できなかった症例
棘突起ワイヤリングであるWisconsin法を近位のアンカーとした。

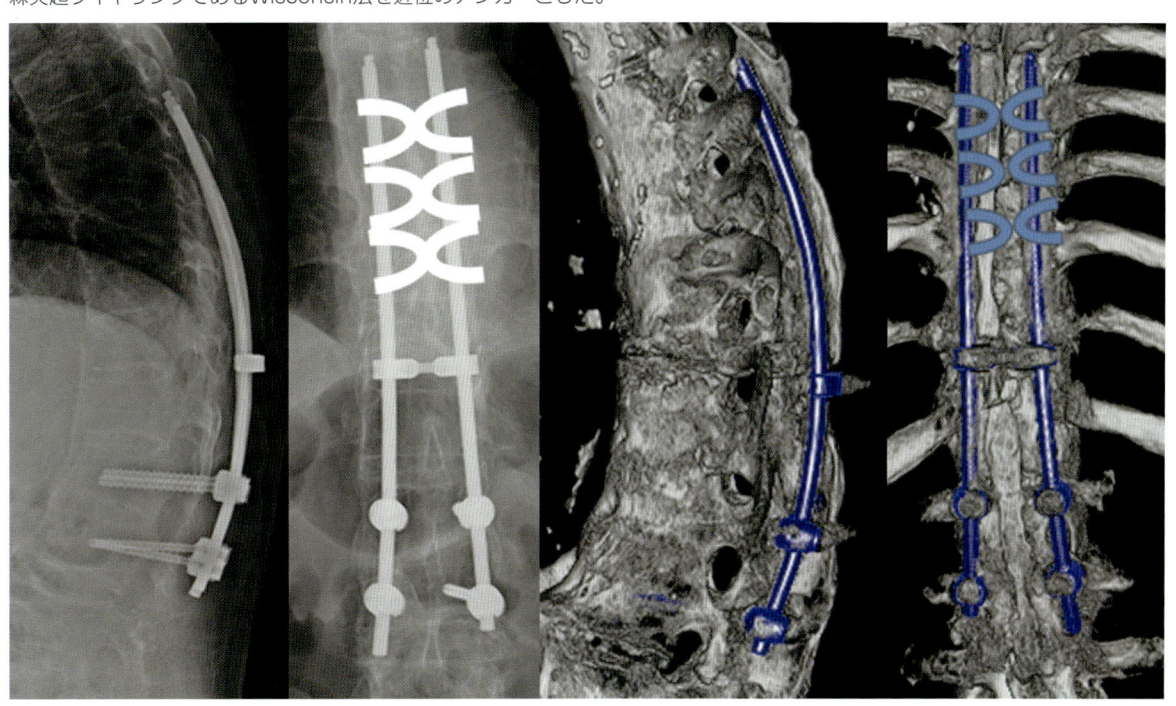

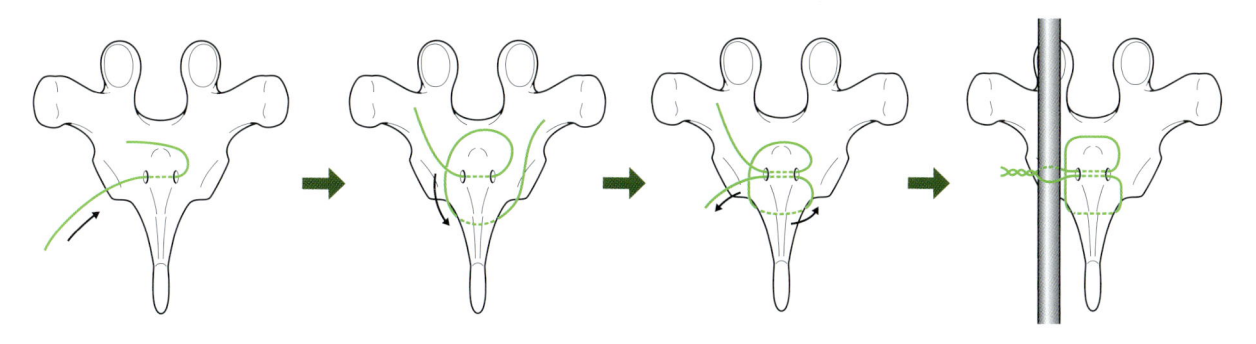

術後

- 麻酔覚醒後から完全伸展位にならないようbed upを行い，骨折部の転位の防止，インプラントへの過度な負荷を抑制する。
- 術翌日より疼痛に応じて半硬性コルセット装着下に離床を進め，徐々に立位歩行訓練を開始する。

合併症への対応

●手術部位感染(SSI)

- PPSを使用することで，手術時間，出血量，軟部組織への侵襲軽減により従来のオープン手術と比較すると感染率は低い。
- 感染所見を認めた際は早期にデブリドマンを行い，適切な抗菌薬を投与する。

●固定上下端での隣接椎体骨折[proximal(distal)junctional fracture]

- 術前より強力な骨粗鬆症の治療を開始することで，隣接の椎体骨折を予防する。骨折を生じた場合はinstrumentationを上下に追加する必要がある。

骨粗鬆症治療薬

- 骨粗鬆症の治療を受傷早期より開始する必要がある。ASは二次性の骨粗鬆症であり，同様の強直脊椎を呈する強直性脊椎骨増殖症(diffuse idiopathic skeletal hyperostosis；DISH)と比較しても骨脆弱性が著明である。炎症性サイトカインであるTNF，IL-1，VEGFの過剰発現によるパンヌス形成を生じ，破骨細胞の活性化によって骨吸収が亢進する[7]。また強直脊椎となると椎体皮質，骨化靱帯での荷重伝達により，椎体

内の海綿骨がstress shieldingとなりegg shell状に菲薄化を呈し著明な骨粗鬆症となる。

- 骨粗鬆症の治療の第一選択はビスホスホネート薬であるが，重度の骨粗鬆症であることが多いASの椎体骨折に対しては，受傷早期からテリパラチドを開始する。テリパラチドを使用することで椎弓根スクリューの刺入時のトルク値の上昇や引き抜き強度の増加が報告されている[8]。著者らの経験でも，4例すべて術前よりテリパラチドを開始することでimplant failureや隣接椎体骨折を生じることなく全例骨癒合を得られた[9]。

- テリパラチドの骨癒合促進にビタミンK依存性Gla蛋白オステオカルシンが影響を与えると報告されている[10]。ワルファリンカリウム内服などが禁忌でないなら，テリパラチドにビタミンK_2製剤を併用することにしている。

◆ 文献 ◆

1）Chang TL, Sponseller PD, Kebashi KM, et al. Low profile pelvic fixation. Anatomic parameters for sacral alar-iliac fixation versus traditional iliac fixation. Spine 2009；34：436-40.

2）赤羽正章. 医療スタッフの被曝 管理側の観点から. 脊椎脊髄 2018；31：837-41.

3）日本MISt研究会. PPS刺入法（基本編）. MISt手技における経皮的椎弓根スクリュー法. 三輪書店：東京；2015. p22-7.

4）塩野雄太，日方智宏，船尾陽生，ほか. MISt手技における新たな胸椎経皮的椎弓根スクリュー刺入法（Groove Entry Technique)-その精度と安全性についての検証. J Spine Res 2015；6：1295-9.

5）Drummond D, Guadagni J, Keene JS, et al. Interspinous process segmental spinal instrumentation. J Pediatr Orthop 1984；4：397-404.

6）日本MISt研究会. トラブルシューティング 2術中スクリューのルースニング. MISt手技における経皮的椎弓根スクリュー法：三輪書店：東京；2015. p219-21.

7）Sangala JR, Dakwar E, Uribe J, et al. Nonsurgical management of ankylosing spondylitis. Neurosurg Focus 2008；24：1-5.

8）Ohtori S, Inoue G, Orita S, et al. Comparison of teriparatide and bisphosphonate treatment to reduce pedicle screw loosening after lumbar spinal fusion surgery in postmenopausal women with osteoporosis from a bone quality perspective. Spine 2013；8：E487-92.

9）田畑聖吾，中野哲雄，越智龍弥，ほか. 強直性脊椎炎の胸腰椎椎体骨折4例の治療経験. 骨折 2018；40：109-12.

10）Shimizu T, Takahata M, Kameda Y,et al. Vitamin K-dependent carboxylation of osteocalcin affects the efficacy of teriparatide (PTH(1-34)) for skeletal repair. Bone 2014；64：95-101.

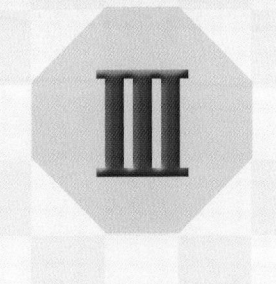

上肢手術

骨粗鬆症患者に対する人工肩関節全置換術（インプラント周囲骨折を含む）

東京都立多摩総合医療センターリウマチ外科　**永瀬雄一**
東都文京病院整形外科　**玉井和哉**

Outline

- 骨粗鬆症に肩関節拘縮を合併している症例は術中骨折に注意する。

- 肩関節拘縮も伴う場合，無理に脱臼させずにstep by stepの剥離と骨頭の2段階の骨切りが有用である。

- グレノイド・コンポーネントの初期固定のために肩甲骨関節窩（glenoid，グレノイド）の軟骨下骨をすべてリーミングで切除せずに一部残す（リーミング操作は徒手的に行うほうが安全である）。

- 上腕骨ステムはセメントレスが主流になりつつあり，骨粗鬆症例にはbone ingrowth typeがよい。

術前

手術適応

●変形性肩関節症

- 変形性肩関節症は原発性，炎症性，外傷性，血流不全によって関節面に損傷が生じたときに起こる。アジア人では約15〜20％に変形性肩関節症があるといわれている。変形性肩関節症では肩甲骨関節窩（グレノイド）の軟骨は後方をメインに損傷を受け，biconcave glenoidを呈する。グレノイドの変形に対する分類はWalchの分類が有用である[1]。

- 保存療法に抵抗し，関節裂隙が消失し，運動時痛，夜間痛が著しい場合には手術療法の適応となる。手術は人工骨頭置換術と人工肩関節全置換術（total shoulder arthroplasty；TSA）が主となるが，TSAのほうが人工骨頭と比較して機能が保たれていたという報告がある[2]。

- TSAの治療目標は除痛と可動域の再獲得であるが，可動域を獲得するには，肥厚，硬くなった関節包の適切なリリース，適切な大きさの人工関節面，可動域に影響を与える骨棘の切除，損傷腱板の再建が必要となる。TSAの適応では腱板機能が保たれていることが重要である。

●腱板断裂性肩関節症

- 腱板断裂性肩関節症（cuff tear arthropathy；CTA）は，腱板断裂に伴い，腱板の内・外旋筋群のバランスが正常に機能せず，骨頭がグレノイドに対して良位を保つこと

ができないために，二次性に肩関節症を呈する。CTAに対するX線分類では**Hamada分類**[*]がわかりやすい[3)]。

- 腱板断裂があるアンバランスな肩関節にTSAを設置しても，除痛は期待できるが良好な可動域は期待できない。さらに腱板断裂がある状態では**rocking horse effect**[*]を起こし，グレノイド・コンポーネントに過度な応力が加わり，その弛みが助長される。そのため，一次修復不能な腱板断裂を伴う変形性肩関節症に人工関節を行う場合には，腱板の移行術などを併用する必要性が出てくる。

- Uritaらは腱板断裂性変形性肩関節症に対し，腱板移行術と小径骨頭を用いた人工骨頭置換術を併用して優れた臨床成績を報告しているが[4)]，手術手技，後療法に多くのpitfallがあり，術者の知識と技量が必要と考えられる。

- 1985年にフランスのPaul Grammontは関節窩側を凸面に，上腕骨側を凹面にすることで回転中心を内方化し，上腕骨コンポーネントを引き下げて三角筋の緊張を保ち，腱板断裂の有無にかかわらずに肩関節を挙上，外転できるリバース型人工肩関節全置換術（reverse shoulder arthroplasty；RSA）を開発した（**図1**）。回転中心を内方化

図1　リバース型人工肩関節（Aequalis®）の構造

a：グレノイド・ベースプレート，グレノスフィア，インサートポリエチレン，ステムから成り立っている。
b：術前X線。
c：術後X線。回転中心（＊）の内方化，三角筋が伸長されている。

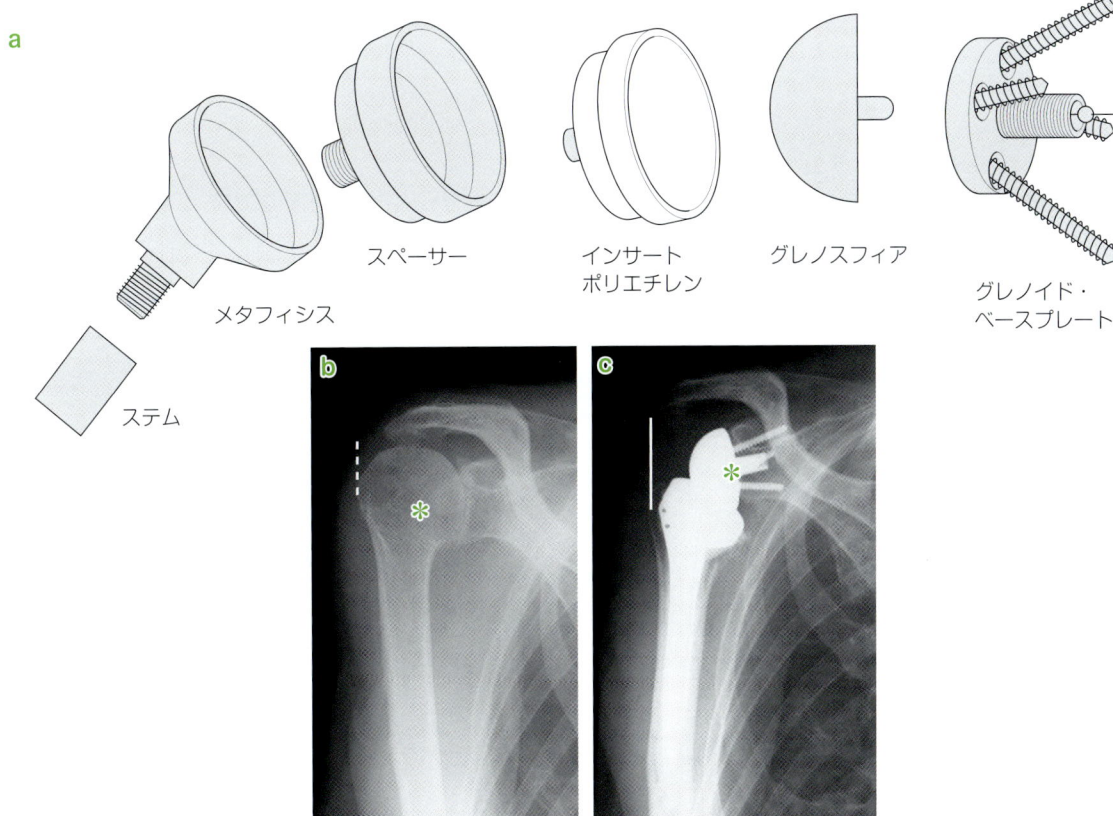

a

メタフィシス　スペーサー　インサートポリエチレン　グレノスフィア　グレノイド・ベースプレート

ステム

用語解説
▶Hamada分類：骨頭上方化の程度と肩甲上腕関節の関節裂隙狭小化を組み合わせた分類。
▶rocking horse effect：人工肩関節可動時に，骨頭がグレノイド・コンポーネントに対して偏心性に負荷をかける状態。

することでグレノイド・コンポーネントの剪断力も低下し，初期のモデルでみられたグレノイドの弛みも低下した。RSAの最大の利点は除痛と腱板断裂症例に対する挙上，外転の獲得である。通常120°まで挙上が可能になることが多い。内・外旋は術前と変わらないか，軽度低下傾向となる。

- 近年，内・外旋の腱板筋群に緊張を与え，肩甲骨ノッチの減少にも期待して，onlay typeの上腕骨ステムを使用して上腕骨を外方化する傾向が強まっている[5]（図2）。また，bony increased technique（BIO）という手技によりグレノイドの骨母床自体を外方化させる方法がフランスを中心に行われており，骨移植の手技としても有用である[6]。

- RSAの適応は日本整形外科学会のガイドラインに従って適応が決められている。原則的には年齢70歳以上で，CTAがあり，挙上，外転ともに100°以下（偽性麻痺肩）の症例，腱板断裂または腱板菲薄化を伴った関節リウマチ（rheumatoid arthritis；RA），高齢者の4パート骨折などが適応となる。RSAはTSAでは対応不可能な最後の手段という位置付けで認識されている。

関節リウマチにより破壊された肩関節

- RAにより破壊された肩関節（リウマチ肩）は，しばしば骨粗鬆症を合併する。大野らはnation wideのcohortであるNinJaのデータベースを用いて，9,212例のRA患者において肩関節罹患率は11.5％と報告している。また両側肩関節罹患は，両側膝関節罹患や両側股関節罹患と比較して最も日常生活障害が大きかった。人体で最大の可動域を有する関節障害の，日常生活機能に与えるインパクトは大きいことが示唆された[7]。

図2　Onlay typeの上腕骨ステム

a：従来のGrammont typeの上腕骨ステム。Lateral offsetが少ない。
b：Onlay curved short stem。Lateral offsetがGrammont typeと比較して大きい。

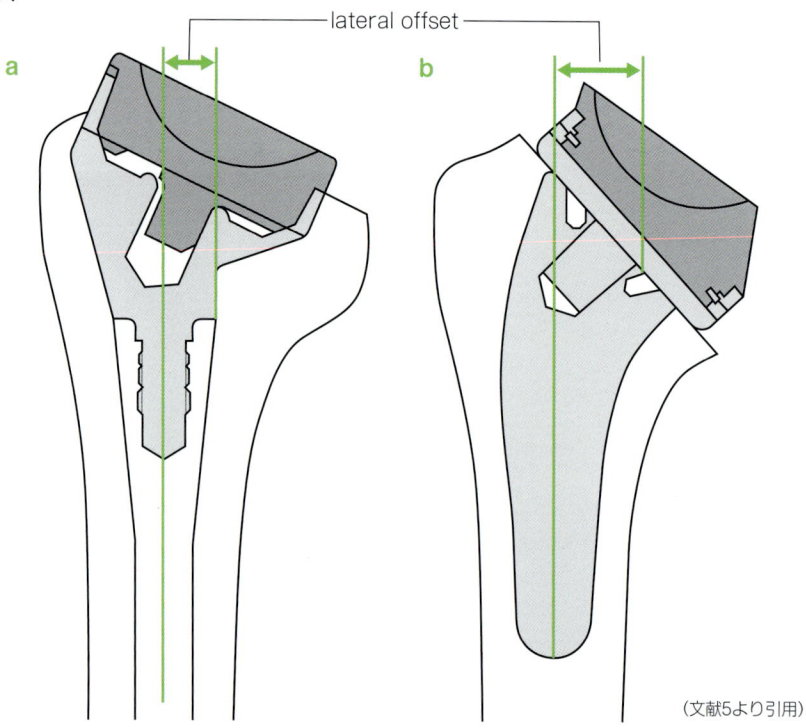

lateral offset

a　　　b

（文献5より引用）

- リウマチ肩は腱板付着部付近で骨びらんが起こるため，腱板損傷症例が多くRSAの よい適応と考えられる。しかし，70歳未満で腱板断裂を伴い，著しい肩甲上腕関節 の破壊を伴うRA症例においてはよい術式がなく，今後の課題である。

必須検査と重要な画像所見

● 単純X線

- 肩関節3方向の撮影を行う（**図3a**）。RSAの前後で上肢の延長量を測定する場合には， 肩峰も含めた上腕骨2方向撮影を行う。

● MRI

- 術前の腱板の評価のため肩関節MRI撮影を行う（**図3b**）。Goutallier分類は腱板変性 の程度を評価するのに有用である[8]。

● CT

- 術前の骨関節破壊の程度を評価するのに有用である。特にグレノイドの3D-CTは， グレノイド・コンポーネントの設置の際のイメージングにきわめて有用である（**図4**）。

準備しておくべきもの

- グレノイド展開の際のレトラクターは，インプラントの器械に付随してくることが 多い。

図3　単純X線像（a）とMRI（b）

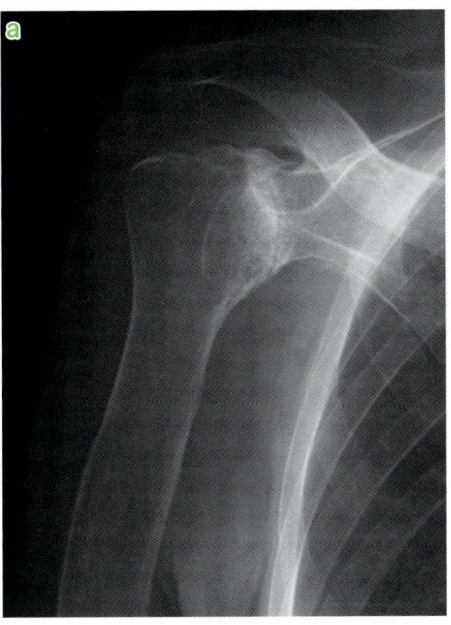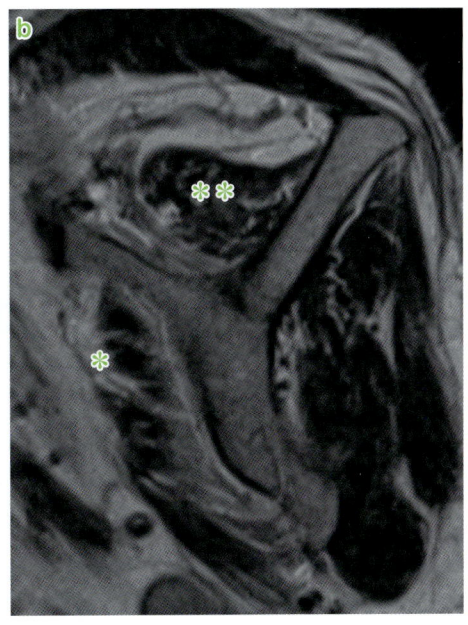

a：骨粗鬆症，関節拘縮 を伴い，グレノイドの中 心性骨びらんがあるRA 症例。
b：T2強調斜位矢状断。 肩甲下筋（＊），棘上筋（＊＊） はGoutallier分類grade 2。

図4　術前3D-CT像

a：グレノイドの形状を三次元的によく確認する。中心性の骨びらんがあり，ガイドワイヤーの刺入方向をイメージしておく。

b：グレノイド後壁は薄くなっており，このような症例は烏口突起基部とグレノイド下方のスクリューをしっかり効かせることが重要である。

＊：刺入点

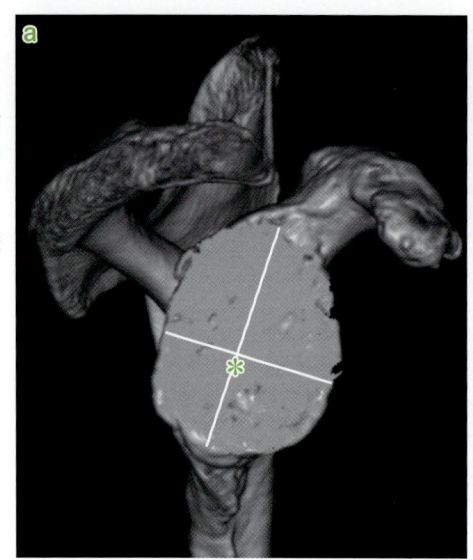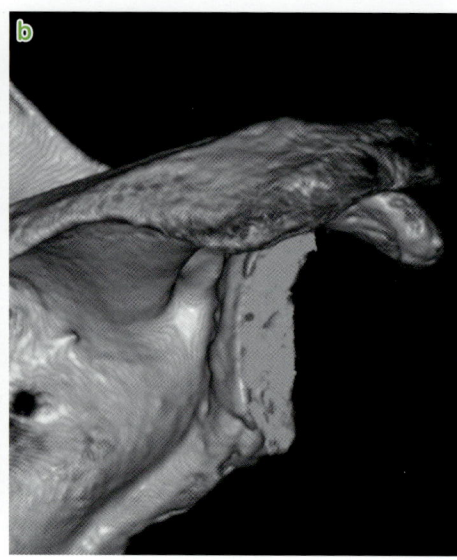

術中

TSA，RSAの体位，アプローチ

●体位

- 40°程度，体幹を起こしたビーチチェア位で手術を行っている。

●アプローチ

- アプローチは汎用性の高いdelto-pectoral approachを使用しているが，骨折症例に上方アプローチを使用している術者もいる。
- 橈側皮静脈は烏口突起の内側部から遠位へ展開していくと同定しやすい。橈側皮静脈は三角筋へ分枝を出しており，これを外側へよける方法もあるが，レトラクターでよけている間に損傷してしまうこともあるため，著者らは内側による方法をとっている。

成功の秘訣

展開時の無理は禁物

　骨粗鬆症を伴い拘縮と骨破壊のある症例のときは，無理をしない段階的な軟部の剥離，段階的な上腕骨頭の骨切りが重要である。無理に脱臼操作を行うと大結節の剥離骨折が生じる場合があるので，注意を要する。

　大結節の剥離骨折を生じた場合には，2号または5号高強度糸を用いてステムのfin holeまたは上腕骨近位外側部に縫合する。

軟部組織の段階的剥離

- 共同筋腱を同定しこれを内側へよけ，肩峰下滑液包を用手的に剥離してデルトイドレトラクターを挿入して三角筋を外側へよけ，肩峰下を展開する。上腕二頭筋腱を結節間溝遠位部で確保した後に切離する。次に肩甲下筋腱を小結節外側縁から，その内側の上腕肩甲靱帯を腋窩神経に注意しながら丁寧に切離する。
- 骨粗鬆症を有する高齢者やRA症例では肩甲下筋が菲薄化している症例も多いが，できるだけ確保して術後に上腕骨前方に縫合するようにしている。拘縮が強く，展開に難渋するときは，RSAの場合には烏口肩峰靱帯を切離してもよい。

骨頭の骨切り

- エレバトリウムを，骨頭を上からみて0時の位置に挿入し，患肢を伸展外旋させて骨頭の前方脱臼を試みる。それでも脱臼が難しい場合には，前方亜脱臼の状態でエレバトリウムを骨頭の内外側から挿入して骨切り範囲を展開した後，骨頭軟骨を5mm程度骨切りしてある程度working spaceを確保する。
- 次に目的の骨切りレベルで骨切りを行うとよい(2回目の骨切り前にグレノイド・ベースプレートのセンターペグ用の骨孔を上腕骨の骨切り面に対して垂直に作製しておけば，2回目の骨切りでbony increased offset用の骨片を手に入れることができる)。
- TSAの場合，棘上筋，棘下筋腱付着部を残し，後捻30°前後の骨切りとなる。RSAの場合，解剖学的な人工関節ではないので棘上筋，棘下筋腱付着部の外側縁で，内旋を出したい場合には後捻0°，外旋を出したい場合には後捻20°程度の骨切りが推奨されている。ここでグレノイド下縁と上腕骨骨切り部のgapを示指で確認する。通常指1本分のgapが必要であるが，機種や肢位の影響もあり，ある程度の経験を要する。

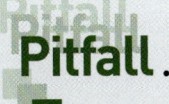 **Pitfall** …… 関節包の適切なリリース ……………………………

- ▶ TSA，RSAにおいて，グレノイドの展開をどれだけ安全，正確に行えるかという点はきわめて重要である。他の人工関節と同様，無理に人工関節の整復を行うことは術中骨折，神経損傷の危険性が増大する。
- ▶ 肩甲下筋下方にて右肩の5時の位置に沿って腋窩神経が走行しているため，指で神経のテンションを確認した後に，関節包の切離を2時から6時，それでも硬い場合には後方に回って10時辺りまで行う。特に拘縮をきたしている症例は上腕三頭筋腱起始部まで含めてリリースすることが肝要である。これでもgapがタイトな場合，小円筋付着部に骨切りが入らないように注意しながら2〜3mm程度上腕骨側の骨切りを追加する。これによってグレノイド下縁と上腕骨骨切り後方の間に1横指のgapを獲得できることが多い。

TSAのインプラント設置

●TSAのグレノイド・コンポーネントの設置

- グレノイド・コンポーネントのペグ型は，キール型に比べてストレスが均一で再置換のリスクが少ないと報告されている[9]。

骨粗鬆症例では軟骨下骨はある程度残す

術前の3D-CTをよく確認し，グレノイドのリーミングの方向をよく把握する。肩甲棘を覆布の上から触れ，グレノイド頚部前方を指で触れて前後の方向性も確認する。Cobb elevatorを用いてグレノイド表面の軟骨を切除し，軟骨下骨を露出する。グレノイドの前後，上下をよく確認した後にガイドワイヤーを挿入する。通常cannulatedにグレノイド・リーマーを挿入してグレノイド表面を掘削するが，骨粗鬆症例の場合にはできるだけ徒手的に掘削を行い，軟骨は切除するが初期固定に必要な軟骨下骨はある程度残すことが重要と考えている。人工股関節は深い球体関節のため，ある程度掘り込んでスクリューなしのカップを設置することも可能であるが，グレノイドは非常に浅い球体関節のため，キール型またはペグ型の存在が必要となる。

●上腕骨ステムのリーミングとラスピング

- 骨粗鬆症例の場合，骨幹端部にbone ingrowthするような加工を施したステムの使用が推奨される。また，サンドブラスト加工ではあるが，海綿骨を圧縮させながらラスピングを行うステムもあり，骨粗鬆症例では有用と考えられる。
- 解剖学的な髄腔の位置は骨頭に対して相対的に前方，内側にある。
- 偏心ヘッドではない骨頭を用いた場合，骨頭辺縁が上腕骨辺縁に対して前方へ突出することがある。そのようなときは偏心ヘッドを用いて骨頭が上腕骨骨切り部辺縁にフィットするように設置する。

●トライアルと40，50，60 rule

- きつすぎる関節包のテンションは可動域の低下をもたらすが，どれくらいのテンションが適切かという指標に40，50，60 ruleがある。外旋は40°以上を指標とするが，実際には肩甲下筋を切離して手術を行うことが多いので，50，60 ruleが1つの指標になる[10]。
- グレノイド・コンポーネントを設置した後に，骨頭を後方へ転位させる力を加え，50%の転位で止まるテンションが適切と考えられている。下方牽引での転位はグレノイドの1/4程度が至適である。
- 次に外転90°にした後に内旋60°が可能かどうかを確認する。緊張がきつければ後方関節包のリリースを追加する。

本物のインプラントの設置

- ポリエチレン製のグレノイド・コンポーネントの場合はセメント固定，上腕骨コンポーネントは骨質により，セメントレス固定かセメント固定かを選択する。最近は短いセメントレスステムが使用される傾向がある。

閉創

- 肩甲下筋は上腕骨に骨孔を作製して再建する。

RSAのインプラント設置

RSAの上腕骨骨切り

- 初期のGrammont typeの上腕骨ステムの頚体角は脱臼予防のために軸に対して寝ており（頚体角が大きい），gapを得るために骨切りを追加していくと小円筋の付着部まで骨切りしてしまうことが問題となっていた。しかし，近年頚体角が立ち（頚体角が小さい），腱板にある程度のテンションを与えられるようなステムが日本でも使われている。

グレノイド・ベースプレートの設置

- 肩甲骨ノッチを避けるために，グレノイド・ベースプレートを下方に設置するようにガイドワイヤーを刺入する。グレノイド・リーミングの際の注意事項は前述した。グレノイドは骨性の被覆率が低いので，センターペグ（機種によってはセンタースクリュー）に加え，通常2本以上のスクリュー固定が追加される。
- 図4の代表症例では求心性に骨欠損があるグレノイドに対して，辺縁の軟骨下骨は新鮮化に留めて初期固定を維持し，中心部は骨頭骨切り部から採取したスライス状の海綿骨を自家移植して，グレノイド・ベースプレートを打ち込んだ。

成功の秘訣　スクリューはしっかり効かせる

　最も重要なことは，上方のスクリューを烏口突起の基部で，下方のスクリューをグレノイドの下方でしっかり効かせることである。この2本のスクリューがしっかり効けば，骨粗鬆症例でもベースプレートは強固に初期固定される。さらに半球状のグレノスフィアを挿入する。機種によってはグレノスフィアを挿入するときに下方オフセットを追加できる。

上腕骨の処置

- 上腕骨のシステムは，メタフィシスの部位を髄腔内に埋め込むinlay typeとステムを挿入した後に骨切り部に上腕骨トレイを乗せるonlay typeがある（図2）。
- Onlay typeのほうが上腕骨を外側化でき，残存内・外旋筋群を有効活用できると考えられており，近年はonlay typeのショートステムの使用が増加傾向である。一方で骨粗鬆症例においてかなり短いステムをセメントレスで使用してよいか，今後のエビデンスの蓄積が待たれる。

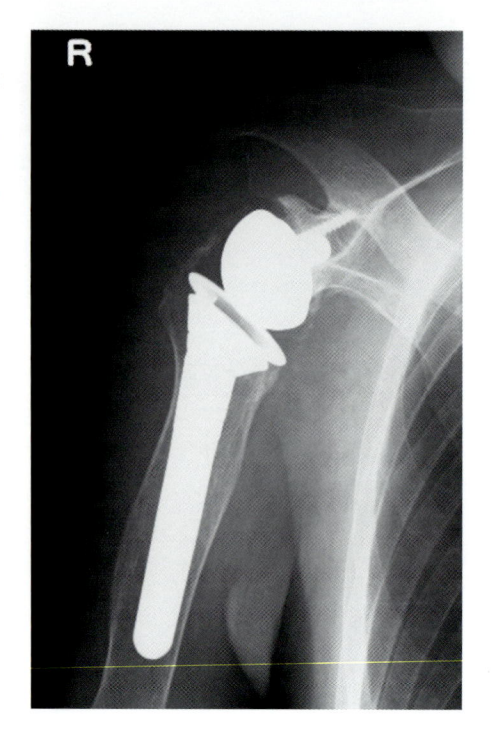

図5　術後X線

求心性に骨欠損があるグレノイドに対して，辺縁の軟骨下骨は新鮮化に留めて初期固定を維持し，中心部は骨頭骨切り部から採取したスライス状の海綿骨を自家移植した。上腕骨は骨粗鬆症とstove-pipe canalがあるが，bone ingrowth加工を施したinlay typeのステム(Trabecular metal, Zimmer-Biomet社)を使用することでセメントレス固定が可能になっている。

- 以前はRAのような骨粗鬆症例に対してセメントステムを推奨することも多かったが[11]，**図5**のようにbone ingrowth型のinlay type(代表例ではTM reverse, Zimmer-Biomet社)では骨粗鬆症例においてもセメントレスで対応可能な場合も多くなってきている。

> **！Point**　　**テンションの確認**
>
> - TSAとRSAの最も大きな違いはテンションである。RSAは通常患肢を牽引したときにtelescopingが5mm以下に抑える程度のテンションとなる。リバース型は非解剖学的であり，半拘束型に近いコンセプトであることを認識することが肝要である。

● プラットフォーム・システムの導入

- 人工骨頭，人工肩関節からRSAへのコンバージョンを容易にした，プラットフォーム・システムの機種も注目されている。
- ステム抜去の必要のないプラットフォーム・システムはコンバージョン手術の際の上腕骨骨折のリスクを軽減できる可能性があるが，TSAとRSAではステムの後捻角や上腕骨骨切りレベルが違うため，TSAや人工骨頭の際に挿入したステムをそのままRSAへコンバージョンできない場合がある。そのような場合には結節間溝に沿ってextended osteotomyを行いステムを抜去後，頚部骨切りを再び行いステムを再挿入する場合もある。

術後

術後経過観察

- 術後は三角巾固定とし，翌日から離床可としている。
- 術後早期の伸展外旋は行わないように指示している。

後療法

●TSAのリハビリテーション

- できるだけしっかり肩甲下筋を縫合して，早期からある程度の可動域訓練を行う。
- 3週から可動域制限をなくし，自動挙上，外転訓練，自動内・外旋訓練を行う。良好な骨頭の求心位を得るために，屈曲110°程度で10〜20cmの円軌道訓練を行う。
- 肩関節のリハビリテーションは6カ月程度かかることを術前から説明しておく必要がある。

●RSAのリハビリテーション

- RSAのリハビリテーションはTSAより簡便であるといわれている。
- 術後早期はTSAと同様である。
- 術後4〜5週から三角筋と内・外旋筋群の強化訓練を等尺性訓練から開始する。筋力の弱い小柄な症例は長期にリハビリテーションを要する場合がある。

TSA, RSAの術後合併症

●肩峰骨折

- 骨粗鬆症症例では注意すべき合併症であるが，基本的に保存療法を行う。

●肩甲骨ノッチ

- 肩甲骨頚部下方の骨欠損であり，これを避けるためにグレノイド・ベースプレートは下方設置にする。

●上腕骨近位外側部のストレス・シールディング（図6）

- セメントレスの遠位固定型のステムで多いと報告されているが，骨粗鬆症患者ではセメント固定でも注意が必要と考えられる。

●腕神経叢損傷

- RSAで上肢を3cm以上伸ばすと神経損傷を合併する危険性が増大するといわれている。

●感染

- 他の人工関節と同様に深部感染に対しては，人工関節抜去，抗菌薬含有セメントスペーサー挿入，二期的再建術が推奨される。肩関節の感染ではアクネ菌による感染の可能性があり，それを疑う場合には2週間以上の長期培養が必要である。

図6 上腕骨近位部骨萎縮

RA症例に対してAequalis® Reversedのステムをセメント固定した。術後上腕骨近位外側部のストレス・シールディングが生じているが，疼痛やステムの弛みはない。
a：手術後
b：術後4カ月
c：術後2.5年

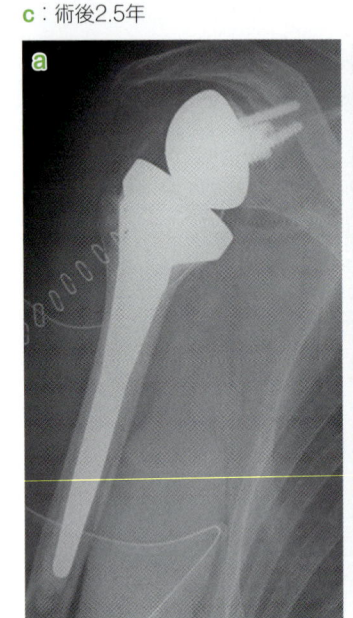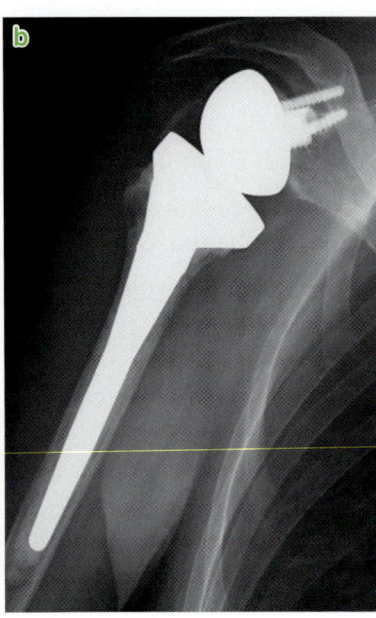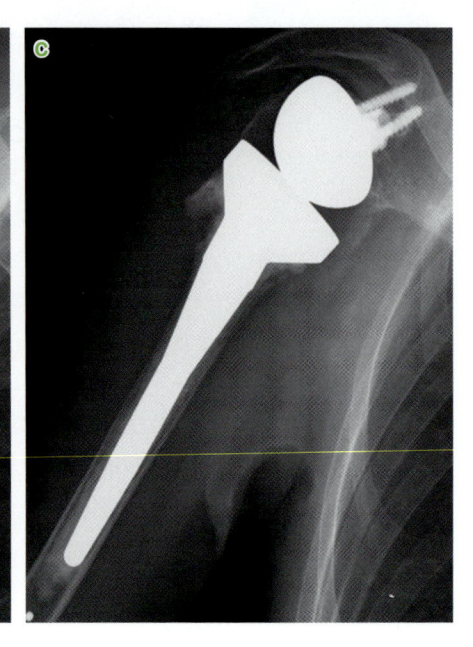

インプラント周囲骨折

　骨粗鬆症例では注意すべき合併症の1つである。骨粗鬆症を伴う上肢の骨折は，荷重関節ではないために内固定力が不十分な可能性を考慮して保存療法を選択する場合もある。しかし保存療法が奏効せず偽関節になる症例もあり，偽関節部より末梢の浮腫が著しくなり，不安定性による機能障害が大きい症例も存在する。骨粗鬆症例では骨強度は弱いが，破骨細胞が活性化されており骨癒合自体は悪くない。従って手術適応があるようなケースでは，骨脆弱性に十分注意を払いながら内固定術を行ったほうがよいと考えられる。以下自験例（図7，8）を供覧する。

● 症例提示

　74歳，女性，54歳時発症のRA。64歳時に右人工肘関節置換術を受け，73歳時に右上腕骨4パート骨折に対して右人工骨頭置換術を受けた。74歳時に布団を押し入れに入れようとして前のめりになり，右上腕骨骨幹部骨折を生じた。骨粗鬆症もあり，当初U-slab，functional braceでの保存療法も試みたが，骨折部の整復は困難であった。

　偽関節になる可能性が高いと考え，観血的整復内固定術を行った。上腕骨に対して後方アプローチを行い，橈骨神経を同定，確保した。自家腸骨移植を行い，後方からロッキングプレートをあて，ケーブル，ロッキングスクリューを用いて固定を行った。術後functional brace，テリパラチド皮下注射，超音波療法を並行して行い，骨癒合を得た。現在も右上肢の日常生活レベルは保たれている。

図7　インプラント周囲骨折例（術前）

右人工肘関節，右人工骨頭置換術を受けた後に上腕骨骨幹部骨折を生じた症例。保存療法では整復困難であった。
a：前後像
b：側面像

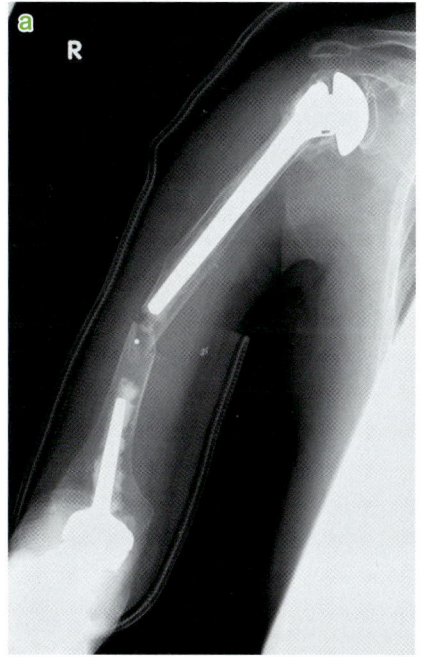
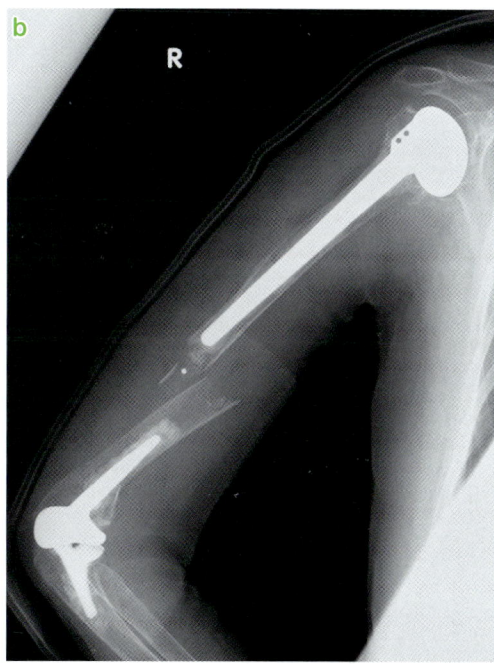

図8　インプラント周囲骨折例（術後1.5年，図7と同一症例）

偽関節になる可能性が高いと考え，観血的整復内固定術を行った。上腕骨に対して後方アプローチを行い，自家腸骨移植を行い，後方からロッキングプレートをあて，ケーブル，ロッキングスクリューを用いて固定を行った。術後functional brace，テリパラチド皮下注射，超音波療法を並行して行い，骨癒合を得た。現在も右上肢の日常生活レベルは保たれている。
a：前後像
b：側面像

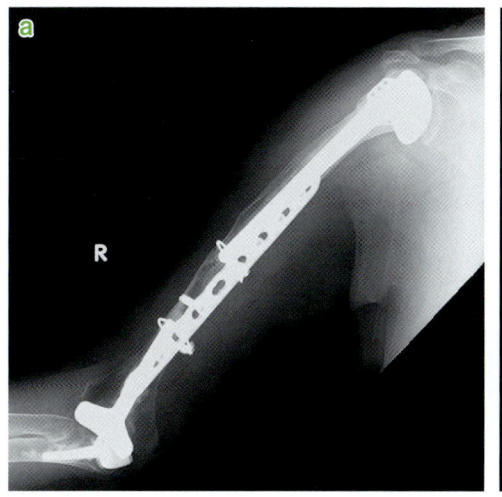
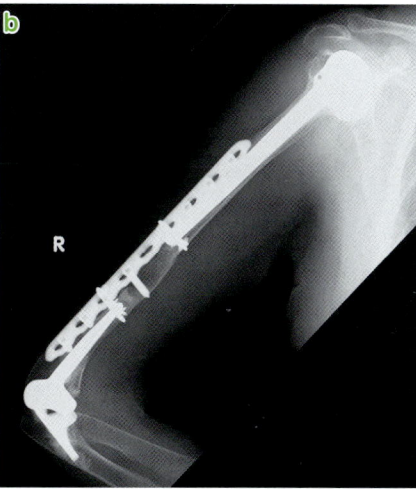

おわりに

　　骨粗鬆症例の人工肩関節全置換術はグレノイド側の軟骨下骨を適度に残して初期固定に寄与させることが重要と考えられる。また，関節拘縮も伴う場合には無理に脱臼を試みず，段階的な関節周囲の剥離と骨切り，関節包の十分な剥離が必要である。

◆ 文献 ◆

1 ）Walch G, Badet R, Boulahia A, et al. Morphologic study of the glenoid in primary glenohumeral osteoarthritis. J Arthroplasty 1999；14：756-60.

2 ）Bryant D, Litchfield R, Sandow M, et al. A comparison of pain, strength, range of motion, and functional outcomes after hemiarthroplasty and total shoulder arthroplasty in patients with osteoarthritis of the shoulder. A systematic review and meta-analysis. J Bone Joint Surg Am 2005；87：1947-56.

3 ）Hamada K, Yamanaka K, Uchiyama Y, et al. A radiographic classification of massive rotator cuff tear arthritis. Clin Orthop Relat Res 2011；469：2452-60.

4 ）Urita A, Funakoshi T, Suenaga N, et al. A combination of subscapularis tendon transfer and small-head hemiarthroplasty for cuff tear arthropathy: a pilot study. Bone Joint J 2015；97-B：1090-5.

5 ）Merolla G, Walch G, Ascione , et al. Grammont humeral design versus onlay curved-stem reverse shoulder arthroplasty: comparison of clinical and radiographic outcomes with minimum 2-year follow-up. J shoulder Elbow Surg 2018；27：701-10.

6 ）Boileau P, Moineau G, Roussanne Y, et al. Bony increased-offset reversed shoulder arthroplasty: minimizing scapular impingement while maximizing glenoid fixation. Clin Orthop Relat Res 2011；469：2558-67.

7 ）Ono K, Ohashi S, Oka H, et al. The impact of joint disease on the Modified Health Assessment Questionnaire scores in rheumatoid arthritis patients: A cross-sectional study using the National Database of Rheumatic Diseases by iR-net in Japan. Mod Rheumatol 2016；26：529-33.

8 ）Goutallier D, Postel JM, Bernageau J, et al. Fatty muscle degeneration in cuff ruptures. Pre- and postoperative evaluation by CT scan. Clin Orthop Relat Res 1994；304：78-83.

9 ）Lazarus MD, Jensen KL, Southworth C, et al. The radiographic evaluation of keeled and pegged glenoid component insertion. J Bone Joint Surg Am 2002；84-A：1174-82.

10）Matsen FA Ⅲ, Lippitt SB. Shoulder Surgery：Principles and Procedures. Philadelphia: WB Saunders；2004.p479.

11）Young AA, Smith MM, Bacle G, et al. Early results of reverse shoulder arthroplasty in patients with rheumatoid arthritis. J Bone Joint Surg Am 2011；93：1915-23.

骨粗鬆症患者の肩周辺骨折に対する手術

東北大学大学院医学系研究科整形外科学　**八田卓久，井樋栄二**

Outline

- 骨粗鬆症患者では，特に転倒により上腕骨近位端骨折を受傷しやすい。本項では，上腕骨近位端骨折について概説する。
- 転位の小さな骨折に対して，保存治療と早期からの理学療法は有効である。
- 転位の大きな骨折に対しては，患者の活動性や骨質を基に手術適応を検討する。
- 観血的整復固定では，髄内釘の挿入位置，ロッキングプレートの設置位置に注意する。
- 整復困難な結節部粉砕骨片を伴う症例では，人工骨頭置換術やリバース型人工肩関節全置換術が選択肢となる。

手術適応

術 前

- Neer分類2パート外科頚骨折に対する手術適応については議論が分かれる。転位の程度や骨質を評価する。保存治療を選択した際の転位の増大や短縮変形，偽関節の危険性を考えて，症例に応じて手術治療を検討する。
- 上腕骨大結節骨折では，転位した骨片が肩峰とのインピンジメントを生じる可能性があり，転位を過小評価しないことが重要である。保存治療では，経過中に転位が増大して著明な可動域制限が残存する場合もあり，インピンジメントの危険性がある症例では積極的に手術治療を検討する。
- Neer分類3パート，4パート骨折では，手術治療を検討する。この際に，患者の活動性や骨質の評価は，術式選択において重要である。

●必須検査と重要な画像所見

- 単純X線正面像，Scapula-Y像で骨折の評価を行う。特に，高エネルギー外傷の場合には肩甲骨骨折などの合併損傷の可能性があり，CTを検討すべきである（**図1**）。また，上腕骨大結節骨折では骨片の転位を三次元的に評価する必要があり，3D-CTは有用である。

●腱板の評価

- わが国での疫学研究より，腱板断裂の頻度は50歳代では10％であるのに対して，80歳代では30％以上となるとの報告があり[1]，高齢者の骨粗鬆症患者において骨折が

- 海外の臨床研究より，上腕骨近位端骨折患者の40％で腱板断裂を合併していたとの報告[2]や，骨折時の腱板断裂の有無が手術後の臨床成績に影響するとの報告[3]もあり，超音波やMRIによる腱板の評価を行うべきと考えている。
- 骨折に対して手術治療を選択した際に，腱板断裂に対する治療を追加すべきかについては議論が分かれるものの，著者らは積極的に腱板修復を行っており，腱板機能に留意した後療法を行うことで肩関節機能の改善を図っている。

図1　関節窩前縁骨折を合併した上腕骨近位端4パート骨折

74歳，女性。術前単純X線（**a**）に加えて3D-CT（**b，c**）が診断に有用である。Step bone graft*（**d**）を併用したリバース型人工肩関節全置換術を行った（**e**）。

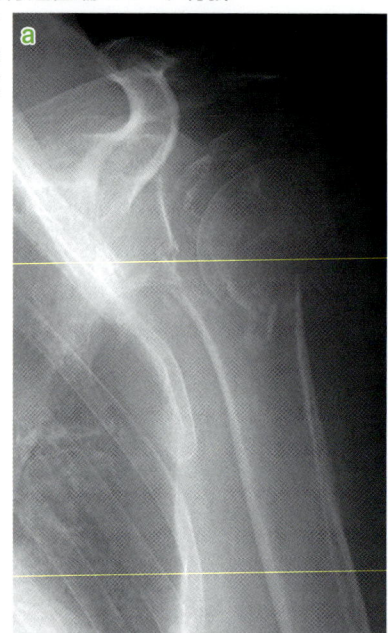
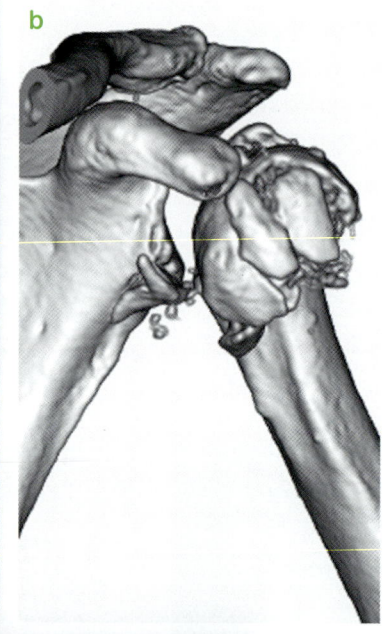
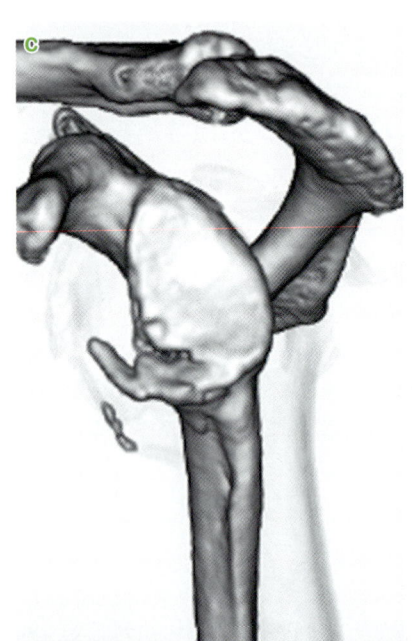
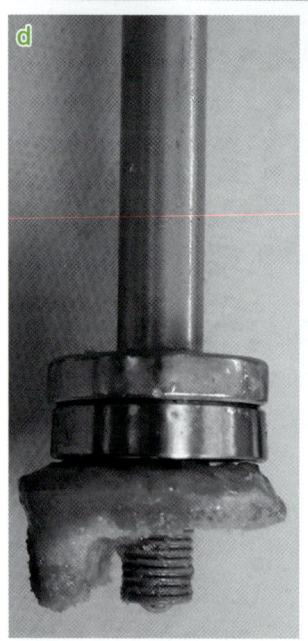
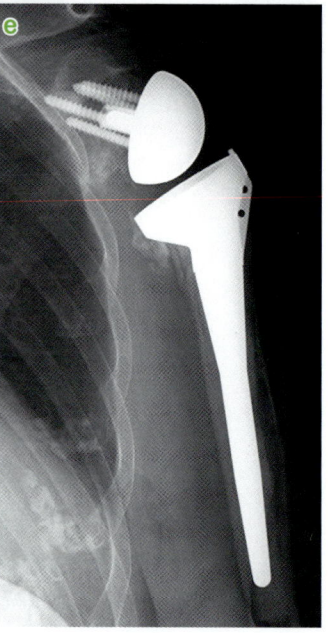

用語解説　▶step bone graft：関節窩骨欠損に対してstep形状にした移植骨を用いる手法であり，Garofaloら[4]がリバース型人工肩関節全置換術にstep bone graftを追加した手技の有用性を報告している。

図2 骨質の評価

a：Tingart measurementは，上腕骨近位骨幹部において内外側の骨皮質が平行となる高位（A）および2cm遠位（B）において皮質骨の厚さを計測し，（A1−A2＋B1−B2)/2を算出する。

b：Deltoid tuberosity indexは，三角筋結節直上における皮質骨の割合（C1/C2）を算出する。

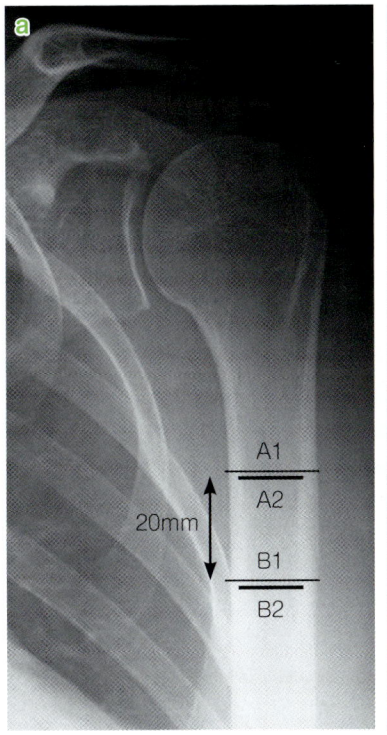
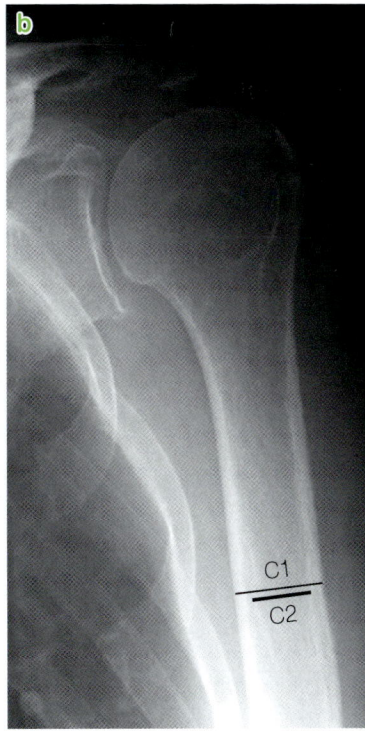

●骨質の評価

- 上腕骨近位端骨折における骨質の評価として，Tingart measurement（**図2a**）[5]やdeltoid tuberosity index（**図2b**）[6]があり，骨接合術後の矯正損失や固定用スクリューのcut outなどの危険性の予測評価への有用性が報告されている[7]。

準備しておくべきもの

- 手術器械のバックアップとして，特に髄内釘や人工関節置換術（人工骨頭置換術を含む）を選択した際には，術中骨折（特に上腕骨骨幹部骨折）の可能性を考慮して締結用の鋼線を準備する。

- また，腱板修復術を併用する場合に備えて，スーチャーアンカーや高強度糸を準備する。

髄内釘

- 主にNeer分類2パート外科頚骨折や3パート骨折に対して適応となるが，術中整復の工夫により4パート骨折に対しても十分な固定性を得ることができる。
- Curved型とstraight型に大別されるが，術中操作において腱板への損傷を少なくするために，後者を選択することを推奨する報告が散見される[8,9]。
- 結節部の骨折を伴う症例では，髄内釘を挿入する際に骨折部での転位の増大を引き起こす可能性がある。
- 特に骨粗鬆症患者では，髄内釘近位先端を骨頭の健常な軟骨下骨に設置することで，より強固な固定性が期待できることから，髄内釘の挿入孔を作製する際に骨折線を十分に把握して位置を決定し，挿入孔周囲の術中骨折を生じないように慎重に行うことが重要である。

成功の秘訣 Intrafocal pinningを用いた整復

　髄内釘による内固定術において，至適位置に髄内釘を挿入するためには，挿入孔作製の操作前にいかに整復位を得るかが重要と考えており，著者は積極的にintrafocal pinningを用いている。術前に，健側の単純X線像より1.5mmのKirschner鋼線を用いてintrafocal pinを作製し，患者の骨形状や骨折部位に即した採型を行うことで（図3），骨折部位より挿入したintrafocal pinのみで近位骨片は良好な整復位に保持される。一般に，骨粗鬆症患者では上腕骨の髄腔が広いため，pinningなどで整復位を保持しながら髄内釘の挿入が可能であり，簡便で有用な手技と考えている。

図3 Intrafocal pinningの工夫
術前に，健側の単純X線を用いて骨折部位および近位骨片の形状を評価し（a），骨折部から挿入した際に整復位を保持できるような形状に作製する（b）。

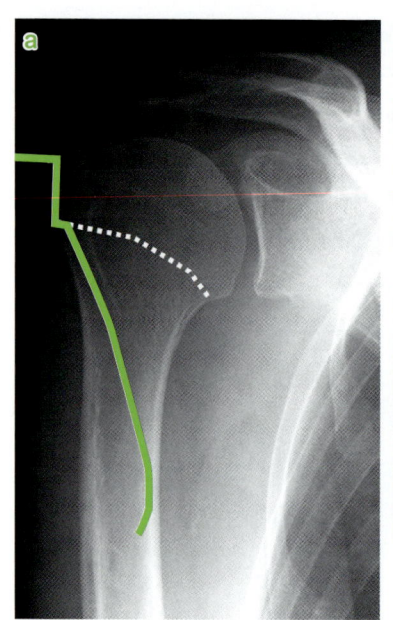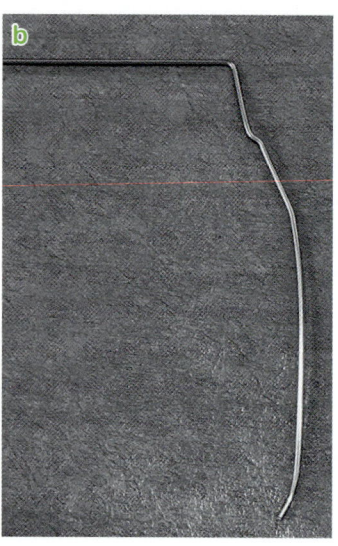

ロッキングプレート固定

- ロッキングプレート固定において注意すべき点は，内側骨皮質の十分な支持性を得ることである．特に，整復困難な内側の粉砕骨片を伴う症例に対して，**bone void filler***や**divergent screw***，**medial calcar support***などの手技を用いることで可能な限り高い初期強度を得るようにすることが重要である[10, 11]（**図4**）．
- 展開や整復時には骨膜を温存した操作を心がけ，術後の骨癒合反応を損なわないように注意が必要である．

図4　ロッキングプレート固定
80歳，女性．術前（**a**）および術後6カ月（**b**）の単純X線像．上腕骨近位端3パート骨折に対して，medial calcar supportに留意したロッキングプレート固定を行い，良好な骨癒合を得た．

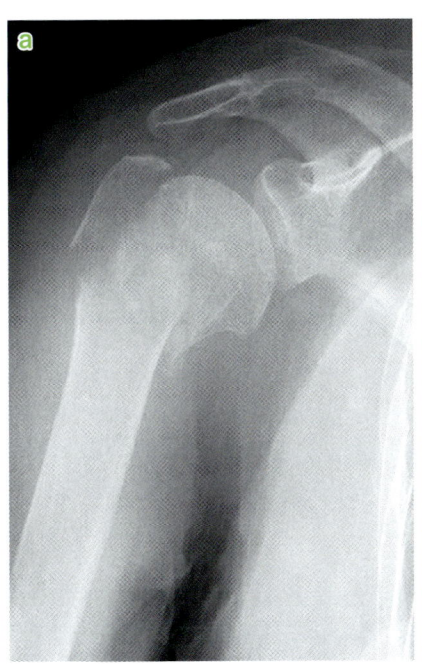
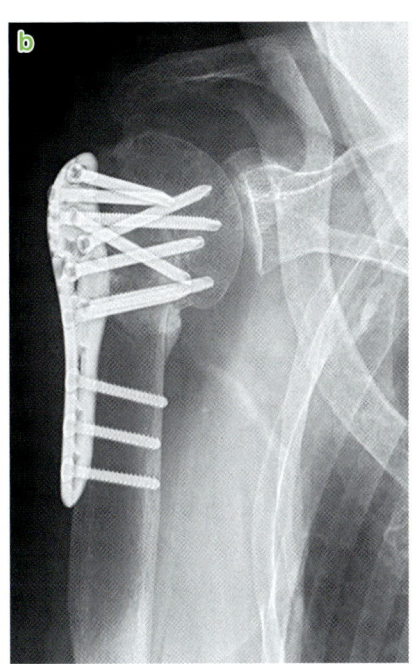

成功の秘訣　ロッキング機構による固定性を過信しない

　一般的に，ロッキングプレート固定は骨脆弱性を有する骨折例に対しても十分な固定性を獲得できるとされているが，内側骨皮質で十分な支持性を得る必要があり，不十分な支持性での固定後に矯正損失をきたすことも多い．また，ロッキングスクリューのcut outをきたす症例も少なくない．ロッキング機構による固定性を過信しがちであり，術中のプレートの設置位置の決定の際には，細心の注意が必要である．特に，プレート近位端が大結節より十分に低位にあること，骨頭へのロッキングスクリューがmedial calcar supportを獲得する位置に留置されることを十分に確認する．

用語解説
- **bone void filler**：特に圧迫により生じた海綿骨の骨欠損部に対して，自家骨や人工骨，セメントを用いて充填する手法．
- **divergent screw**：ロッキングプレートより，他方向性にスクリューを挿入する手法．特に，骨頭に対して前後方向，上下方向に角度をつけて挿入することで，より強度な固定性の獲得が期待されるものの，その効果については生体力学研究より議論が分かれている．
- **medial calcar support**：骨頭骨片の支持性を獲得するために，骨頭下方の軟骨下骨に沿わせるようにスクリューを挿入する方法．

スクリューやスーチャーアンカーを用いた固定

- Neer分類2パート大結節骨折に対しては，骨片が大きな場合にはcannulated screw固定のよい適応である。
- 骨片が小さい場合や粉砕例に対しては，腱板修復に準じてスーチャーアンカーによるスーチャーブリッジ法を行うことで，骨折部を圧着することができ，良好な固定性が得られると考えている。

人工関節置換術

- 人工骨頭置換術は，整復困難な重度粉砕骨折症例や上腕骨頭の血行不良を疑う脱転した解剖頚骨折を伴う症例，骨質不良症例に対して適応を検討する。近年では，ステム近位の形状を小さくして結節部骨片の整復保持を容易にした骨折専用のインプラントもあり，特に体格の小さな患者に対して有用である。
- 人工骨頭置換術の際には，インプラント設置後に腱板機能の再建が必須であり，高強度糸を用いて結節部骨片の整復を強固に行う。不十分な固定性では，術後早期に結節部の転位が生じる場合があり，特に骨粗鬆症患者においては複数の高強度糸を用いるなど細心の注意が必要である。
- 一方，腱板が広範囲に欠損した症例(特に前上方型断裂)では，大胸筋移行術などによる腱板の再建を同時に行っている。近年では，整復困難な結節部骨片を有する高齢者患者において，リバース型人工肩関節全置換術が選択肢となっている。この術式では，腱板を修復，再建する必要性については議論が分かれるものの，近年の報告では結節部骨片を整復したほうが術後機能に優れるとの指摘もあることから[12]，著者らは可能な限り強固に結節部骨片を整復している(図5)。

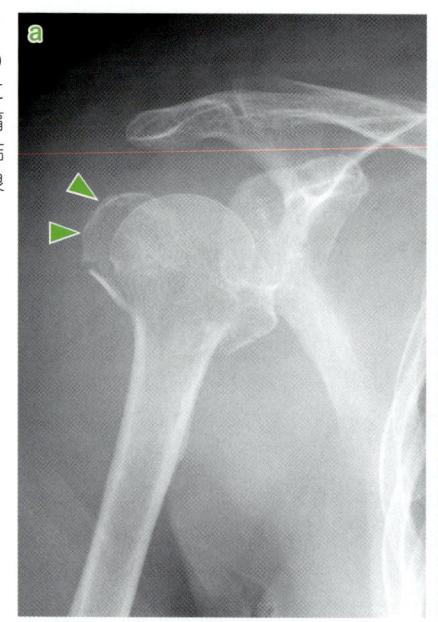
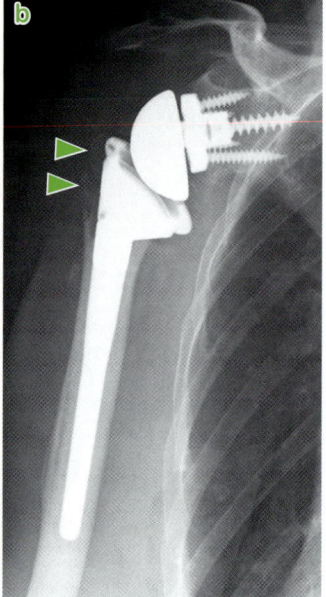

図5 リバース型人工肩関節全置換術
75歳，女性。術前(**a**)および術後6カ月(**b**)の単純X線。ステムの挿入前に大結節骨片に付着した棘下筋腱と小結節骨片に付着した肩甲下筋腱に高強度糸をかけ，ステムおよび結節間を縫合固定することで，結節部骨片の良好な骨癒合を得た(矢頭)。

成功の秘訣

インプラントの設置高位は計画的に決定する

特に粉砕骨折症例では，上腕骨インプラントの設置高位に注意が必要である。深く設置しすぎると，十分な筋緊張が得られずに術後不安定性をきたす可能性があり，反対に，浅く設置しすぎると筋緊張が強くなり，人工骨頭置換術では求心位が得られずに早期に不安定性や関節症性変化をきたしうる。一方，リバース型人工肩関節全置換術では過度な筋緊張により三角筋の機能障害や肩峰骨折などの合併症を生じる可能性がある。実際には，術中評価のみでは難しく，これは結節部骨片の整復がされていない状態での評価になるため，適切な緊張の決定が困難なためである。著者らは，術前に健側の単純X線，CTを行いできるだけ正確な術前計画を立てるように努めている。具体的には，人工骨頭置換術では健側と同等の上腕長となることを目標とし，リバース型人工肩関節全置換術では，健側に対して5〜10mmの三角筋長（肩峰から三角筋結節の距離）となるように術前計画を立て，インプラントの骨幹部骨片に対する設置高位を決定する。

後療法

術後

- 著者らは，保存治療もしくは内固定術後には内旋位装具を，人工肩関節全置換術後には外転装具を用いている。
- 装具着用期間については，保存治療では骨癒合が得られるまで装具の着用を指示し，手術患者では術後3週間の着用を指示している。
- 早期より，下垂運動や振り子運動を積極的に行うように指導する。術後後療法として，術後1〜2週から他動運動訓練を開始し，4週から自動運動訓練を開始する。

◆ 文献 ◆

1）Minagawa H, Yamamoto N, Abe H, et al. Prevalence of symptomatic and asymptomatic rotator cuff tears in the general population: From mass-screening in one village. J Orthop 2013；10：8-12.

2）Gallo RA, Sciulli R, Daffner RH, et al. Defining the relationship between rotator cuff injury and proximal humerus fractures. Clin Orthop Relat Res 2007；458：70-7.

3）Fjalestad T, Hole MO, Blucher J, et al. Rotator cuff tears in proximal humeral fractures：an MRI cohort study in 76 patients. Arch Orthop Trauma Surg 2010；130：575-81.

4）Garofalo R, Brody F, Castagna A, et al. Reverse shoulder arthroplasty with glenoid bone grafting for anterior glenoid rim fracture associated with glenohumeral dislocation and proximal humerus fracture. Orthop Traumatol Surg Res 2016；102：989-94.

5）Mather J, MacDermid JC, Faber KJ, et al. Proximal humerus cortical bone thickness correlates with bone mineral density and can clinically rule out osteoporosis. J Shoulder Elbow Surg 2013；22：732-8.

6）Spross C, Kaestle N, Benninger E, et al. Deltoid Tuberosity Index：A Simple Radiographic Tool to Assess Local Bone Quality in Proximal Humerus Fractures. Clin Orthop Relat Res 2015；473：3038-45.

7）Spross C, Zeledon R, Zdravkovic V, et al. How bone quality may influence intraoperative and early postoperative problems after angular stable open reduction-internal fixation of proximal humeral fractures. J Shoulder Elbow Surg 2017；26：1566-72.

8）Kancherla VK, Singh A, Anakwenze OA. Management of Acute Proximal Humeral Fractures. J Am Acad Orthop Surg 2017；25：42-52.

9）Lopiz Y, Garcia-Coiradas J, Garcia-Fernandez C, et al. Proximal humerus nailing：a randomized clinical trial between curvilinear and straight nails. J Shoulder Elbow Surg 2014；23：369-76.

10）Jung SW, Shim SB, Kim HM, et al. Factors that Influence Reduction Loss in Proximal Humerus Fracture Surgery. J Orthop Trauma 2015；29：276-82.

11）Newman JM, Kahn M, Gruson KI. Reducing Postoperative Fracture Displacement After Locked Plating of Proximal Humerus Fractures：Current Concepts. Am J Orthop（Belle Mead NJ）2015；44：312-20.

12）Gallinet D, Adam A, Gasse N, et al. Improvement in shoulder rotation in complex shoulder fractures treated by reverse shoulder arthroplasty. J Shoulder Elbow Surg 2013；22：38-44.

骨粗鬆症患者の手関節周辺骨折に対する手術

産業医科大学整形外科学　**目貫邦隆，酒井昭典**

　高齢者の手関節周辺骨折は橈骨遠位端骨折（distal radius fracture；DRF）に代表され，日常診療においてしばしば遭遇する頻度の高い骨折である。骨粗鬆症を伴うと，骨脆弱性により骨折部の粉砕や転位が生じやすくなる。著者らは，50歳以上女性の背側転位型DRF患者において，腰椎骨密度が低いと受傷時の骨折の転位が大きくなること[1]や，橈骨遠位部の骨密度が低くなると骨折線が近位に及び，皮質骨の多い前腕骨骨幹部の骨密度低下は尺骨骨幹端骨折合併のリスクであることを報告した。これらは，DRFの粉砕の程度は皮質骨の骨量に依存することを示唆するものである。

　治療の原則は徒手整復，ギプス固定による保存療法であるが，骨脆弱性を有するために，整復位保持の困難な症例や再転位を生じる症例も多い。そのため外固定による整復位保持が困難な不安定型骨折の選別は，治療方針の決定において重要である。また手術手技においても，骨折部の粉砕や骨脆弱性によるインプラントの固定性に留意した手技が必要である。これまで，経皮ピンニング，創外固定，人工骨充填などを併用して矯正損失を防止する試みがなされてきた。近年，掌側ロッキングプレート（volar locking plate；VLP）による固定術が標準術式となり，その角度安定性から背側の粉砕を伴う背側転位型の骨折に対しても掌側プレートで十分な固定性を得ることが可能となり，飛躍的に手術成績が向上した。著者らは，60歳以上の背側転位不安定型DRFに対して経皮ピンニング（intrafocal pinning法）とVLPを連続症例で行い，術後成績を比較したところ，VLPでは術後の矯正損失は認めなかったが，受傷時ulnar variance（UV）＞5mmあるいは腰椎骨密度＜YAM（若年成人平均値）70％の群で，intrafocal pinning法では橈骨の再短縮が生じ，最終観察時にはUVを維持できないことを明らかにした[2]。多くはVLP単独による固定で良好な成績が得られるが，VLPのみでは対応できない骨折型もあり，術前の画像評価および術後成績に影響を及ぼすポイントとなる骨片に対する手術的アプローチが重要である。本項では，主に関節辺縁骨折（月状骨窩掌側骨片・背尺側骨片）・背側天蓋状骨片・合併する尺骨遠位端骨折に対する治療方針に関して述べる。

　DRFは，閉経後骨粗鬆症女性における初発骨折として知られており，手関節骨折後の各部位の二次骨折リスクは手関節3.3倍，椎体1.7倍，大腿骨近位1.7倍と増加する。そのため，脆弱性DRFの治療は骨折の治療で終わりではなく，骨粗鬆症の評価および治療が重要である。『原発性骨粗鬆症の診断基準（2012年度改訂版）』では，その他の脆弱性骨折（肋骨・骨盤・上腕骨近位部・橈骨遠位端・下腿骨）がある場合は，骨密度がYAM 80％未満で原発性骨粗鬆症の診断となる。そのため，骨折既往のないYAM

70%以上のケースでも，DRFを契機に薬物治療の対象となる場合があるため注意を要する。

　DRFは比較的若い年齢から発生してくるため，二次骨折が切迫していない症例に関しては，まずは『骨粗鬆症の予防と治療ガイドライン（2015年版）』において骨密度増加効果・椎体骨折抑制効果がA評価である選択的エストロゲン受容体モジュレーター（SERM）やエルデカルシトールから治療を開始して，治療効果に応じて薬剤の追加や変更を検討するのもよいと考える。ただし，前腕による骨密度評価は必ずしも大腿骨近位部や椎体の骨密度を反映していないことも多いため，前腕のみでのリスク評価には注意が必要である。骨吸収抑制薬を選択する場合の骨癒合への影響に関しては，2016年国際骨粗鬆症財団からのconsensus reportにおいて，ビスホスホネートとデノスマブは骨折治癒を阻害するエビデンスはないとの見解を示しており，早期からの薬物治療開始は骨粗鬆症治療に対するアドヒアランスも高くなると考える。

Outline

高齢者の橈骨遠位端骨折において

- 骨脆弱性により，骨折型が重篤となり，整復位の矯正損失を生じやすい。
- 掌側ロッキングプレートによる治療で，治療成績は向上した。
- CTによる関節面の転位や，関節辺縁骨折（月状骨窩掌側骨片・背尺側骨片）・背側天蓋状骨片などに対する術前計画を行う。
- 尺骨茎状突起骨折の合併に対しては，不安定性がなければ保存治療の方針とする。
- 軟骨下骨で支えるcondylar stabilizing法が有用である。
- VLP術後合併症として，遅発性の長母指屈筋腱損傷に注意が必要である。

術 前

手術適応

　『橈骨遠位端骨折診療ガイドライン2017』において，青壮年者の徒手整復・ギプス固定後の許容範囲は以下のごとくであり，高齢者では許容される値は青壮年より大きいという推奨内容となっているが，「推奨の強さ」は弱く，今後もエビデンスの蓄積が必要である。

　　①UVは健側と比較し2mm以下
　　②橈骨遠位端掌側傾斜（palmar tilt；PT）－10°未満
　　③関節面gap・step-off＜2mm未満

必須検査と重要な画像所見

　関節面評価や単純X線では判断できない骨折線，あるいは治療成績に影響を与える骨片の評価や適切な内固定材料の選択のため，CTで術前計画を行う。以下に，ポイントとなる骨折型の評価と術前計画を述べる。

● 関節辺縁骨折（marginal fracture；MF）

- MFは，1838年Bartonが橈骨末端の掌側辺縁骨折に橈骨手根関節の亜脱臼を伴うものとして最初に報告し，その後Barton骨折と命名された。近年は，watershed line（WL）に骨折線が及ぶものをMFとよぶことが多い。
- CTの普及によりMFは，部位や大きさなどによってさまざまな名称が付けられているが，術後成績に影響を及ぼす月状骨窩掌側骨片と背尺側骨片に関して下記に述べる。

月状骨窩掌側骨片（volar lunate facet fragment；VLFF）

- 月状骨窩掌側はshort radio-lunate（SRL）靱帯の付着部であり，SRL靱帯は橈骨手根関節の制動に重要な役割を果たしている。そのためVLFFの整復は橈骨手根関節の骨性・靱帯性支持において重要であり，骨片の固定力不足により術後に手根骨の亜脱臼を生じることがある。
- 坂本らは，VLFFが掌側転位する場合は，月状骨からの掌側方向への剪断力（shearing force）に対する骨性支持の破綻で，VLFFがopen wedgeに背側転位する場合は，月状骨からの背側方向への剪断力に対する靱帯性支持の破綻で手根骨は亜脱臼・偏位を伴うことを報告している[3]。
- VLFFは比較的小さく関節面辺縁に位置するため固定に難渋することが多く，骨片の大きさや不安定性に応じて固定法を選択する必要がある。骨折部がWL以遠にある，いわゆる掌側rim骨折に対応するプレートとしてVA-LCP Volar Rim Plate®（rim plate）が最も遠位にスクリューを挿入できる。
- 近藤らはVLPの標準的設置位置において，プレート越しの遠位部スクリューにより固定できないVLFFの縦径が7.5mm以下のものを横幅や前後径の大きさにかかわらずvolar marginal rim fragment（VMRF）と定義し，それらを骨片の転位と関節面積で4つのタイプに分類，各タイプ別に固定法の選択に関して述べている。そのなかで，VMRFの横幅あるいは前後径が関節面に対して100%であるか，もしくは横幅と前後径のどちらも50%以上（同骨片の関節面積が大きい）の症例は，標準的設置位置でのVLP単独固定で対応できることを述べている[4]。
- 著者らも，同様の見解でWLにかかる骨折型すべてが，rim plateなどの遠位設置型VLPの適応ではないと考える。背側転位型であっても関節面積が大きいVMRFは，標準的設置位置でのVLPでvolar tiltを矯正することにより，軟骨下骨に挿入されたスクリューで骨片を面で支え，背側方向への剪断力に対する安定性が得られると考える（**図1**）。
- 厳密な設置位置が必要になる遠位設置型VLPは技術的な問題や腱断裂の合併症などを踏まえて，術前に適応を十分に検討する必要がある。小さなVLFFに対する追加固定法としては，掌側関節包および靱帯に糸をかけて近位へ引いて整復し，プレート遠位の仮固定用のholeに縫着する方法や，骨片に骨孔を作製しpull-out縫合する方法などが報告されている。

図1　MF症例（月状骨窩掌側骨片）

a：AO分類Type A3。WLにかかる骨折。

b：背側天蓋骨片(緑丸)の関節内突出を認める。

c：MFであるが，前後径が大きい骨片であり，標準的VLP固定で対応した。Volar tiltを矯正することで，関節内に突出していた背側天蓋骨片は髄内へ整復された(緑丸)。

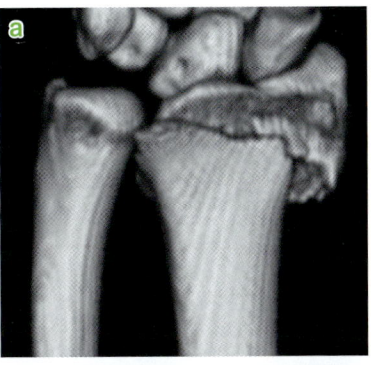
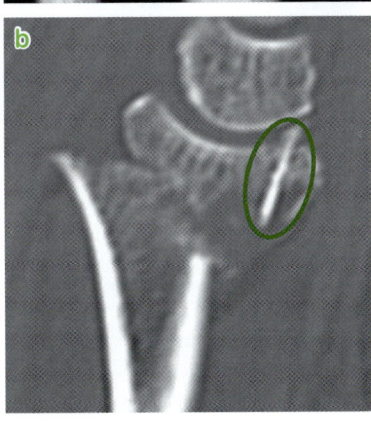
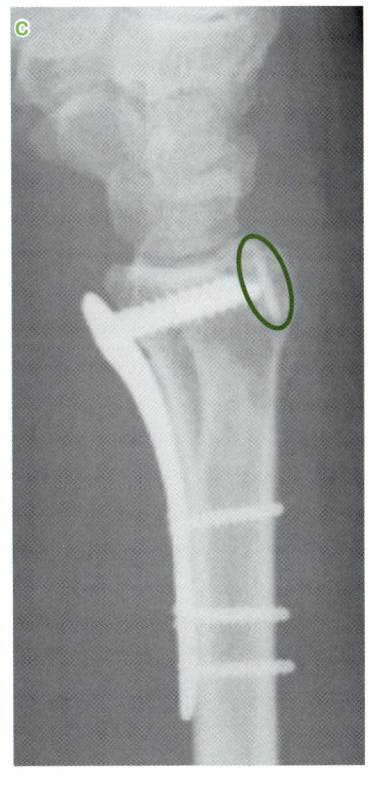

背尺側骨片（ulnodorsal fragment）

- 背尺側骨片は遠位橈尺関節を構成し，また月状骨窩の背側支持にかかわるため，その骨片の整復不良は術後成績に影響を及ぼす。VLPで背側転位を矯正すれば，ligament taxisによりこの背尺側骨片は整復され安定化することも多いが，骨片が薄い場合や粉砕が著しい場合などではVLPのみでは固定性が得られない場合がある。

- 特に掌側靱帯機能が破綻した脱臼骨折においては，背側の骨性支持の再構築が重要である。

- 骨片が小さく粉砕が強い場合には，バットレスプレートによる固定を行う。

- 著者らは，生体内吸収性プレート（Super-Fixsorb®）を用いた固定を行っている（**図2**）。

- 吸収性プレートは，骨片の大きさや形に応じて自由に採型できることと，任意の位置に自由にスクリューを挿入することが可能である。動物実験および臨床症例においてもチタン性プレートと比較して仮骨形成が多く，骨誘導能が高いことが示唆されており，粉砕した背側骨片の骨癒合やリモデリングにも有利に働くと考える。

●背側天蓋状骨片（dorsal roof fragment）

- 背側転位型DRFにおいて，関節外の背側皮質骨片が転位し手関節内へ迷入するものは背側天蓋状骨片とよばれ，第2，3コンパートメント部に生じやすいとされている。

- 背側天蓋状骨片の放置は，手関節の可動域制限や疼痛の原因あるいは伸筋腱の滑走障害や腱損傷を生じることが報告されている。橈骨を整復固定した後も，関節内に骨片が迷入した状態であれば，なんらかの処置が必要である。

図2　MF症例（背尺側骨片）

a：AO分類Type C3。open wedgeに背側転位する月状骨窩掌側骨片（白丸），背尺側骨片（緑丸）を伴うMFを認める。

b：Rim plateで固定し，さらに月状骨窩掌側骨片は縫合糸でプレート遠位に縫着するが，骨片の不安定性が残存するためK-wireによる仮固定を追加する。背側骨片の不安定性と関節面のgapが残存するため，吸収性プレートでバットレス固定を行った（矢印）。

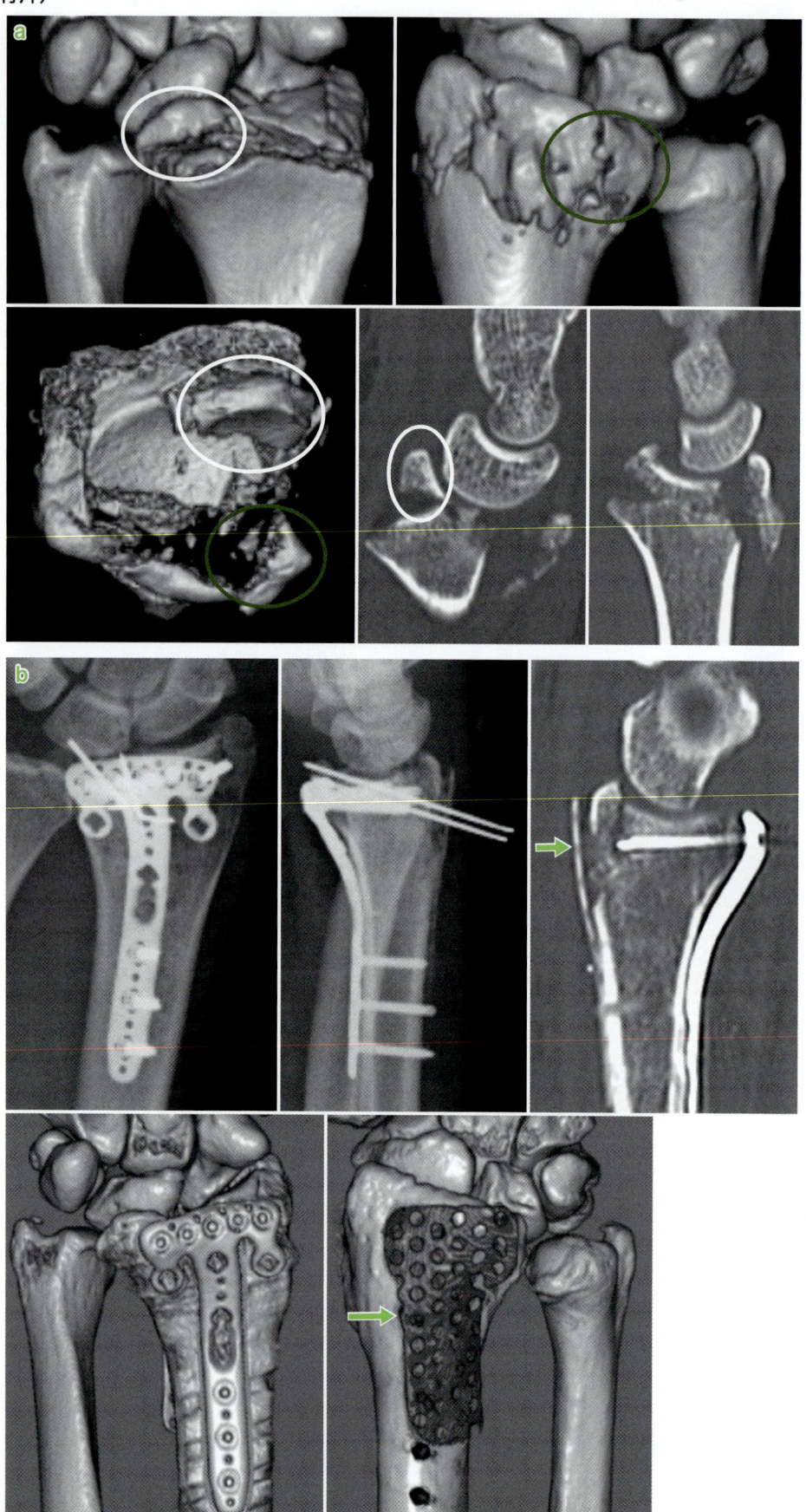

図3　背側天蓋状骨片症例

a：AO分類Type A3。大きな背側天蓋状骨片（緑丸）を認める。
b：術中，経皮的にK-wireで髄内へ整復し他動運動でも安定していたため内固定を行わなかった。
c：術後早期に再転位した。長母指伸筋腱（EPL）の腱鞘が付着する骨片で，EPLの牽引によって再転位したものと推察する。

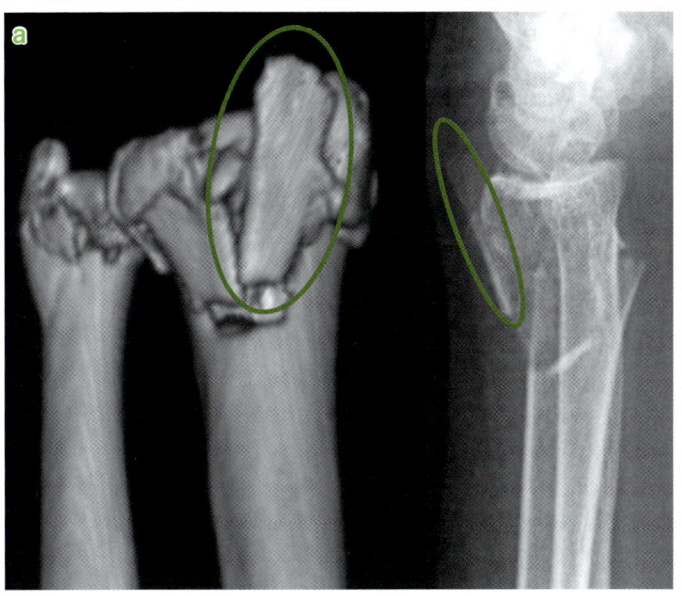
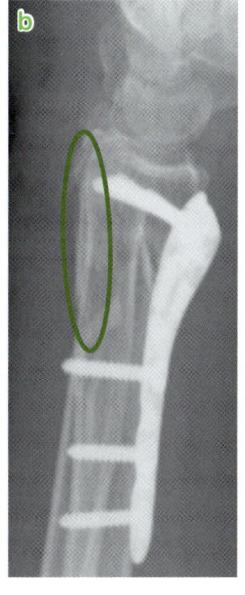
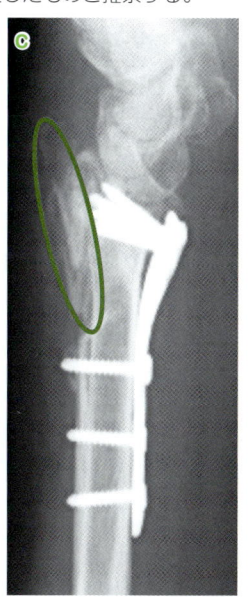

- 骨片が小さければ骨片摘出のみで対応できることが多いが，骨片が比較的大きく，また骨片に長母指伸筋腱の腱鞘が付着している場合は，容易に転位してくる場合がある（図3）。そのため骨片整復後は，骨膜縫合や内固定（mini screwやK-wire）が必要になる。
- 脆弱骨にて皮質骨も薄く脆弱のため，内固定する場合は一時的なK-wire固定を選択することが多い。

●合併する尺骨遠位端骨折

- 尺骨茎状突起骨折の治療方針に関して，著者らはVLP固定を行ったDRFの術後成績を検討し，尺骨茎状突起骨折偽関節と尺側部痛との関連は認めないことを報告した[5]。これらの結果を基に，遠位橈尺関節（DRUJ）の不安定性を認めない場合は保存治療の方針としている。
- 尺骨骨幹端骨折に関しては，関節面または骨幹端部1/3以上の転位，10°以上の角状変形，橈骨固定後の不安定性の残存症例に内固定を推奨する報告がある。著者らも橈骨固定後に不安定性を認めるものに内固定を行っているが，脆弱骨で粉砕が強い場合は，最小限の剥離に留め，極力軟部組織を温存する。内固定材料としては，ロッキングプレートや戸羽らが報告している鋼線の先端をフック状に曲げて骨片を髄内外から挟み込むクリップピン髄内固定法などがあるが，著者らは前述の吸収性プレートを用いて，骨折部を包み込むようにして固定を行っている。
- また尺骨頭の内反変形がある場合は，固定性を上げるために，尺骨茎状突起基部に縫合糸を回して吸収性プレートのスクリュー孔に締結する工夫も行っている（図4）。

図4 橈尺骨骨幹端粉砕骨折症例

a：AO分類Type C2。橈尺骨骨幹端粉砕骨折。
b：粉砕した橈骨骨幹端に人工骨を充填し，ロングプレート（VA-TCP®）で固定する。
c：橈骨プレート固定後，尺骨骨幹端骨折の不安定性が残存していたため，吸収性プレートで固定する。尺骨頭は粉砕していたため，縫合糸（点線）を吸収性プレートの孔を通して，尺骨茎状突起にワイヤリングして補強する。

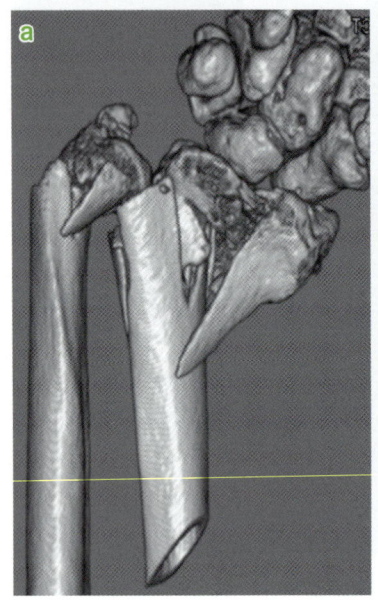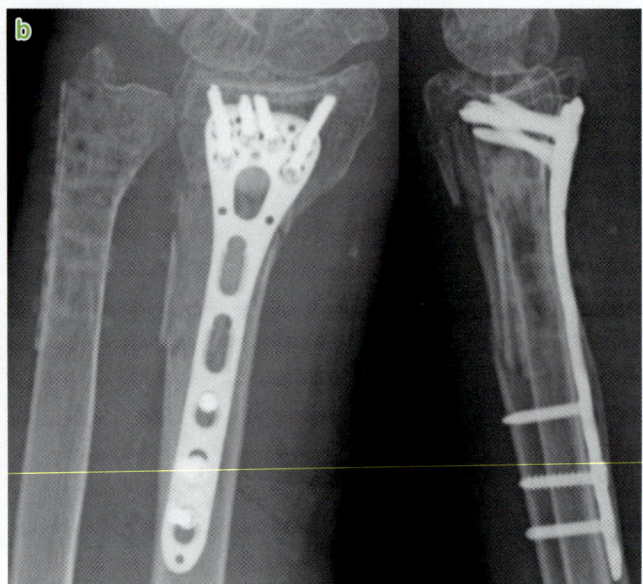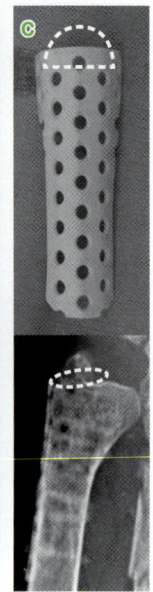

！Point　CT画像のチェックポイントと術前計画

- ●関節面のgap・step off（DRUJはCT axial断面で行う）→整復操作法の検討を行う。
- ●月状骨窩掌側骨片・背尺側骨片・背側天蓋状骨片→fragment-specific fixationの検討を行う。
- ●骨折空隙（fracture void）→人工骨充填の検討を行う。
- ●橈骨手根関節脱臼の有無→靱帯修復術や創外固定術の併用を検討する（図5）。
- ●舟状月状骨間・月状三角骨間の開大→靱帯修復術や手根骨間の仮固定を検討する。

▌準備しておくべきもの

- ・Fracture voidなどの欠損部充填や関節面の整復目的に，人工骨を用意する（図6）。
- ・骨折線が近位に長い場合はオプションのロングプレートを（図7），骨折線がWLにかかる場合は遠位設置型のプレートを使用する。
- ・尺骨遠位端骨折の合併で内固定が必要な場合は，尺骨用の内固定材料を用いる。
- ・VLPで整復位保持が困難な症例は，創外固定やdistraction plateを考慮する（図8）。

図5　橈骨手根関節脱臼症例

a：AO分類Type B1。橈骨茎状突起骨折で，靭帯損傷を合併しやすい月状骨窩・舟状骨窩間に剪断する骨折線を認める。月状骨窩背側関節面は粉砕陥没（白丸）していた。
b：背尺側の粉砕を伴い，月状骨と月状骨窩掌側縁は開大（両矢印）し，橈骨手根関節脱臼を認める。
c：月状骨窩背側関節面を直視下に整復し，吸収性プレートでバットレス固定を行った。
d：橈骨茎状突起骨折は，distal radius plate®で固定，掌側靭帯損傷と関節面陥没の合併のため創外固定を併用した。

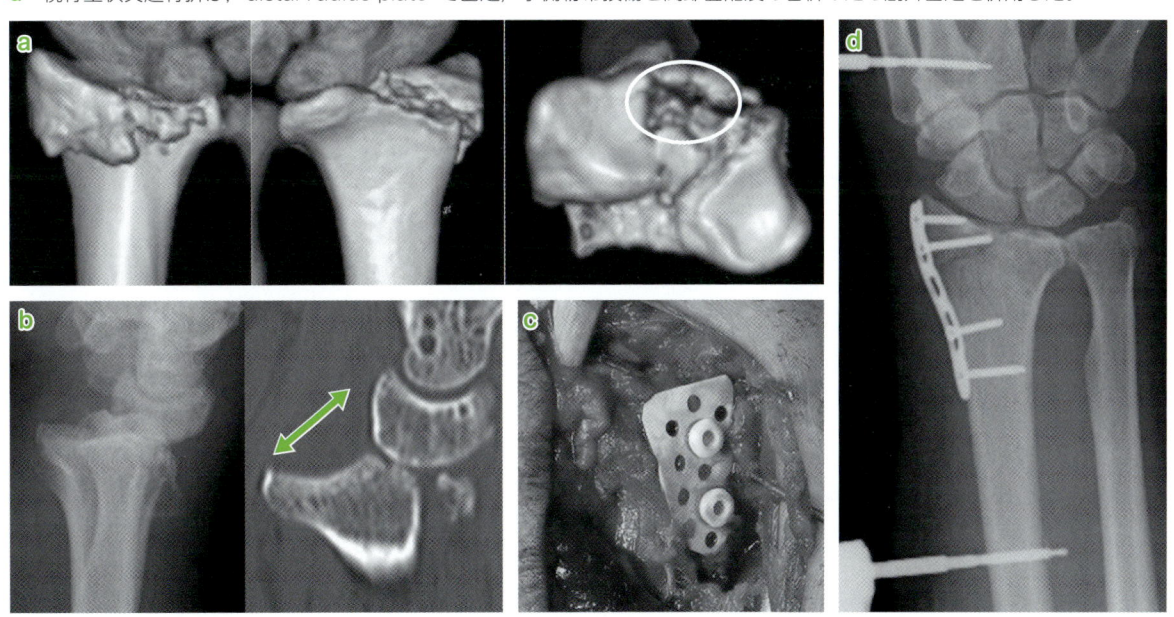

図6　Scaphoid die punch症例

a：Scaphoid die punchによる関節面step offを認める。
b：橈骨掌側を開窓（□）し，開窓部から人工骨をブロックで遠位部に充填。人工骨越しに陥没した関節面を整復し，VLPペグで支える。
c：関節鏡で関節面のstep off（白丸）の整復を確認（上：整復前，下：整復後）。

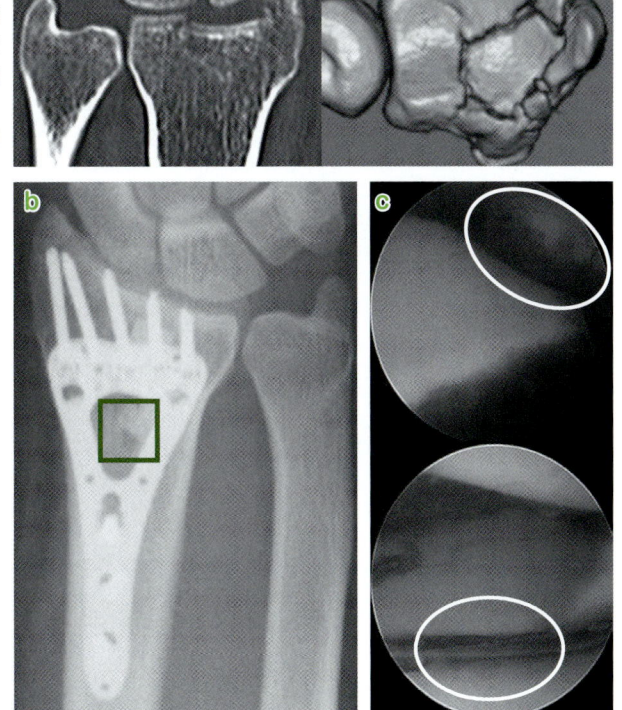

図7　開放骨折症例

a：AO分類Type C3。掌側にGustilo ⅢAの開放創があった。

b：同日，洗浄および創外固定術施行した。

c：創外固定で整復位をとった状態でCTを施行し，術前計画を行う。骨幹端部に大きな第三骨片を認めるため，ロングプレートを使用した。

d：術中，短縮の整復保持が困難だったため，水平牽引下にプレート設置を行った。

e：第三骨片は2本のスクリューで固定した。

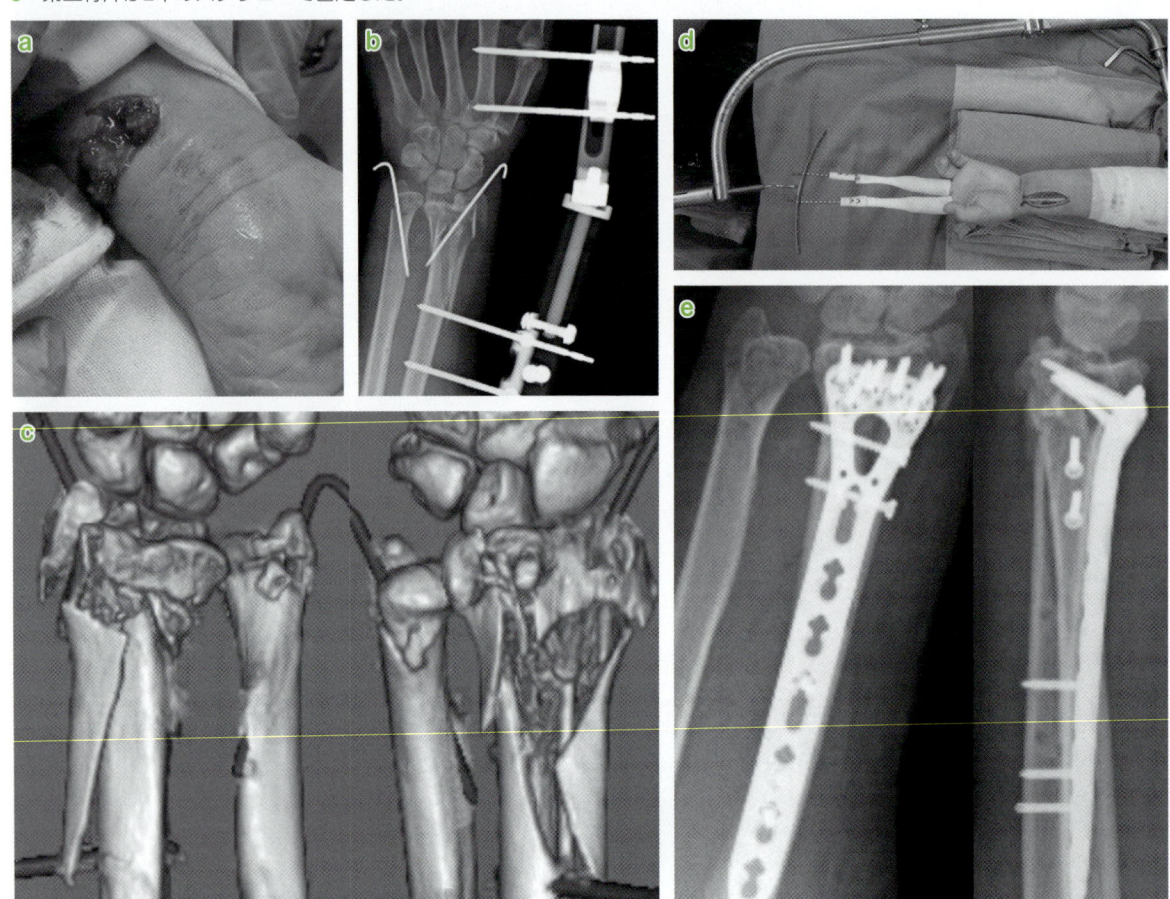

図8　Distraction plateによる固定症例

a：AO分類Type C3。背側にGustilo ⅢAの開放創があった。
b：同日，洗浄および創外固定術を施行した。
c：粉砕が強く創外固定併用のプレート固定が二期的に必要であったが，認知症が強く創外固定の管理が困難であった。
d：Distraction plate（LCP metaphyseal Plate® 14穴）での固定を行い，良好な整復位を得た。文献上，抜釘は平均4カ月である。

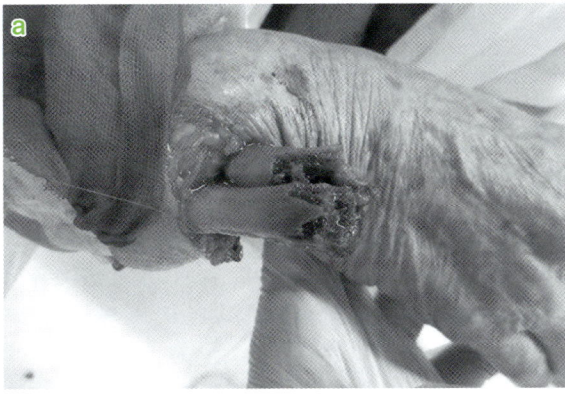
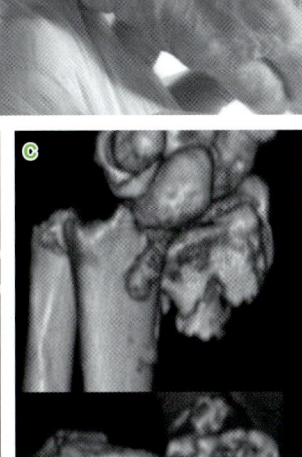
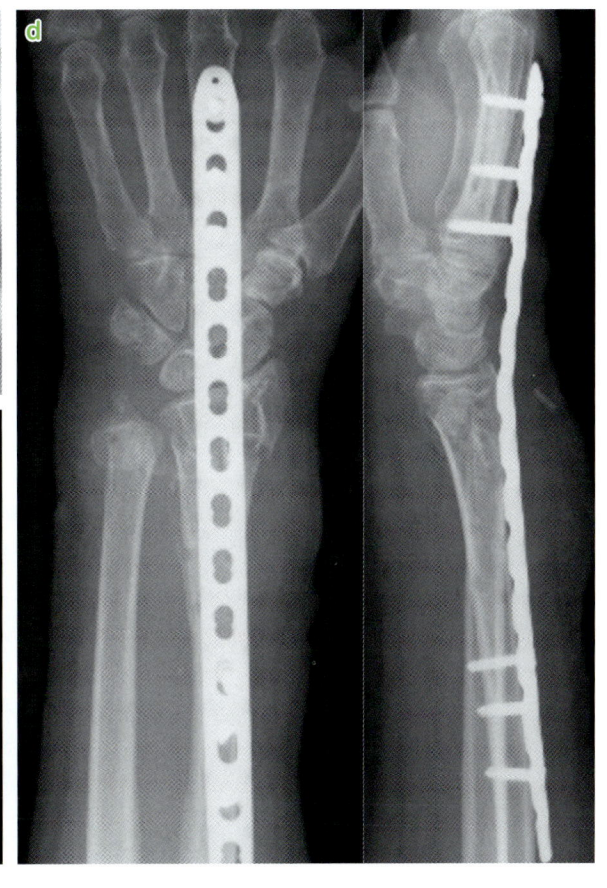

手術手技

術 中

- 正中神経掌側皮枝を損傷しないようにtrans FCR（flexor carpi radialis）approachで展開する。粉砕骨片に付く関節包や骨膜を剥離しすぎると骨片の不安定性を助長するため，整復やプレート設置に必要な最小限の範囲に剥離は留めて展開する。
- 月状骨窩骨片の整復固定や尺骨遠位端骨折に対する内固定が必要な場合は，久能らが報告している，屈筋腱を一塊に吊り上げ橈側および尺側に牽引することにより，2つのworking windowを作るdual window approachも有用である。
- Intrafocal pinning法などで骨折部を整復，仮固定を行うが，掌側骨皮質の整復に重点を置き，後述のcondylar stabilizing法を行う場合は，この時点でPTの矯正は可及的でよい。
- Condylar stabilizing法では，プレート近位部を浮かせた状態で，整復鉗子やエレバトリウムを用いてプレート遠位部を圧着させて遠位スクリュー/ペグを挿入しロックする。次にプレート近位部を固定することでPTは矯正される。
- 閉創は，屈筋腱断裂の予防のため，プレート遠位部が被覆されるように方形回内筋を修復する。

成功の秘訣 — プレートの設置は慎重に

- プレート設置位置の決定には，正確な側面像の描出が重要である。Radial inclinationに合わせて前腕を約20°挙上し関節裂隙が透視できるポジションで，尺側の仮固定用K-wireが，軟骨下骨の至適位置に挿入されているかを確認する。
- プレートが浮くと術後屈筋腱断裂の合併症につながるため，整復鉗子やエレバトリウムを用いて，しっかりプレートを圧着する。
- 橈骨近位が尺側偏位する場合は，筋鉤で近位部を橈側方向に牽引整復し固定する。
- Condylar stabilizing法で，遠位スクリュー/ペグと軟骨下骨間に遊びがある場合は，脆弱骨では先端が髄内を動くため，プレート近位を挙上させた角度よりも，PTの矯正は小さくなる。そのため目標のPTの矯正角度よりも，やや大きめの角度でプレート近位を挙上しておく。

Pitfall — プレート固定で起こしやすいミス

▶ プレートは橈側設置になりやすいため，イメージ正面像でsigmoid notchの掌背側が重なるようにコントロールし適切な位置にあるかを確認する。

▶ プレートを設置する際に，長母指屈筋腱がプレートに挟まれていないか，母指を他動的に動かして確認する。

▶ 掌側に大きな第三骨片を伴う場合は，術中K-wireのみでは橈骨長の維持が難しい場合がある。水平牽引すると維持は容易である（図7）。

▶ 関節面のgapをプレート越しに整復鉗子で圧迫をかけて整復した場合に，掌側骨片が背屈方向に回転して関節面の角状変形を生じることがある。掌側骨片の不安定性がある場合は，関節面直下にK-wire 1本を掌背方向に挿入して整復鉗子で締めると，K-wireに沿ってgapが整復されるため掌側骨片の背屈転位を予防できる。

▶ プレート近位部のスクリュー固定の際は，ドリルからスクリュー挿入までプレートを圧着させて先端がぶれないようにする。脆弱骨では，先端がぶれると対側の皮質骨を壊してスクリューが効かなくなることがある。

術後

・固定性に問題なければ，外固定は行わずに積極的に日常生活動作を行わせる。また，6 pack exercisesによる自己可動域訓練の指導を行う。

合併症への対応

●長母指伸筋腱断裂

・VLP術後に生じた場合は，スクリューの背側への突出の可能性，背側骨片による腱滑走の障害などが原因となる場合がある。スクリューの突出を予防するには，ドリルの際に背側の皮質骨を抜かないことや，粉砕している場合は術中に長さの評価が難しいため，術前の画像で至適スクリューの長さを確認しておくことも大事である。

・また突出する背側骨片を認める場合は，長母指伸筋腱の走行との関係を術前に評価し，必要に応じて摘出や整復固定を行う。

●長母指屈筋腱断裂

・VLP術後に，プレート遠位部で長母指屈筋腱が摩耗することにより，長い経過を経て発症することが多い。骨折線が遠位の場合はプレートが遠位設置にならざるを得ず，プレートと腱の接触リスクが高くなる。

・腱断裂は前駆症状がないことも多いため，リスクがある場合や遠位設置型VLPは抜釘が必要である。

◆ 文献 ◆

1 ）Sakai A, Oshige T, Zenke Y, et al. Association of bone mineral density with deformity of the distal radius in low-energy Colles' fractures in Japanese women above 50 years of age. J Hand Surg AM 2008；33：820-6.

2 ）Oshige T, Sakai A, Zenke Y, et al. A comparative study of clinical and radiological outcomes of dorsally angulated, unstable distal radius fractures in elderly patients: intrafocal pinning versus volar locking plating. J Hand Surg AM 2007；32：1385-92.

3 ）坂本相哲，土井一輝，服部泰典，ほか．背側転位型volar rim骨片を伴う橈骨遠位端関節内骨折の治療．日手外科会誌 2018；34：734-9.

4 ）近藤秀則，今谷潤也，森谷史朗，ほか．橈骨遠位端骨折に合併するvolar marginal rim fragmentの新分類とその治療戦略．日手外科会誌 2018；34：963-8.

5 ）Zenke Y, Sakai A, Oshige T, et al. The effect of an associated ulnar styloid fracture on the outcome after fixation of a fracture of the distal radius. J Bone and Joint Surg Br 2009；91：102-7.

Ⅳ

下肢手術

骨粗鬆症患者に対する人工股関節全置換術（インプラント周囲骨折を含む）

佐賀大学医学部整形外科学　**河野俊介，馬渡正明**

　人工股関節全置換術（total hip arthroplasty；THA）は，整形外科において最も成功した手術のなかの1つである。手術症例数は増加傾向にあり，超高齢社会に伴い手術時年齢も上昇傾向にある。高齢の女性では変形性股関節症と合わせ骨粗鬆症の有病率も加齢とともに上昇するため，THAに際しては骨粗鬆症に対する対策が必要となる。

　術前に未加療の骨粗鬆症を有する症例も多く存在するため，骨粗鬆症のリスクを有する症例では，骨塩量とビタミンD充足度の評価を行い，骨質と骨強度の改善に努めることが重要となる。手術では，十分な固定性を得られるインプラントの選択と丁寧な手術手技が必要であり，術中骨折とインプラントの確実な初期固定性に留意する。術後は骨粗鬆症に対する介入を継続し，早期にはimplant migrationやosseointegration遅延に注意しながら後療法を行い，長期的にはインプラントの弛みやTHA周囲骨折に留意する必要がある。

Outline

- 骨質不良はインプラント選択や長期成績に影響する。
- 近年はセメントレス人工股関節でも対応可能である。
- 人工股関節全置換術後のインプラント周囲骨折には注意が必要である。
- 可能な限り術前から骨質と骨強度の改善に努めることが長期成績に重要である。

術前

手術適応

- 超高齢社会において骨粗鬆症の罹患患者数は増加傾向にあり，この病態の年齢層では人工関節を含む整形外科手術数も増加している。変形性股関節症の女性の74％が骨粗鬆症もしくは骨軟化症を有しているとされているが，多くは骨粗鬆症やビタミンD不足を指摘されずにTHAが行われているのが現状である。
- 骨粗鬆症を有する症例のTHAでは，術中骨折，固定不良やosteolysisに伴うimplant migration，術後の人工股関節周囲骨折などに注意を要するが，年齢や体重，骨粗鬆症の有無・程度によりTHAの適応は変化しない。
- 低い骨塩量（bone mineral density；BMD）はTHAの長期成績に影響するため，可能な限り術前から骨質と骨強度の改善に努めることが重要となる。

必須検査と重要な画像所見

- 通常，術前に骨代謝やカルシウムの評価は必要ないが，閉経後の女性(特に65歳以上の女性)，70歳以上の男性，長期ステロイドなどの内服，長期臥床，無月経，アルコール多飲，カルシウム摂取不足，脆弱性骨折の既往・家族歴，低BMI，低体重などがあると骨脆弱性のリスクがある。これらの骨脆弱性リスクを要する症例では局所のみでなく全身の骨代謝の評価が必要である。

- 骨粗鬆症の評価はdual-energy X-ray absorptiometry(DEXA)法を用いたBMDなどの検査が一般的だが，単純X線でのcortical thickness index(**CTI***)も有用である(**図1**)。

- CTIはT scoreと強い相関が認められており，CTI<0.40が骨質不良として注意が必要である。骨質の評価とともに生化学検査とビタミンDの充足度の計測も必要である。

- ビタミンDは骨改変に必要で筋強化に効果的とされており，血液中20ng/mL以上が推奨されている。しかし，人工関節が行われる疾患群では20ng/mL未満の症例が多く，ビタミンDの補充が推奨される。また，二次性の骨粗鬆症ではカルシウム-リン代謝やDEXAの計測が勧められる。

図1 股関節正面単純X線でのCTI

小転子から10cm遠位で大腿骨径(femoral diaphysis width；DW)と大腿骨髄腔径(femoral canal width；FW)を計測し，(DW-FW)/DWにて皮質骨の割合を算出する。

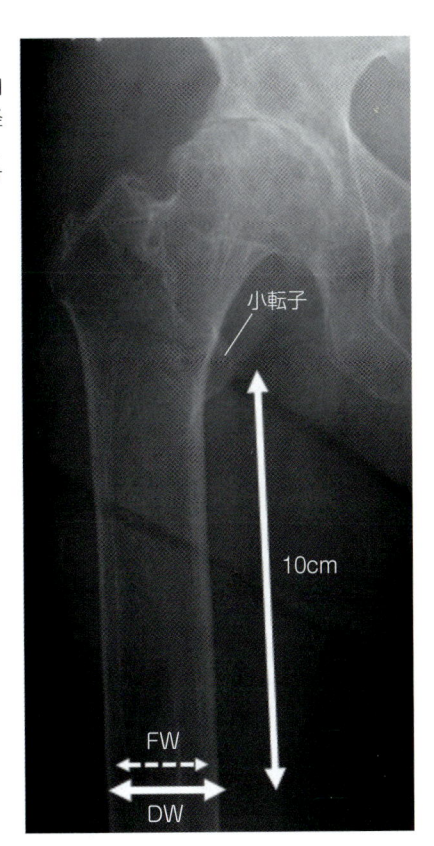

用語解説 ▶CTI：小転子下10cmで大腿骨径と大腿骨髄腔径を計測し，皮質骨の割合を算出したもの。

準備しておくべきもの

- 過去には骨質不良例の初期固定に対して，生物学的固着の待機期間が不要で早期よりADLを拡大でき，長期成績も安定しているセメントインプラントが選択されてきた。しかし，新世代のセメントレスインプラントのbone ingrowthは改善しており，Dorr分類class Cの骨でも大きい径のセメントレスステムで安定した成績が得られている（図2）。

- セメントインプラントでは塞栓症や生存率低下，再置換術や骨折時の残存セメントの問題があり，セメントレスインプラントでは術中骨折やsubsidence，osseointegrationの遅延や不良に注意が必要である。

- 骨質不良例では，合併症が少なく確実に初期固定性が得られ良好な長期成績が期待されるとともに，再置換術や合併症発生に対応できるインプラントを選択することが重要となる。

図2　骨粗鬆症例に対しセメントレスインプラントを用いたTHA例

79歳，女性。関節リウマチの既往がある。
a：リウマチ性の股関節症変化を認める。骨粗鬆症もあり，大腿骨の髄腔化も著明である。
b：Fit and fill型のセメントレスステムを使用し，THAが行われた。
c：術後5年経過時，stem sinkingなどの弛み所見は認めない。

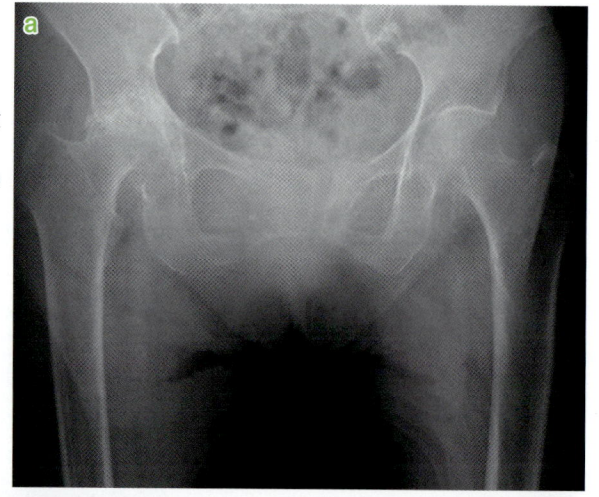
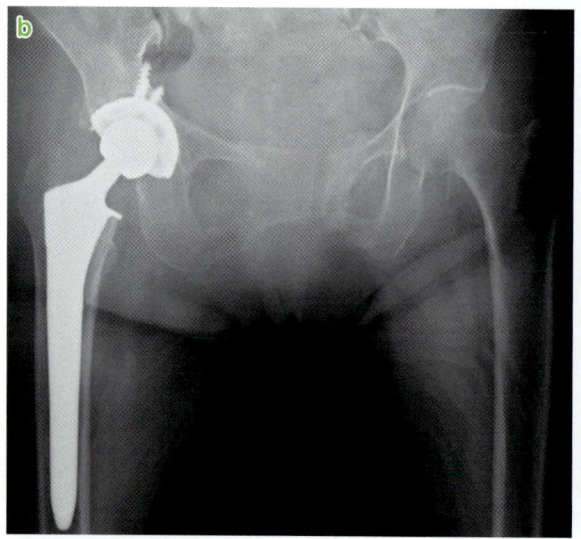
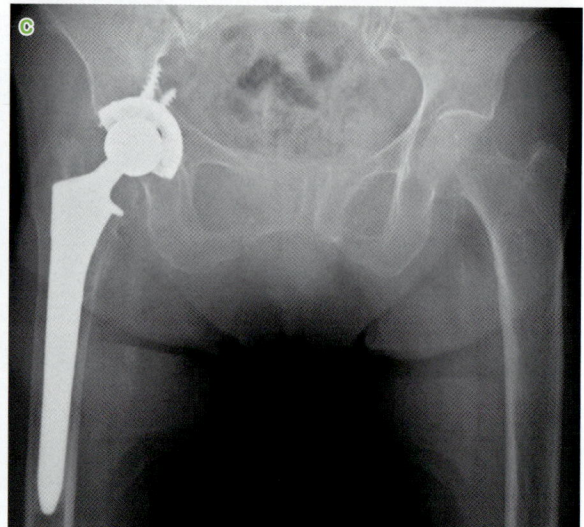

- Resurfacing hip arthroplastyは頚部骨折のリスクから骨粗鬆症例に対しては推奨されていない。特に，通常のインプラントの準備に加え，人工股関節挿入中の骨折合併に対応できる準備が必要であり，他の固定様式のインプラントの用意やケーブルなどの骨接合材料のバックアップが勧められる。
- 全身状態の術前評価と対策としては，プロトンポンプインヒビターやステロイドの内服は可能な限り中止か減量を進め，ビタミンDの充足度に併せて補充を行い，カルシウムの摂取を促し，可能な限り術前から骨質と骨強度の改善に努める必要がある。
- Fracture Risk Assessment Tool（FRAX®）で全骨折リスクが20％以上，もしくは大腿骨近位部骨折リスクが3％以上の症例や重度の骨粗鬆症例では，術前からの骨粗鬆症に対する薬物療法の介入と骨質改善が推奨される。

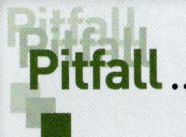

- 手術では十分な術前計画を行い適切なインプラントを選択し，確実な初期固定を得ながら骨折予防に努めることが重要となる。
- THAにおける術中骨折の発生率は，サンプルサイズや使用インプラントによって異なるが，0.3〜7.8％とされており，高齢，女性，セメントレスインプラント，再置換術，骨脆弱などがリスクとなる。予防には，正確な手術手技と注意深い術前の評価が重要である。

手術手技

● 展開法
- 関節の展開時のレトラクターによる無理な圧排や脱臼時の大腿骨回旋操作により容易に骨折を合併することがあり，丁寧な軟部組織の剥離と無理のない展開・脱臼が必要である。

Pitfall　回旋動作での骨折

▶骨質不良で可動域が低下した症例では，脱臼や整復などの回旋動作で骨折を容易に合併するため細心の注意が必要である。特にこのような脚延長を要する症例では，筋緊張も増加し骨折の危険性も増加するため，脚延長量の決定も重要である（**図3**）。

● Implantation
- 確実な初期固定のためには術中の骨質の評価も重要であり，転子間の海綿骨量はセメントレスステム使用時のmigrationの指標になるとされている。
- Implantationでは，許容される最も大きなサイズのインプラントを挿入することが初期固定のために重要となるが，リーミング・ラスピング・インプラント挿入においてアライメント不良となると，容易に骨折を合併するため細心の注意が必要である。
- リーミング・ラスピング後には，残存する海綿骨量と皮質骨の状態を確認してインプラントサイズを決定する。

図3　術中大腿骨骨折合併例

52歳，女性。骨盤側の関節温存手術後の左末期変形性股関節症。

a：著明な可動域制限と大腿骨の髄腔化を認める。

b：Implantation後に整復を行い，可動域改善を目的に軟部組織剥離を追加し大腿骨内・外旋を行い，内・外旋の可動域確認時に大腿骨螺旋骨折を合併した。

c：最終的にロッキングプレートを用いたdouble plate fixation techniqueにて骨接合術を追加した。

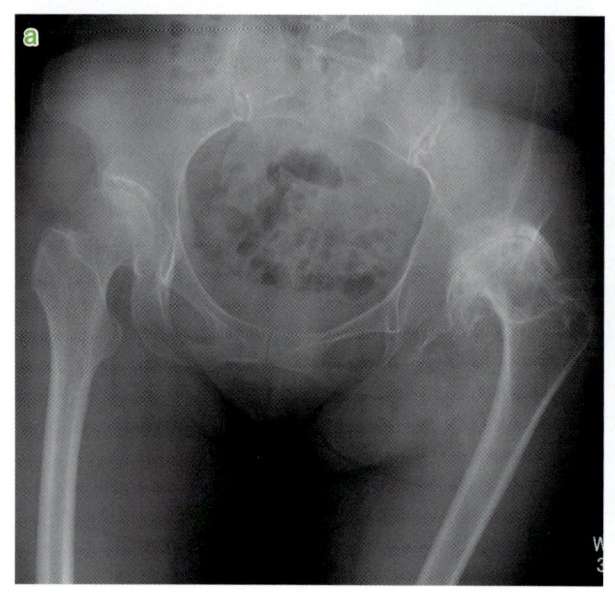 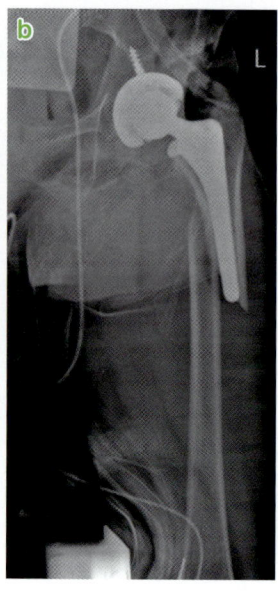 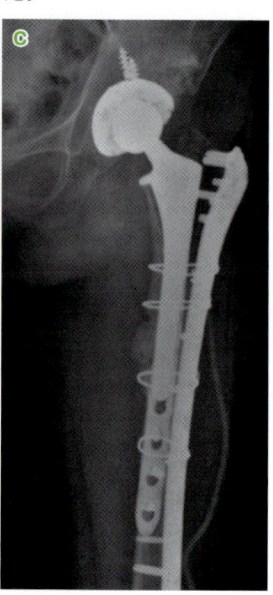

成功の秘訣　術前計画は正確に

　単純X線とCTを用いて2D・3Dの正確な術前計画を行い，使用予定インプラントのサイズを決定する。予定インプラントサイズと術中サイジングとの間に2サイズ以上のサイズ差がある場合，初期固定不良やアライメント不良が疑われるため，X線コントロールによる確認を検討すべきである。

- セメントインプラントではセメントの圧入力，セメントレスインプラントでは過度のunder reamingやインプラント挿入時の力加減に注意することも術中骨折予防には重要である。容易に骨折を合併するリスクのある髄腔化した大腿骨では，あらかじめ骨折予防のためにwiringを追加することも必要である。
- セメントレスカップにおいては，初期固定性向上のために血管走行に留意してスクリュー固定を追加することも推奨される。

ハンマリングの音にも注目

セメント圧入やインプラント挿入時の力のコントロールも重要であり，ハンマーの力加減には注意を要する。特にセメントレスステムを挿入する際は，プラスティックハンマーを使用するなどの細心の注意が必要である。また，初期固定の確認には音も有用である。ハンマリングの音と皮質骨の接触面積は相関するとされており[5]，ハンマリングの音にも注意を払い，初期固定が得られたと判断した後のさらなる打ち込みは慎むべきである。

後療法

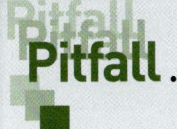

・骨粗鬆症の有無により通常後療法を変更する必要はないが，術後早期には，術中にはっきりしなかった骨折の顕在化やsinking・migrationに伴うインプラントの移動に十分な注意が必要である。

・長期的にはosseointegration遅延や髄腔化進行に伴う早期弛みの出現に注意が必要で，軽微な外傷により人工股関節周囲骨折を合併するリスクがある。そのため，術後も可能な限り骨質と骨強度の改善に努めることが重要となる。

Pitfall　術後のインプラントの移動

▶手術中や手術直後にはっきりしなかった骨折が，手術後の経過観察の単純X線にて顕在化することがある。インプラントの固定性が得られていれば保存的に経過をみることも可能だが，インプラントの固定性が不良であれば再手術を要するため，手術直後に骨折合併がなくてもインプラント固定性の評価とともに慎重に手術後の単純X線を確認することが重要である（図4）。

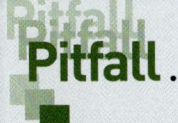

Pitfall　術後に起こる股関節周囲の疼痛

▶骨質不良例では，インプラント周囲骨折合併がなくても，骨盤輪不顕性骨折による股関節周囲の疼痛が出現することがある。症状出現直後では，恥坐骨骨折や仙骨骨折が不明瞭なことがある。インプラント周囲を注視するあまり診断遅延につながることもあり，骨盤輪不顕性骨折も念頭に置き注意して確認する必要がある。単純X線で診断困難な場合は，CTやMRIなどの追加検査も有用である（図5，6）。

図4　術中骨折の術後顕在化症例

62歳，女性。両大腿骨外反骨切り後の末期変形性股関節症。

a：著明な可動域制限と骨量減少を認める。

b：右THA術後。Iliopubic lineの一部連続性不良がある（矢頭）。

c：右THA術後2週。Iliopubic lineの一部連続性不良部で骨盤骨折が顕在化し転位が出現した（矢頭）。

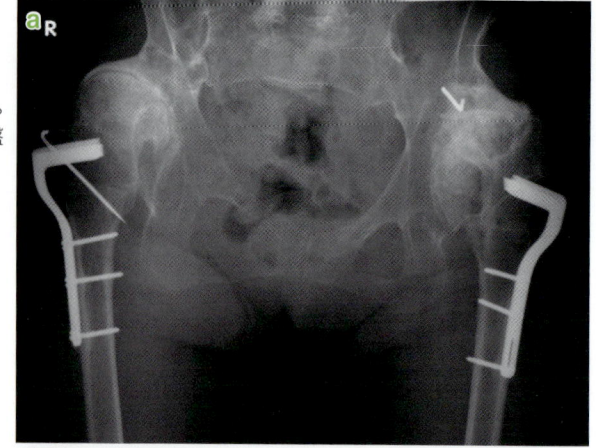

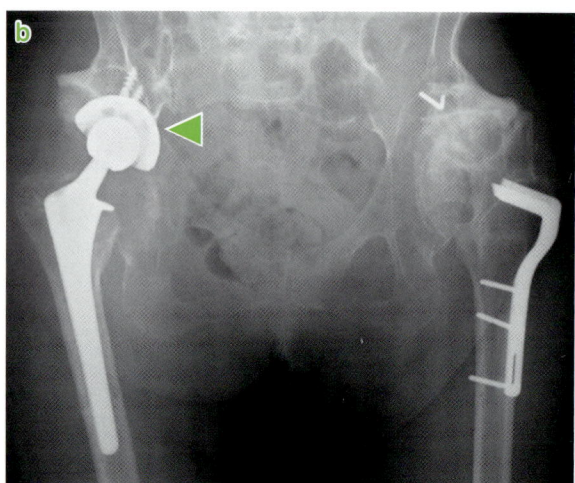

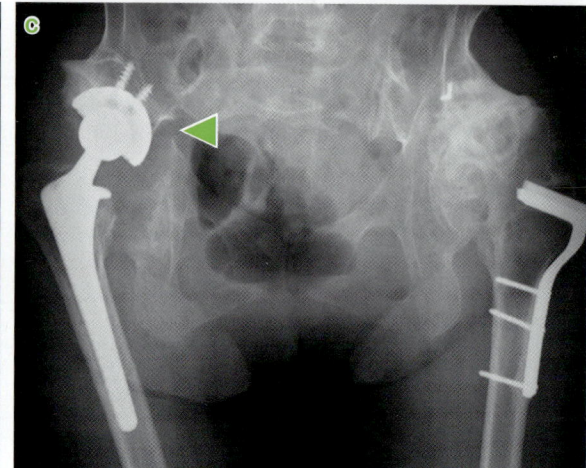

図5　術後骨盤不顕性骨折例①

77歳，女性。左変形性股関節症に対するTHA後1年。独歩可能であったが，草取り作業後より両殿部痛が出現し，歩行困難で来院した。

a：単純X線像上，人工股関節周囲骨折は明らかでない。

b：MRI T1横断像にて，両仙骨翼部にlow intensity areaが存在（矢頭），不顕性仙骨骨折と診断した。

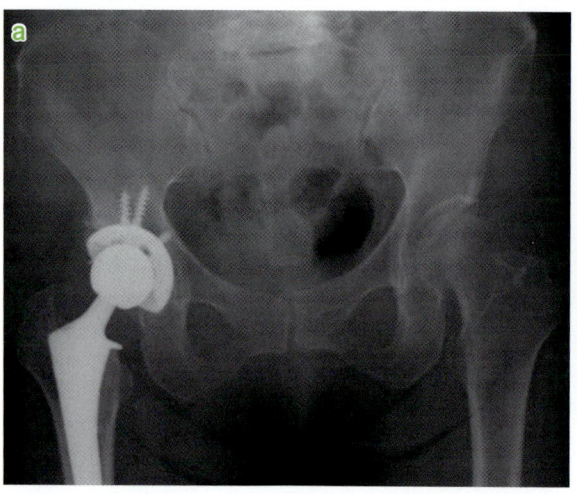

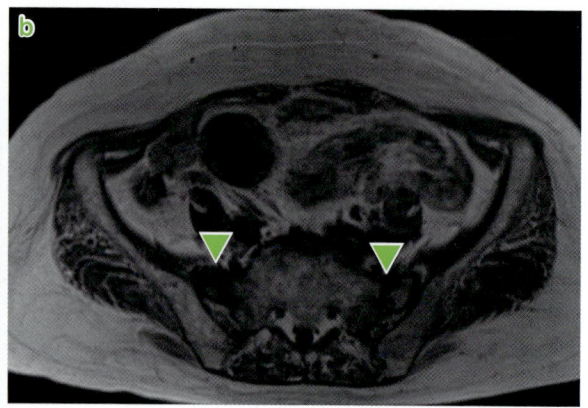

図6　術後骨盤不顕性骨折例②

97歳，女性。両変形性股関節症に対するTHA後3年。独歩可能であったが，歩行中につまずいた後より
左股関節から大腿部痛が出現し，歩行困難となったため来院した。

a：単純X線像上，人工股関節周囲骨折は明らかでないが，恥骨下枝骨折が疑われる。

b：CT像にて，左臼底および恥骨下枝に骨折線が確認できる（矢頭）。

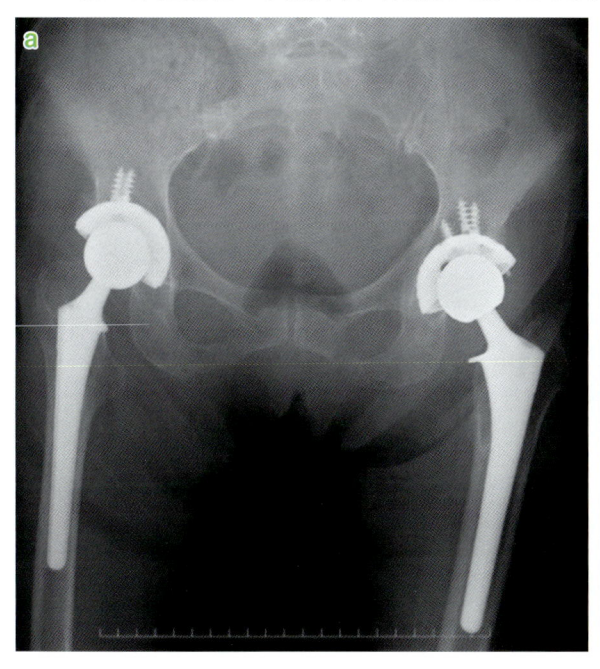
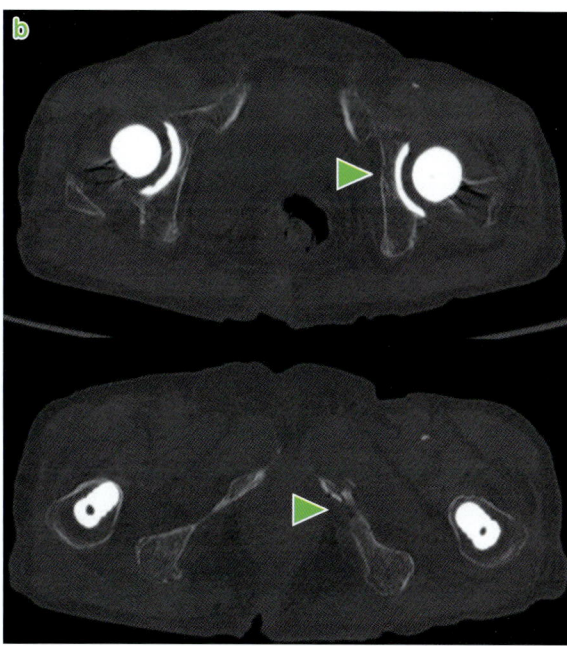

- ビスホスホネートはインプラントやallograftへのosseointegrationを増加させ，インプラント周囲の骨吸収を緩和し骨溶解の予防となり，再置換術と骨折のリスクを減少させるとされている。しかし，ビスホスホネートの長期投与例では，ステム先端での非定型骨折に注意が必要で，単純X線によるモニタリングが必要である。

- テリパラチドはセメントレスインプラントのbony ingrowthとgap fillingを早期に達成し，aseptic looseningを改善させるとの報告もあり，骨粗鬆症患者のセメントレス固定に有用な可能性もあり，骨溶解の治療薬として期待されている。

- デノスマブはビスホスホネートと異なる作用機序で，骨吸収と骨溶解の予防につながることが期待されている。

！Point　コンプライアンスの確認を

- 骨粗鬆症に対する薬物療法は，THAを実施する医療機関で行われていない場合も多く，最終的にコンプライアンス不良となる症例も多数存在する。THAを実施する医療機関で薬物治療を行わない場合でも，連携施設と密に情報交換を行い，骨質改善と薬物療法のコンプライアンスの確認に努める必要がある。

◆ 文献 ◆

1 ）Linda A, Russell. Osteoporosis and Orthopedic Surgery: Effect of Bone Health on Total Joint Arthroplasty Outcome. Curr Rheumatol Rep 2013：15：371.
2 ）Maier GS, Kolbow K, Lazovic D, et al. The Importance of Bone Mineral Density in Hip Arthroplasty: Results of a Survey Asking Orthopaedic Surgeons about Their Opinions and Attitudes Concerning Osteoporosis and Hip Arthroplasty. Adv Orthop 2016：2016：8079354.
3 ）Bottai V, Dell'Osso G, Celli F, et al. Total hip replacement in osteoarthritis: the role of bone metabolism and its complications. Clin Cases Miner Bone Metab 2015：12：247-50.
4 ）Kim YH, Park JW, Kim JS. Is diaphyseal stem fixation necessary for primary total hip arthroplasty in patients with osteoporotic bone（Class C bone）? J Arthroplasty 2013：28：139-46.
5 ）Sakai R, Kikuchi A, Morita T, et al. Hammering sound frequency analysis and prevention of intraoperative periprosthetic fractures during total hip arthroplasty. Hip Int 2011：21：718-23.

骨粗鬆症患者に対する人工膝関節全置換術（インプラント周囲骨折を含む）

東京慈恵会医科大学整形外科学 **斎藤 充**

Outline

- 人工膝関節全置換術(total knee arthroplasty；TKA)施行例の多くは70歳以上であり，骨粗鬆症のリスクを有する。
- 変形性膝関節症例は，高い骨密度でも骨折リスクが高い骨質劣化型骨粗鬆症（硬くて脆い骨）である。
- 術前に単純X線検査(脊椎，膝，下肢)，骨密度検査を行い，骨粗鬆症診断を行う。
- 術前に膝関節単純CTを施行し，インプラント周囲の骨構造の劣化を評価する。
- 骨切りの際の「手応え＝骨強度試験」も考慮して，必要があればステムの使用，また，術後に骨粗鬆症治療を行う。

術前

手術適応

- 保存療法に抵抗する痛みや拘縮を有する膝関節症[Kellgren-Lawrence(KL)分類：Ⅲ度以上]。
- 術前に以下の検査を行い，骨粗鬆症の評価を行う。低骨密度や既存骨折があれば，術前から骨粗鬆症治療を開始する。しかし，治療効果を期待して手術時期を遅らせる必要はない。
- 骨粗鬆症の有無にかかわらず，両側例には両側同日TKAを行う[1]。

必須検査と重要な画像所見

- 術前検査で，骨粗鬆症の評価(骨密度測定，骨折既往の有無)を確認する。わが国の骨粗鬆症の診断基準では，高い骨密度でも，既往に椎体骨折や大腿骨近位部骨折があれば骨粗鬆症と診断される。
- 変形性膝関節症例は，膝関節周囲のみならず大腿骨近位部や椎体の骨密度が高いにもかかわらず椎体や非椎体骨折リスクが高いことがRotterdam studyから報告されている(**図1**)[2,3]。すなわち膝関節症例は，高い骨密度であっても脆弱性骨折を起こす「骨質劣化型骨粗鬆症（硬くて脆い骨）」であることを念頭に置く必要がある。
- 現時点では研究費扱いになるが，骨質劣化マーカーとして血中(SRL)や尿中ペントシジン(LSIメディエンス)の測定を行っている。以下の因子があれば高い骨密度で

図1　膝OA（KL＞2以上）における骨密度と骨折リスクの解離（Rotterdam study）

変形性膝関節症例は，膝関節周囲のみならず大腿骨近位部や椎体の骨密度が高いにもかかわらず，椎体や非椎体骨折リスクが高い。すなわち「骨質劣化型骨粗鬆症＝硬くて脆い骨」といえる。

a：腰椎骨密度
b：大腿骨骨密度
c：新規骨折発生率（5.7年）

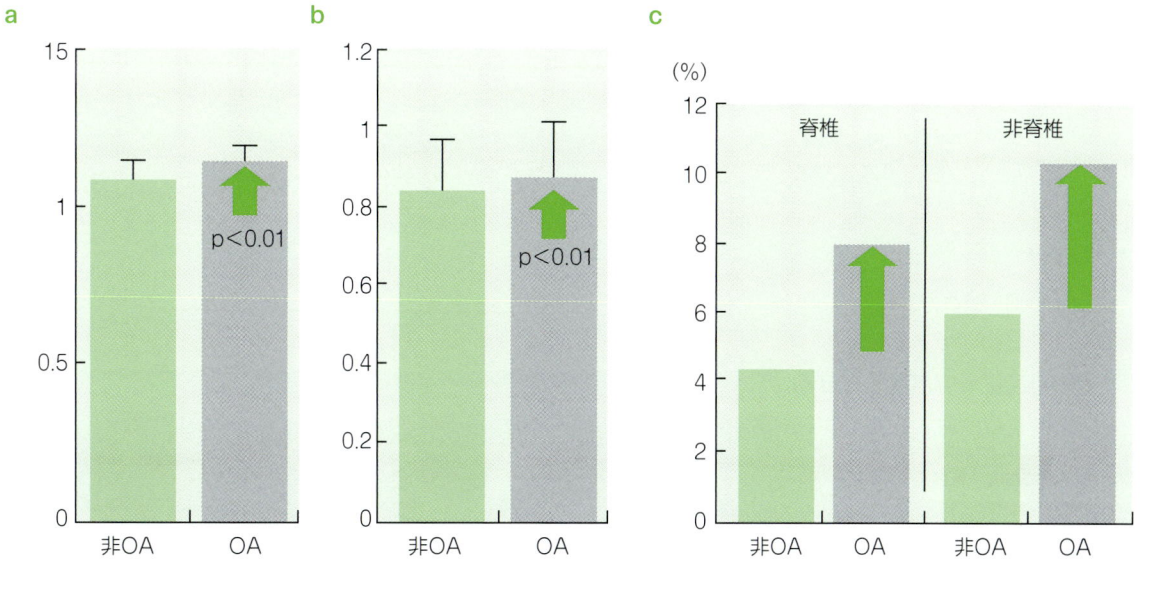

（文献2より引用）

も骨折する骨質劣化型指標であることが報告されている。

　①糖尿病例：HbA1c＞7.5

　②腎機能：eGFR＜60

　③腰椎側面像での腹部大動脈石灰化の距離が2椎体を越える，など

- 術前検査では腎機能，糖尿病既往など，高骨密度でも骨脆弱性を高める病態の把握に努める。

- さらに，膝関節周囲の骨の構造学的な骨質評価には，単純CT撮影を行う。解像度に限界があるが，単純CT像でも軟骨下骨の骨欠損や骨梁構造の減少，そして骨嚢胞などの評価は十分可能である。

準備しておくべきもの

- インプラントの準備は，常にステム付きに変更できるようバックアップを用意しておく。

手術手技

- 単純X線像とCTでみてとれる関節周囲の骨の状態を頭に入れて手術に望む。何より大切なことは，骨切りをした際の手応え＝骨強度である（**図2**）。さらにそこで目視した骨切り面周囲の骨梁構造も考慮し，インプラントのセメント使用やステム使用などを判断する。
- 前述したように，変形性膝関節症は，高い骨密度でも骨折リスクの高い「骨質劣化型」である。軟骨下骨に旺盛な骨硬化像があっても，石灰化度が高い（白い）＝強いわけではない。逆に脆いことを頭に入れておく必要がある。
- 骨切り時や，キール作製時など，硬化部に安易にハンマーで強く叩くことは慎むべきといえる。「強く過剰に叩けばマイクロクラックが発生しやすい骨なんだ」と想像しながら愛護的に操作する必要がある。

図2　骨切り時に骨強度を把握する

大腿骨や脛骨の骨切り時に患者（症例）の骨強度を把握することが必要である。また，脛骨骨切り後の脛骨内の海綿骨の状態を把握し，キールの作製や同部位のセメント注入などに十分配慮する。

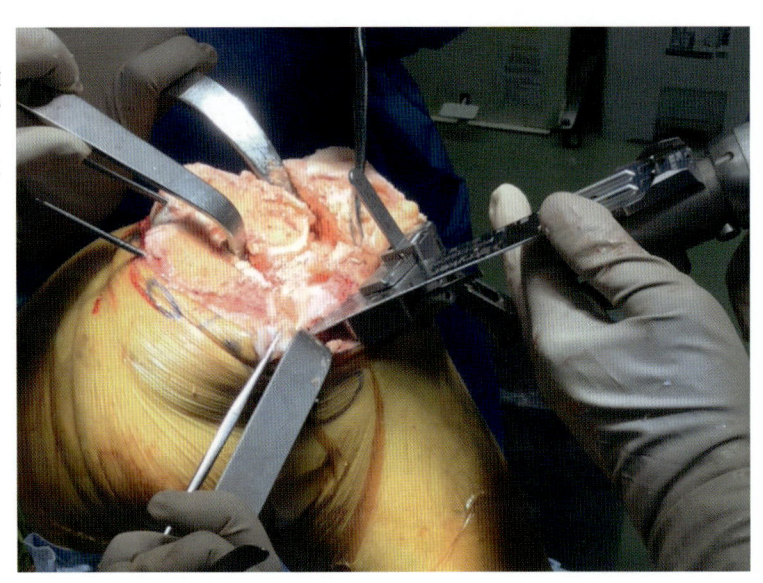

成功の秘訣 骨硬化像が著しい骨ほど硬くて脆い

- 著者は，骨硬化像が著しい骨ほど硬くて脆いと判断し，以下のような注意をしている。
- キール作製時には，あらかじめボーンソーで切れ目を作製してからキールパンチャーを使用している（図3）。
- 骨切り面に骨硬化像がなく骨梁構造が劣化＝スカスカの場合は，さらに注意が必要である。この場合，目視した状態で骨髄側の海綿骨の脆弱性があったとしても，ステムを使用するほどの骨欠損でなければ，キール部分に骨欠損を十分助けるだけの骨セメントを使用する。
- どのような症例でも下肢アライメントの変化により，脛骨インプラントの荷重部内側面は，ルーセントラインが出現することが多い。この際，骨髄側の骨梁過小に不十分なセメントマントルは非感染性の弛みのリスクになるからである。
- レトラクターで骨を操作する際は，いつの間にかめり込み，骨欠損を医原性に発生させることがあるので，助手にはその点を注意してもらう必要がある。
- セメント固定の際にカーボジェットで骨に高圧のエアーを当てる場合には，骨のマイクロクラックを誘導する可能性も十分あることから，常に骨の目視による構造評価，そして骨切り時の手応え＝骨強度試験を思い浮かべながら，骨の立場に立って愛護的な操作を行う必要がある。

図3 キール作製時のコツ

あらかじめボーンソーで切れ目を作製してからキールパンチャーを使用している。

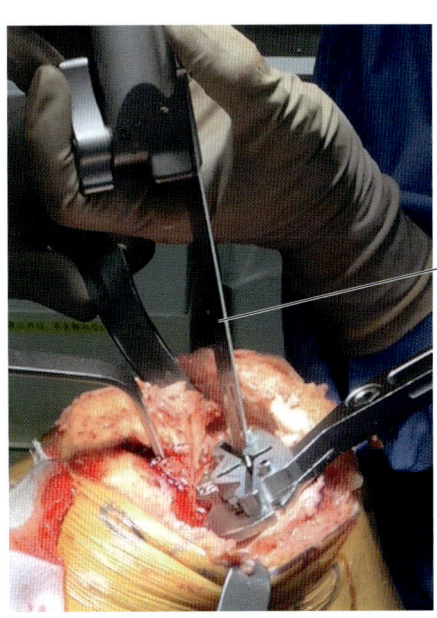

ボーンソー

- 変形性膝関節症は加齢に伴い増加する。同時に男女を問わず加齢に伴い，骨吸収優位の骨リモデリングの亢進により骨の脆弱性が高まる。TKAを受ける年齢層は比較的高齢であり，少なからず骨の脆弱性が高まっており，人工関節周囲の骨代謝の状況や非感染性の弛み，インプラント周辺骨折のことを念頭に術後経過観察をしていく必要がある。

- 若くしてTKAを受けた症例では，人工膝関節の長期予後を良好に保つうえでもインプラント周囲の骨代謝の状態を考慮する必要がある。

- 近年，骨粗鬆症に伴う骨折リスクの増大がADLやQOLを低下させ，ひいては死亡のリスクを高めることが明らかにされ，骨粗鬆症に対する治療に関心が高くなっている。そこで，TKA例における骨粗鬆症予防と，それによる副次的効果としての再置換率の低下やインプラント周辺骨折の予防といった観点で以下に述べる。

インプラント周囲骨折と骨粗鬆症

- 全置換型TKAのインプラント周囲骨折は，大腿骨コンポーネントの近位で発生することが多い。これに対して単顆置換型TKAでは，脛骨コンポーネント直下からの骨折が多いことが知られている。

- インプラント周囲骨折に至る因子として，術前から存在する骨粗鬆症による骨脆弱性に加えて，術直後の歩行能力低下，その後の歩行能力の改善といった力学的環境の変化，また，インプラント周囲の経時的な骨密度低下が挙げられる。

- インプラント周囲の経時的な骨密度低下に及ぼす因子としては，インプラントデザイン，セメント使用，アライメントの変化などが想定される。

- 全置換型TKAの際の大腿骨コンポーネント周囲の骨密度低下に関しては，インプラントデザイン，セメント使用にかかわらず，大腿骨前方および中央部での骨密度の低下が報告されている[4~6]。

- 島田らは，全置換型TKA術後の骨密度変化を解析したところ，大腿骨では術後6カ月で術後1カ月と比べて6〜10%減少し，その減少は術後24カ月の時点でも術直後1カ月の値には回復しないと報告している[7]。こうした傾向は脛骨でも観察される。同研究において島田らは，脛骨において内側の骨密度低下が著しく，術後24カ月の時点でも術後1カ月と比べて約30〜40%の骨密度の低下が残存すると報告している[7]。

- 内側に骨密度低下が生じる理由として，下肢アライメントの改善により脛骨内側への応力集中が回避されることが主な要因とも考えられるが，術前後の下肢アライメントの変化と骨密度変化に相関はみられなかったと報告されていることから，今後さらなる検討が必要といえる。

- TKA術後の骨密度低下は，術後約6カ月にかけて顕著であるが，こうした変化は骨吸収マーカーの推移とも連動している。著者らは片側TKA（セメントレス）を行った70〜84歳（平均74歳）の女性22例を対象に，術後1日，3日，1，2，3，4，5，6，8，24週と骨吸収マーカーである血中Ⅰ型コラーゲン架橋N末端テロペプチド（NTx）を測定した[8]。その結果，術後の血清NTxの推移は，術翌日にminimum significant change（MSC）である14.2%以上増加したものは22例中5例であったが，術後3日目には15例，68%で増加していた。術後1週では，1例を除く21例に有意な増加が認めら

れた。一方，ピークを示した時期は術後3〜4週であった。増加率は11〜168％，平均62％であった。ピーク以降は，時間の経過とともに減少する傾向がみられたが，12週までは一時的に増加するケースもみられた。術後6カ月の時点で，術前の値＋14.2％のレベルまでに低下したものは16例，73％で，残りの6例は低下傾向を示すものの，依然として高値を示していた。しかし，術後6カ月で骨吸収マーカーは正常化するにもかかわらず，インプラント周囲の骨吸収は旺盛に営まれていることを骨シンチグラフィーを行った症例から見出した。

- 骨代謝マーカーは全身の代謝の平均値に過ぎない。インプラント周囲のみが骨吸収が亢進しているのでは，代謝マーカーは動かないことがわかった（図4）。こうした事実から，インプラント周囲の骨代謝を正常化するためには，術後6カ月以上にわたり骨吸収抑制薬を使用することがインプラントの再置換率を低下させるためには必要であるかもしれない。事実，この仮説は立証されているので後述する[9]。

- しかし，ビスホスホネートを術後早期に使用すると，骨吸収の抑制と同時に骨形成も抑制されるため，インプラント周囲のbone ingrowth/ongrowthを阻害することが懸念される。この点に関し，Mochidaらは，イヌにセメントレス人工関節を挿入し，術直後からビスホスホネートであるアレンドロネートを投与したところ，インプラント表面の骨形成に異常が生じないことを明らかにした（図5）[10]。すなわち，術後早期にビスホスホネートを中心とした骨吸収抑制薬の使用は，全身的な骨粗鬆症の骨折防止のみならず，インプラント周囲の骨吸収を抑制し骨密度を保ち，インプラント周囲骨折や骨の脆弱性に起因する非感染性の弛みなどを回避できるかもしれない。

図4　TKA術後の骨吸収の亢進

TKA術後6カ月にわたり骨吸収マーカーは亢進するが，6カ月目には正常化する。注意すべきは骨吸収マーカーや形成マーカーは，全身の骨代謝の平均値である点である。本症例は，術後6カ月で骨形成および骨吸収マーカーは正常化しているが[血中TRAP5b：292正常（〜590），血中P1NP：31.8正常（18〜74）]，骨シンチグラフィーを撮るとTKAインプラント周囲は旺盛な取り込み像が確認できる（緑丸，骨シンチグラフィーは泌尿器科疾患の経過観察で撮影したもの）。すなわち，インプラント周囲は，たとえ骨代謝マーカーが正常化しても異常な骨代謝が継続していることを念頭に置かなければならない。

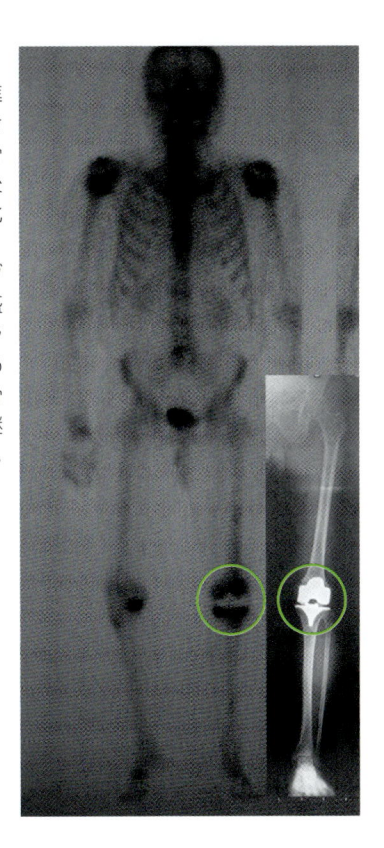

図5　術後早期のビスホスホネート剤使用

イヌ大腿骨にハイドロキシアパタイトがコーティングされたセメントレス人工関節を挿入，術直後からビスホスホネート剤としてアレンドロネートを連日投与した。術後4週目の組織図では，bone ingrowthは阻害されていない。大腿骨近位部の大腿骨ステムで，セメントレスであるが，膝においても同様の局所結果が得られると考える。
a：アレンドロネート投与
b：アレンドロネート非投与

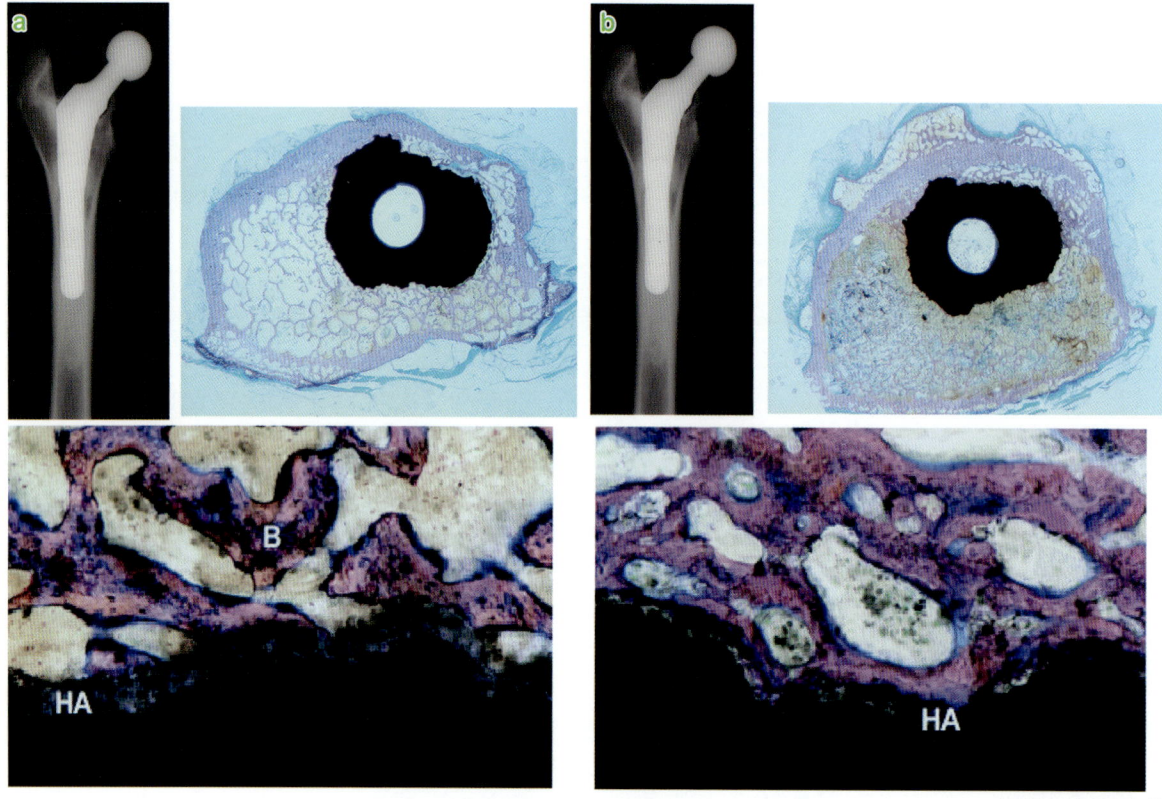

（文献10より引用改変）

- これに対して，骨形成促進薬であるテリパラチドは，低出力超音波パルス照射（LIPUS）のみでは十分な骨癒合が認められなかったインプラント周囲骨折の骨折治癒を促進することが報告されている[11]。また，著者らは両側変形性膝関節症例に対して両側同時TKA施行後，歩行訓練中に足を踏ん張っただけで両側同時に膝蓋骨骨折を生じた一例を経験した[12]。同例の骨密度は健常レベルであったが骨質劣化をきたす糖尿病罹患があった。術中の骨切り時に骨の脆弱性を感じたため，術翌日よりdailyテリパラチド製剤を開始していた。術後21日目の階段歩行訓練時に両膝に激痛を自覚し両側膝蓋骨骨折をきたした。保存療法を選択し，骨折前から投与していたdailyテリパラチドにLIPUSを追加した。その後，膝関節機能も問題ないレベルに改善した。
- Wardenらはラット大腿骨骨折モデルを用いて，LIPUSとテリパラチドの併用が相乗的に骨癒合を促進することを見出していることからも[13]，治癒難治例に対するLIPUSとテリパラチドの併用療法は有効と考える。

骨吸収抑制薬の使用は非感染性の弛みを減少できるか？

- 前述のごとく，術後早期に骨吸収は高まるため，同時期にビスホスホネートを使用することによりインプラント周囲の骨吸収の亢進を抑制できる可能性がある。

- 骨粗鬆症を伴うTKAに対して術後早期に骨粗鬆症治療薬を使用するに当たっては有効性と安全性の検証が必要である。特に，骨粗鬆症治療薬開始後に，インプラント周囲の骨形成を抑制することなく，骨吸収を抑制することができれば，術者としてこれほどうれしいことはない。そこで著者らは，両側同日TKA例を対象に，術後2日目から以下の骨粗鬆症治療薬の使用を開始し，術後2週目，4週目の骨形成および骨吸収マーカーの評価を行った。同時に有害事象の調査も行った[14]。

- 使用した骨粗鬆症治療薬は，ゾレドロネート，デノスマブ，イバンドロネート，dailyテリパラチド，週1回テリパラチド酢酸塩，非投与群を対照群とした（各群15例：合計90例180膝）。その結果，非投与群では，術後2週，4週と骨吸収マーカーも骨形成マーカーも亢進した。

- これに対して，ゾレドロネート，イバンドロネート，デノスマブ群は，術後4週にわたって，亢進した骨形成を抑制することなく，骨吸収マーカーのみ低下させた。また，2種類のテリパラチド製剤を投与した群では，骨吸収抑制は生じなかったものの，骨形成マーカーの増加は術後4週で600〜1,000%を示した。有害事象は認めなかった。

- 興味深いことに，ゾレドロネートやイバンドロネートは，投与後に炎症の惹起によるインフルエンザ様症状を呈することが知られているが，術後2日目という著しい高炎症状態にある症例では，薬剤により誘導される炎症を超えた炎症が全身性に発生していることもあるためか，インフルエンザ様症状は1例も発生しなかった。

- すでに欧米のpopulation based studyから，経口ビスホスホネート使用例では人工関節置換術を受けた症例では再置換率が有意に減少することが示されている[9,15]。英国において1986〜2006年にTKAを受けた症例18,726例におけるビスホスホネート内服と再置換との関連を解析した報告では[9]，術後6カ月以上のビスホスホネート内服により，術後5年目での非感染性の弛みによる再置換率は0.93%であり，非内服例の1.96%の半分であった。その後の長期の再置換率も同様にビスホスホネート内服例では有意に低値となっていた（ハザードリスク 0.54：95%信頼区間0.29〜0.99，**図6**）。

- こうした傾向は，同調査で同時に行われた人工股関節全置換術についても同様であった。同様の結果は，デンマークのpopulation based studyでも得られている[15]。同調査でも経口ビスホスホネート使用例の再置換率は，非内服例より有意に低値であった（ハザードリスク 0.41：95%信頼区間0.27〜0.61）。同研究では，1年以上のビスホスホネート内服が再置換率を有意に低下させる因子と結論している。

- TKA後の合併症予防を目的としたビスホスホネート内服は，術後可及的早期に開始し，最低でも1年以上継続すること，内服遵守率（adherence）が80%以上であることが重要である。こうした観点から，人工関節後の外来経過観察の頻度が術後1年を経過すると多くの施設で半年から1年ごとであることを考慮すると，6カ月ごとのデノスマブや，今後わが国でも使用できる見込みのあるゾレドロン酸の1年ごとの投与などは，骨粗鬆症を合併するTKA症例の経過観察に適する可能性があるといえる。

骨粗鬆症患者に対する人工膝関節全置換術（インプラント周囲骨折を含む）

図6　TKA術後，ビスホスホネート内服例と非内服例の再置換率の経時的変化

術後6カ月以上のビスホスホネート内服により，術後5年目での非感染性の弛みによる再置換率は0.93%であり，非内服例の1.96%の半分であった。その後の長期の再置換率も同様にビスホスホネート内服例では有意に低値となっていた（ハザードリスク0.54；95%信頼区間0.29〜0.99）。

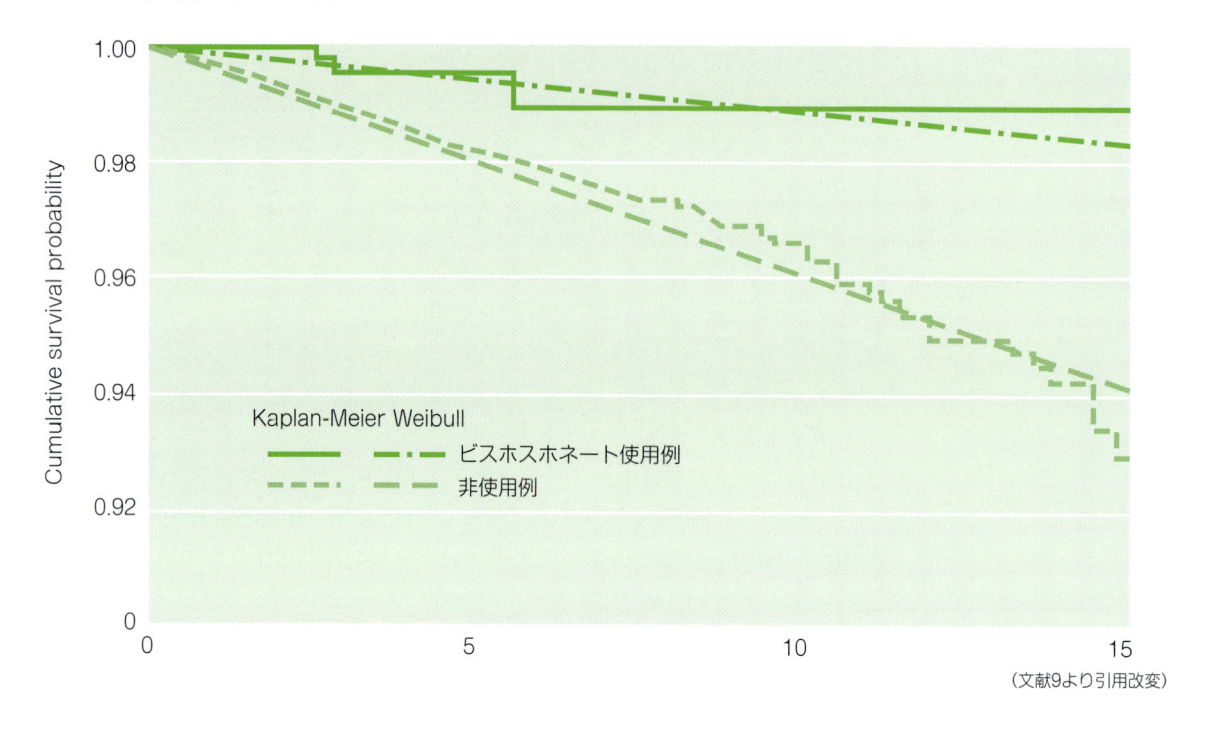

（文献9より引用改変）

おわりに

　　　高齢化に伴い，変形性膝関節症の罹患数は増加している。同時にTKAの件数は年々増加の一途をたどっている。こうした症例では骨粗鬆症を併発していることも十分考慮に入れ，可能であれば術前からビスホスホネートを中心とした骨粗鬆症治療を開始することも視野に入れるべきである。術前および術後早期に投薬を開始することで，インプラント周囲骨折や，非感染性の弛みによる再置換を半分に減少できる可能性がある。しかし，大腿骨の弯曲が強い症例に関しては，長期のビスホスホネート投与による非定型大腿骨骨折のリスクが高まることも報告されていることから，大腿骨の単純X線像も経時的に観察することが必要と考える。

◆ 文献 ◆

1）斎藤　充，丸毛啓史．5章：これからの手術手技：両側同日 TKA．パーフェクト人工膝関節置換術．石橋恭之 編．金芳堂；京都：2016. p218-22.

2）Bergink AP, van der Klift M, Hofman A, et al. Osteoarthritis of the knee is associated with vertebral and nonvertebral fractures in the elderly：the Rotterdam Study. Arthritis Rheum 2003；49：648-57.

3）斎藤　充，鈴木秀彦，黒坂大三郎，ほか．椎体骨折，高骨密度，骨質劣化は変形性膝関節症の独立した危険因子である　長野コホート2725例での検討．日整会誌 2015；89：S207.

4）Spittlehouse AJ, Getty CJ, Eastell R. Measurement of bone mineral density by dual-energy X-ray absorptiometry around an uncemented knee prosthesis. J Arthroplasty 1999；14：957-63.

5）Petersen MM, Olsen C, Lauritzen JB, et al. Changes in bone mineral density of the distal femur following uncemented total knee arthroplasty. J Arthroplasty 1995；10：7-11.

6）Soininvaara TA, Miettinen HJ, Jurvelin JS, et al. Periprosthetic femoral bone loss after total knee arthroplasty：1-year follow-up study of 69 patients. Knee 2004；11：297-302.

7）島田克博．人工関節周囲の骨密度の経時変化．日人工関節会誌 2006；36：210-1.

8）田中孝昭，熊谷吉夫，斎藤　充，ほか．骨粗鬆症患者における血清I型コラーゲン架橋N-テロペプチド（NTX）値　骨折がおよぼす影響．医療 2005；59：604-7.

9）Prieto-Alhambra D, Javaid MK, Judge A, et al., Association between bisphosphonate use and implant survival after primary total arthroplasty of the knee or hip: population based retrospective cohort study. BMJ 2011；343：d7222.

10）Mochida Y, Bauer TW, Akisue T, et al. Alendronate does not inhibit early bone apposition to hydroxyapatite-coated total joint implants：a preliminary study. J Bone Joint Surg Am 2002；84-A：226-35.

11）Ochi K, Ikari K, Naomi A, et al. Administration of teriparatide treatment for a challenging case of nonunion of periprosthetic fracture after total knee arthroplasty. Arch Osteoporos 2013；8：159. doi：10.1007/s11657-013-0159-7.

12）米本圭吾，斎藤　充，黒坂大三郎，ほか．両側人工膝関節置換術後に介達外力により両側同時に膝蓋骨骨折を生じた1症例．Bone Joint Nerve 2005；6：219-22.

13）Warden SJ, Komatsu DE, Rydberg J, et al. Recombinant human parathyroid hormone（PTH 1-34）and low-intensity pulsed ultrasound have contrasting additive effects during fracture healing. Bone 2009；44：485-94.

14）斎藤　充，黒坂大三郎，池田　亮，ほか．両側人工膝関節置換術例に対する術後早期骨粗鬆症治療介入は骨形成を抑制することなく骨吸収を抑制する．日整会誌 2018；S1116.

15）Prieto-Alhambra D, Lalmohamed A, Abrahamsen B, et al. Oral bisphosphonate use and total knee/hip implant survival: validation of results in an external population-based cohort. Arthritis Rheumatol 2014；66：3233-40.

骨粗鬆症患者に対する人工膝関節全置換術（インプラント周囲骨折を含む）

骨粗鬆症患者に対する人工足関節全置換術（インプラント周囲骨折を含む）

国立病院機構大阪南医療センター整形外科 **野口貴明，辻 成佳，橋本 淳**
大阪大学大学院医学系研究科器官制御外科学 **平尾 眞**

Outline

- 術前の下肢全体のアライメントを把握し，術後の良好な下肢アライメントが得られるように術前計画を綿密に立てる。

- 脛骨コンポーネントは前後の，距骨コンポーネントは3辺ないし4辺の骨皮質にインプラントが載るように，骨切りレベルとインプラントサイズを判断する。アンダーサイズのインプラント使用は避ける。

- 軟部組織のバランスを調整するための，内果・外果の骨切りやアキレス腱延長[アキレス腱のZ延長や腓腹筋退縮術(gastrocnemius recession)]などの技術は，人工足関節全置換術の成績向上のために必要不可欠な手技である。

- 脆弱化した脛骨骨髄内への人工骨移植による骨強度増強は，脛骨コンポーネントの沈み込み防止に有用である。また術前からの全身的な骨粗鬆症治療も大切である。

- 人工足関節全置換術後のインプラント周囲骨折は非常にまれな骨折ではあるが，超高齢社会においては今後増加する骨折と考える。その骨折への対応法の確立と技術の習得も必要である。

術前

手術適応

- 著者らの施設では，人工足関節全置換術の適応は関節リウマチ(rheumatoid arthritis；RA)患者に限定している。ADLの高いRA患者で走ることも目的に手術を希望される患者に関しては，早期の弛みのリスクを考慮し，骨切り術や関節固定術がよいと考えている。

- RAの治療戦略は生物学的製剤の登場により大きな変化を遂げ，手術法だけでなく適応の考え方も変化・進歩している。RA患者の足関節障害は，足関節固定術と人工関節置換術いずれかの選択が各施設あるいは各術者により行われてきた領域である。薬物療法の進歩によりRA病勢が沈静化し，ステロイドの使用も減少し，また患者のゴール設定は上向きに変化しているなかで，人工足関節全置換術の成績向上にむけた努力と工夫はこれまで以上に必要性を増している。さらに骨切り術による治療も視野に入れなければならない時代に移行しつつあると考えている。著者らは，RA患者の足関節障害に対して距骨コンポーネント設置困難な距骨の骨欠損がない限りは全例人工足関節全置換術を選択し，同時にさまざまな手技を併用して長期成績向上に努めてきた。その結果は，平均7.1年のフォローで4%の再置換率であった[1]。これ

は今後もRA患者の足関節障害に対して人工足関節全置換術を第一選択として適応することを支持するに値する結果と考えている。これまでの方針通り，買い物や旅行が困難となってきた場合に人工足関節全置換術の選択肢を情報提供している。ただし，若年者で走ることを目標にしている患者は適応外としている。

- わが国では現在使用可能な人工足関節は3社ある。著者らは3コンポーネントモバイルベアリング方式で荷重分散を図るインプラントデザインの帝人ナカシマメディカル社のFINE Total Ankle Systemを使用している。本項では当インプラントを使用した人工足関節全置換術の概要について説明する。

- RAの病勢をタイトにコントロールすることは人工足関節全置換術の成績向上につながると考える。さらに，インプラントデザインや病勢のコントロール以上に骨の脆弱化や隣接関節の破壊やアライメント異常，内・外側のバランスの不良にどう対応したかが重要と考えている。また創傷治癒不全や表層感染への対応技術，再置換術の技術の確立と習得も適応を考えるうえで大切である。骨粗鬆症をきたしているRA患者では術前からの強力な骨粗鬆症治療が必須になる。

術前画像評価（図1）

- 下肢全体のアライメントを評価する方法としてhip to calcaneus view（HC view）という撮影法を用いている[2]。この撮影法を使用すれば大腿骨頭中心から地面との接地点である踵骨下端とを結ぶ線を引くことができ，これを荷重軸としている。
- その他，立位足関節正面，距骨下関節（Cobey法），立位足正面・側面のX線撮影を行う。
- また骨内部の状況や骨棘の詳細な位置の把握のため足関節中間位CTも必ず撮影する。

図1　術前検査法

a：HC view撮影。荷重軸が足関節のどの位置を通過しているか評価可能である。

b：距骨下関節（Cobey法）撮影。踵骨の内外反を把握するために必要である。

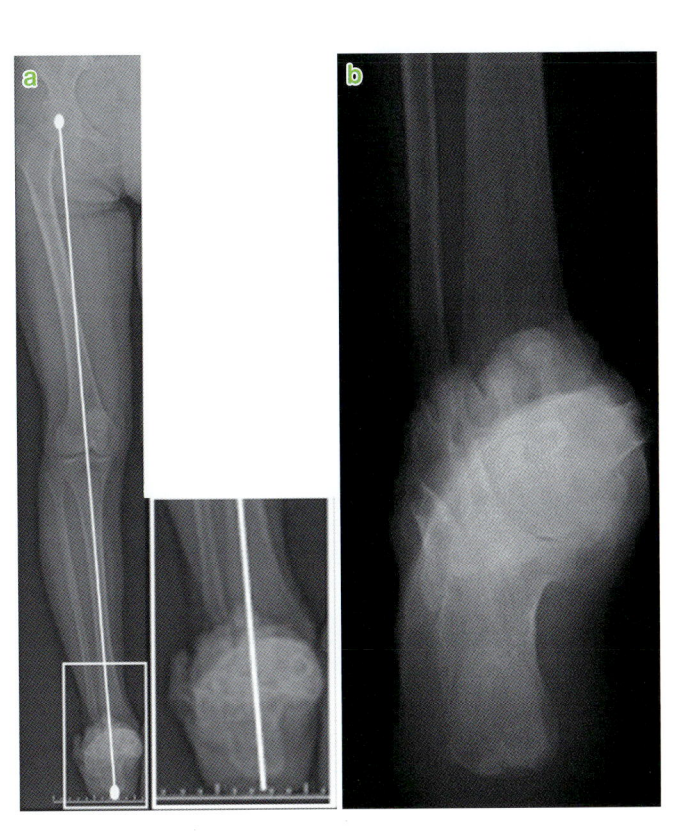

術前計画

　人工足関節を設置したとき，HC viewにおける荷重軸が足関節中央を通過するように プランニングする。プランニング例を**図2**に示す。

図2　プランニング例

緑色：理想の荷重軸，白色：実際の荷重軸

a，b：理想の荷重軸を通過するためには，踵骨の内反が10°必要である。

c：踵骨は12°外反しており，10°矯正すると踵骨外反角は2°になる。

d：脛骨を軸に対して垂直に骨切りすると外反は6°矯正されることになる。残り4°の内反は距骨の骨切りで矯正を行う。

e：内側を2mm多く骨切りすると脛骨と距骨の合計で10°外反が矯正されることになる。

f：術後HC viewでは荷重軸が膝関節・足関節の中央を通過している。

g，h：踵骨外反も矯正され良好なアライメントである。

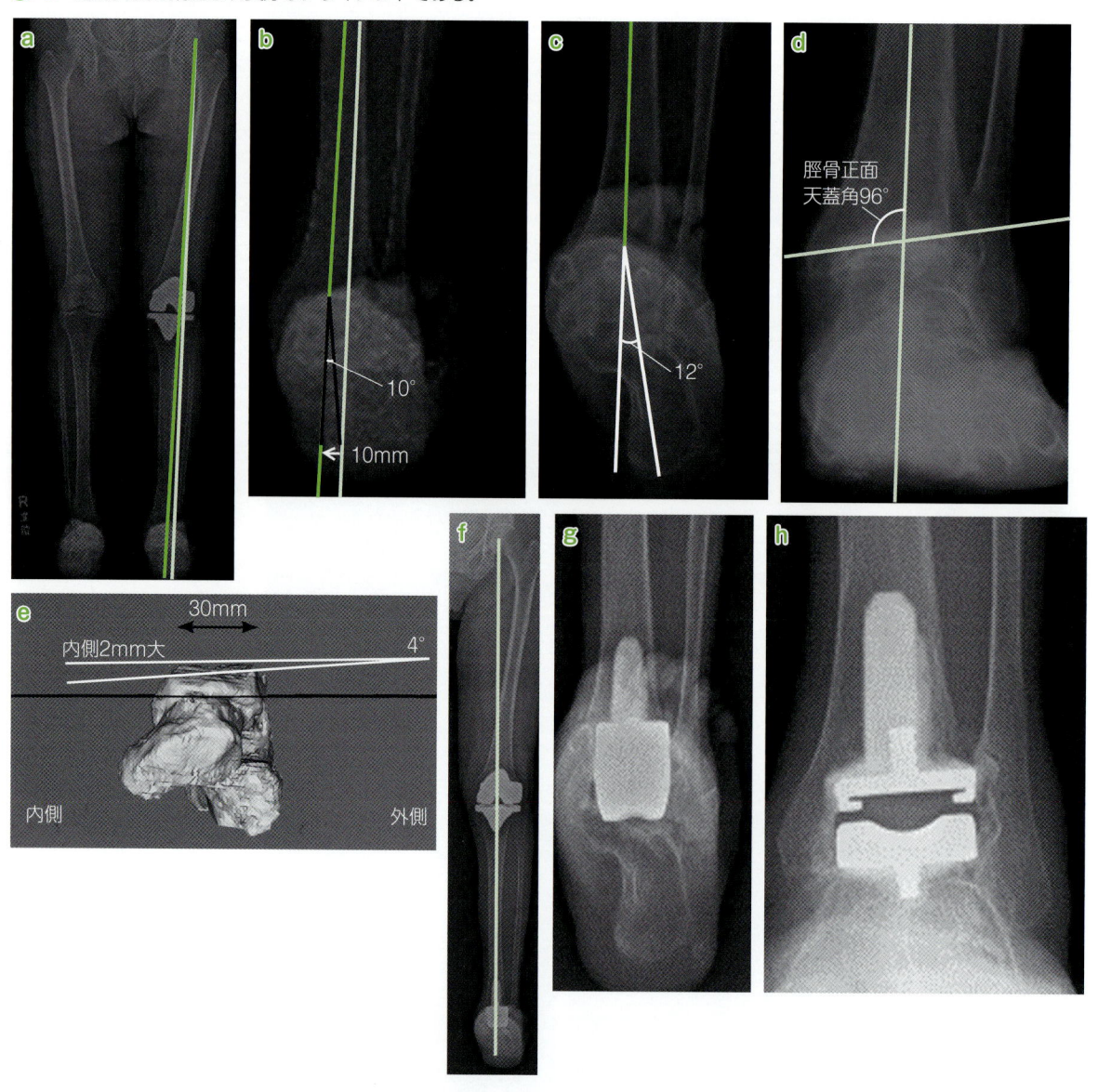

!Point トラブル回避

- 後足部の変形による荷重線の辺縁通過は，術後edge loadingをまねきインプラントの弛みにつながると考える。踵骨の外反変形が15°以上，offsetが20mm以上あるような症例に関しては一期的な手術は行わずに後足部の変形矯正手術後に再度荷重線の評価をして人工足関節全置換術を行うようにしている。

術 中

■ 体位・麻酔

- 大腿近位部に駆血帯をセットし仰臥位で行う。術中はX線透視装置(イメージ)を使用する。
- 麻酔は麻酔科に依頼し，基本的に坐骨神経ブロック併用の全身麻酔で行っている。

■ 手術手技

● 皮切

前脛骨筋腱と長母趾伸筋腱の間を，足関節中心に約10cmの縦皮切を行う。

● 関節内までの展開

- 鈍的に軟部組織を剥離し伸筋支帯を同定，左右に3-0PDS糸でマーキングし，腱を損傷しないようエレバトリウムを支帯下に挿入したうえで縦切開する。
- さらに深部を展開すると内果動脈が同定できる。内果動脈をできるだけ内側で焼灼し軟部組織を剥離していくと関節包に到達できる。
- 脛骨前面の骨膜と関節包はメスで縦切開し，関節面の辺縁に沿って剥離していく。このとき骨棘を切除しないようにする。骨棘は術前計画した骨切りの指標となる。

!Point マーキング

- RA患者は伸筋支帯が菲薄化かつ脆弱化しており，閉創時に縫合できるようにマーキングが必要である。

● 脛骨骨切り

- 骨切りは脛骨から先に行う。術前計画通りの骨切りラインに皮膚ペンもしくは電気メスでマーキングする。
- 骨切りガイドは髄外ロッドを使用し，骨軸に平行に骨切りするようイメージをみながらガイドの仮固定を行い，正面・側面ともに骨軸に対して垂直に骨切りを行えるように設置されているか何度も確認する(図3)。

- まずは短いボーンソーで骨切りを行い，次に長いボーンソーで後方の皮質骨まで骨切りを行う。RA患者では骨脆弱性の強い例が多く，ボーンソーの左右の揺れ幅による過度の骨切りを避けるように留意する。また，後方軟部組織を損傷させないように脛骨の前後径を考慮しながら骨切りを行う。
- 切除する天蓋を一塊として摘出することは難しく，近位骨切り面を破壊する危険もある。金属メジャーを骨切りしたスリットに挿入して脛骨近位骨切り面を保護しつつ，天蓋の骨をボーンソーで4〜5箇所縦切りしてピースバイピースに摘出する。摘出は後方の軟部組織をラスパトリウムで剥離しつつ髄核鉗子，リウエルを用いて行う。

図3　脛骨骨切りガイド
a，b：骨切りガイド設置後のX線正面像。太いロッドを使用しアライメントを確認しやすいようにしている。
c：骨切りガイド設置後のX線側面像。
d，e：骨切りガイド設置後の外観。

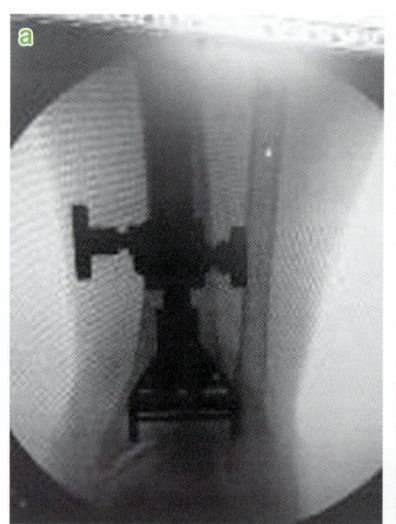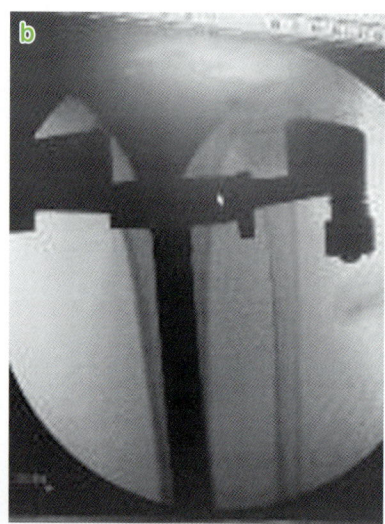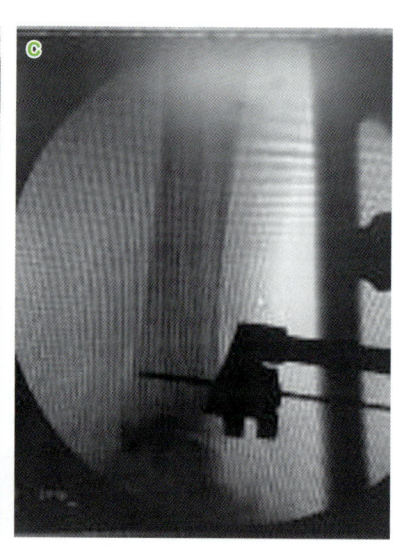

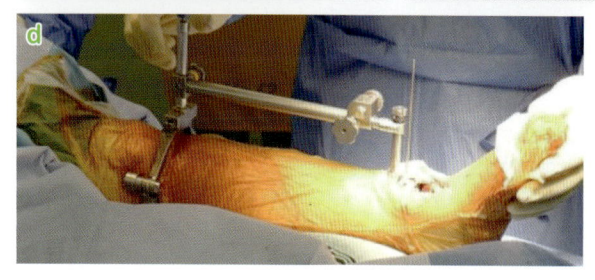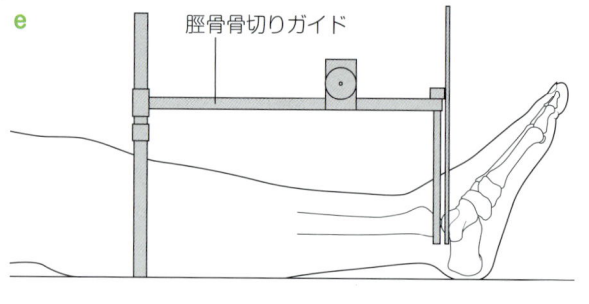

脛骨骨切りガイド

成功の秘訣　骨切り面を必ず指腹で確認する

　アライメントロッドを用い正確に骨切りできているかを確認し，指腹で骨切り面の起伏を何度も確認し調整する。

●距骨骨切り（図4）

術前計画通りに骨切りラインを引き，足関節中間位を保持するため垂直板を使用し，術者が助手に足底と平行に骨切りできているかをみてもらいながらフリーハンドで行う。

図4　距骨骨切り

垂直板を足底に当てて距骨骨切りを行う。

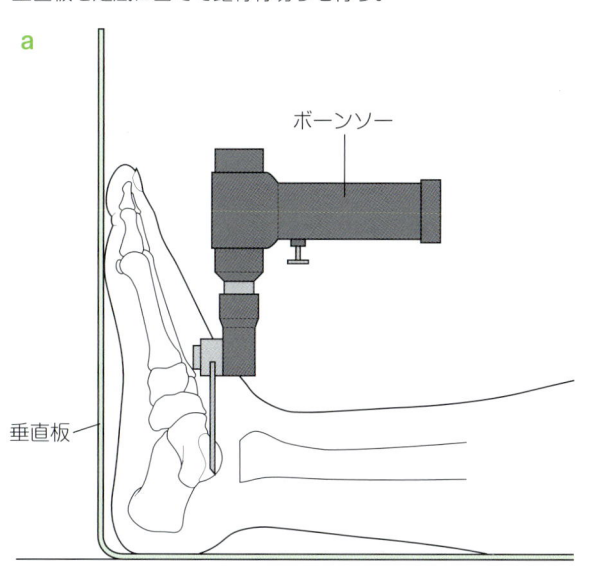

a
ボーンソー
垂直板

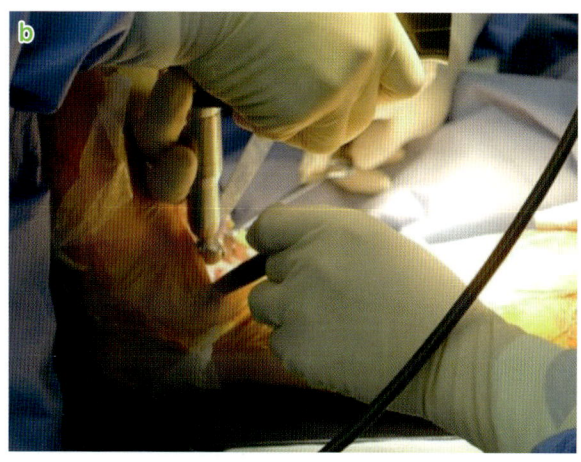

b

成功の秘訣

骨棘は切除しない

骨棘の位置は骨切りラインの指標となるため，骨切りをするまで骨棘は切除しない。

●軟部組織のバランス調整（図5）

　RA患者では，変形が高度であるために軟部組織のバランス不良により内・外反の徒手的矯正が困難な症例も多い。人工足関節は，アライメントだけでなく足関節の内・外反の軟部組織バランスも重要である。軟部組織のリリースでバランスを調整することは難しいため，著者らはDoetsらにより報告されている[3]内果や外果のsliding osteotomyを行いバランスの矯正をしている。

図5　軟部組織のバランス調整
a：内果骨切りの方法。内果骨切り部約2cm近位で骨膜は横切する（矢印）。
b：内側の軟部組織を保護しながらボーンソーで内果を骨切りする。
c：骨切り直後のX線像。

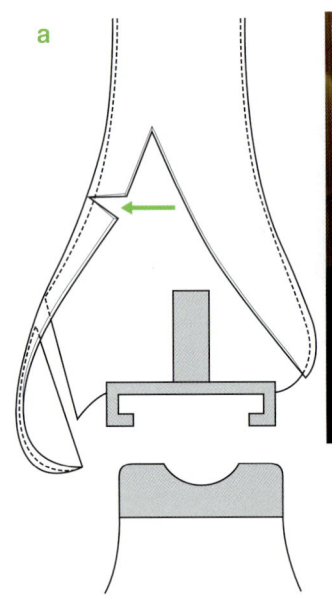
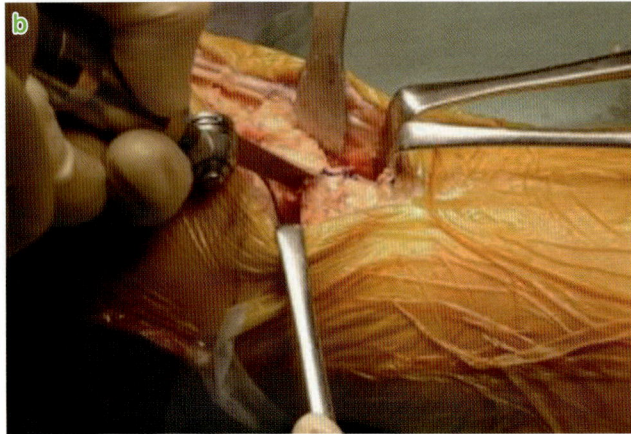
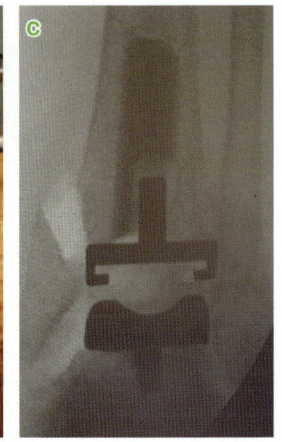

!Point...... **内固定は？**

- ●内果・外果の骨切り後は原則内固定を行わない。内固定をしないことで，術後2週半からの荷重歩行により，ダイナミックな軟部バランスに適合した位置へのself-repositionが得られると考えている。

●脛骨骨強度の強化（図6）

　RA患者では傍関節性の骨粗鬆化により，脛骨コンポーネントの中枢側への沈下を生じることがある。その防止のため著者らはHAブロック，ボーンセラムP®（オリンパステルモバイオマテリアル社）を充填したうえで脛骨コンポーネントを設置し良好な結果を得ている[1]。

図6　脛骨骨強度の強化

a：ボーンセラムP®充填用の専用ラスプ。
b：ラスピング時のX線像。前後方向に穿孔しないように注意する。
c：ボーンセラムP®。
d：ラスプのサイズに合うようにボーンセラムP®を採型する。
e：採型したボーンセラムP®を挿入する。

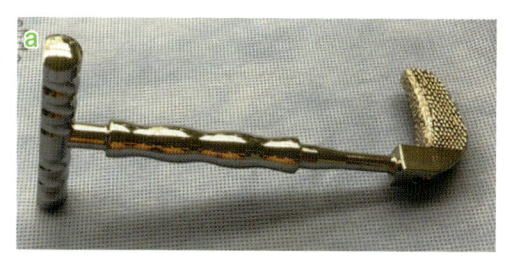

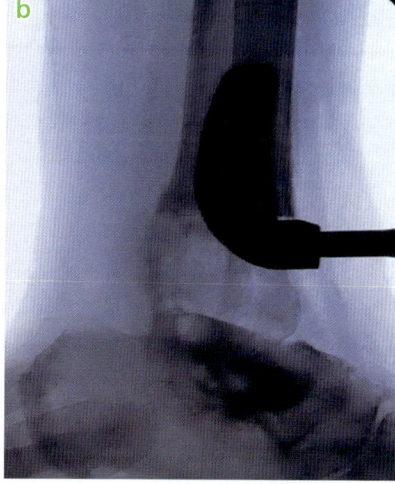

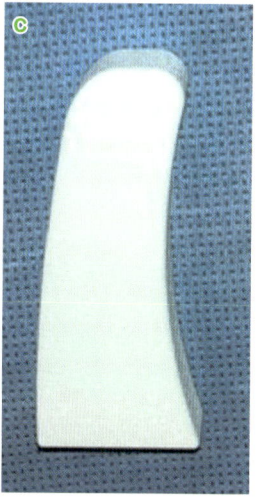

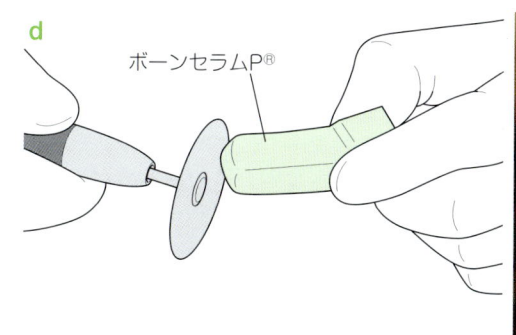

ボーンセラムP®

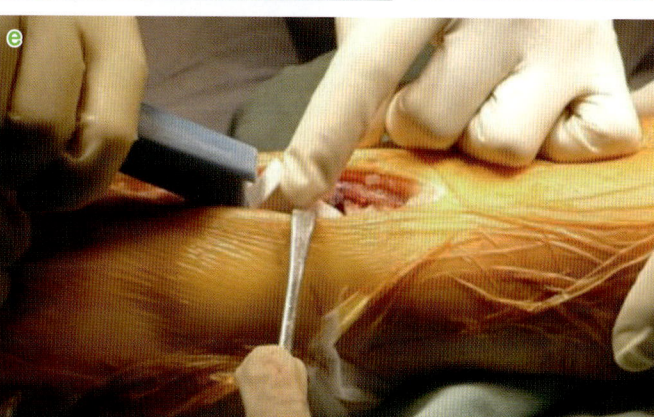

骨粗鬆症患者に対する人工足関節全置換術（インプラント周囲骨折を含む）

135

●インプラント設置

- 脛骨コンポーネントは，脛骨骨切り面の前後の皮質骨に必ず載るように設置し，距骨コンポーネントは距骨骨切り面の左右の皮質骨と前後の皮質骨の1辺（合計3辺）あるいは2辺（合計4辺）に載るように設置する。

!Point.......... **アキレス腱の延長**

- 後方関節包の剥離をしても，インプラント設置後に側面での脛骨荷重軸の延長線が距骨コンポーネントの後方を通過する症例に関しては，アキレス腱延長も考慮する。

術後

- 術後は創部の安静のため，2週間半はシーネ固定としている。また，移動時は腫脹軽減のため挙上式下肢サポート車椅子を使用するようにしている。
- 術後2週半で創部の状態を確認し，閉鎖していれば抜糸を行い翌日から全荷重歩行を開始する。
- 内果や外果のsliding osteotomyを行った場合でも抜糸翌日から全荷重歩行を開始するが，エアキャストを装着し骨癒合が得られるまで（術後3カ月程度）用いている。

インプラント周囲骨折への対応

　　人工足関節全置換術後のインプラント周囲骨折はまれであり，治療法は確立されていないのが現状である。転倒により脛骨ステム直上での骨折をした症例を経験したので供覧する。

●症例提示

　　62歳，女性，1986年発症RA（stageⅣ classⅢ，**図7**）。インプラントの弛みを認めない脛骨コンポーネント直上での骨折である。Hoffmann創外固定器（Stryker社）を使用し，一期的に手術を施行した。

図7　インプラント周囲骨折例
受傷前と比べるとADLの低下はみられたが，ADLは自立するまで回復を得た。
a：受傷直後のX線像。

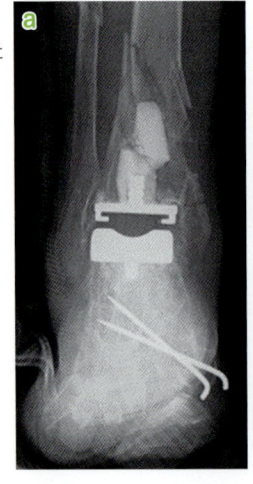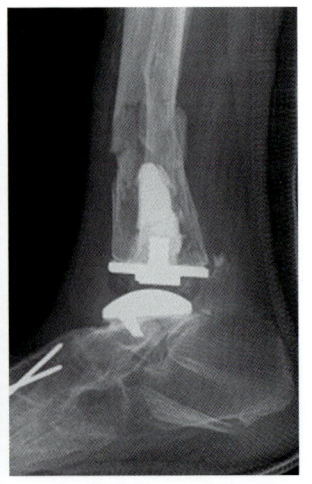

図7　インプラント周囲骨折例（つづき）

b：術直後のX線像。
c：術後14週で創外固定器を除去，エアキャストを装着し歩行訓練を開始した際のX線像。
d：術後10カ月のX線像。

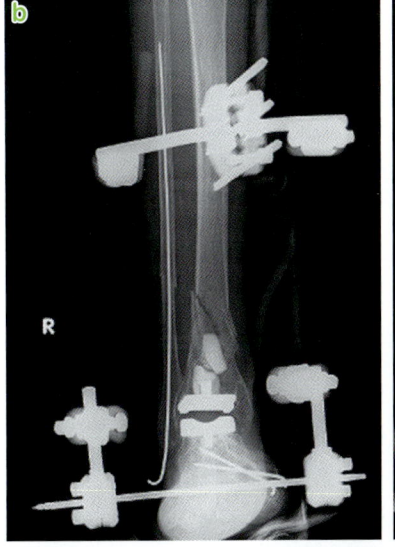
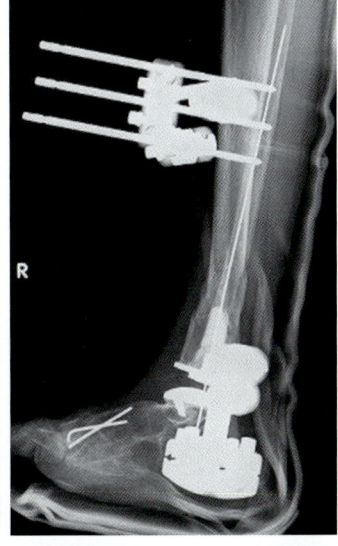
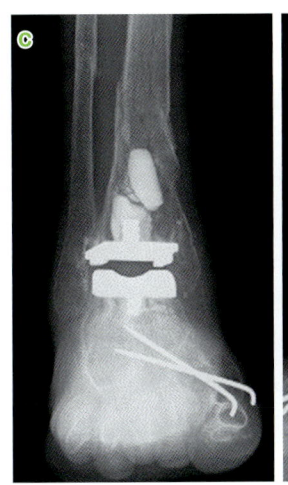
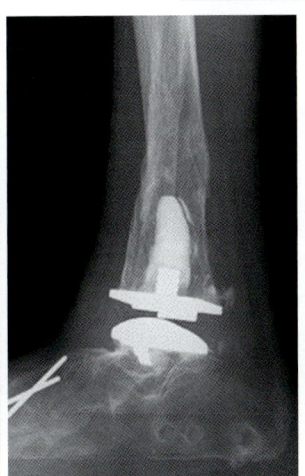
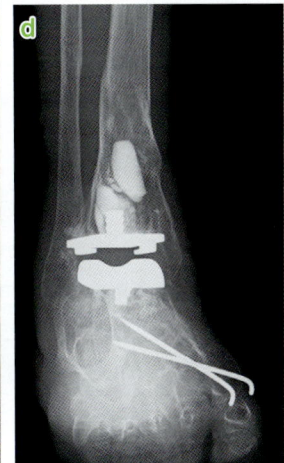
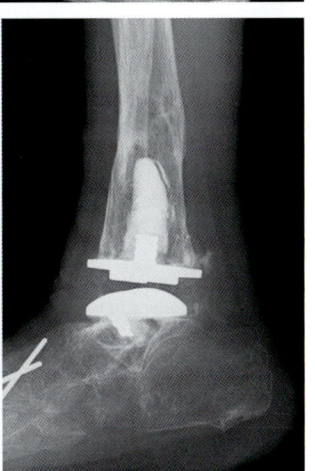

◆文献◆

1）Hirao M, Hashimoto J, Tsuboi H, et al. Total Ankle Arthroplasty for Rheumatoid Arthritis in Japanese Patients：A Retrospective Study of Intermediate to Long-Term Follow-up. JB JS Open Access 2017；2：e0033.

2）Haraguchi N, Ota K, Tsunoda Nn et al. Weight-bearing-line analysis in supramalleolar osteotomy for varus-type osteoarthritis of the ankle. J Bone Joint Surg Am 2015；97：333-9.

3）Doets HC, van der Plaat LW, Klein JP. Medial malleolar osteotomy for the correction of varus deformity during total ankle arthroplasty：results in 15 ankles. Foot Ankle Int 2008；29：171-7.

骨粗鬆症患者に対する高位脛骨骨切り術

川崎幸病院関節外科　**大澤克成，藤間保晶，竹内良平**

　健康寿命の延伸に伴い関節温存の意識が高まりつつある日本において，内固定材の進歩と後療法の短縮も相まって，高位脛骨骨切り術(high tibial osteotomy；HTO)の手術件数は年々増加傾向にある。関節温存が可能であれば，再生医療との併用から関節再生への発展が現実味を帯び，これからも需要は伸びていくことが想定される。わが国では若年から壮年期だけではなく，高齢になってもスポーツ活動を継続する方が多く，また和式の生活様式の観点からも関節温存を希望する高齢者が多い。変形性膝関節症(osteoarthritis；膝OA)は女性の有病率が高く，骨粗鬆症の問題は無視できない。さらには骨密度の低下が脛骨関節面の内方傾斜を増加させOAを進行させるという報告もある[1]。今後，脆弱骨に対する手術の増加が予想され，周術期合併症対策は重要である。

　補助療法として手術前に適応に応じて骨粗鬆症治療介入を行うことで，術後骨癒合促進を期待することもできる。一例としてテリパラチド(parathyroid hormone；PTH製剤)は骨形成促進作用のみならず，動物実験やヒトへの実臨床で骨折後や骨切り後の骨癒合を早めることが報告されている[2]。また少なくとも1カ月以上前からのPTH製剤術前投与は椎体スクリュー挿入時の最終トルクを増大させるという報告もある[3]。著者らも術前検査で骨粗鬆症例では，適応のある限り術前からPTH製剤投与を開始し，骨切り術と併用した骨粗鬆症治療を行っている。一方，骨粗鬆症例では術前からビスホスホネート製剤(bisphosphonate；BP製剤)を内服しているケースも多い。骨粗鬆症で用いる臨床用量のBP製剤は，骨折の治癒過程に特段の影響を及ぼさないとの報告もある。しかし骨吸収抑制作用により，理論的には骨折治癒過程において正常な軟骨内骨化が得られないことも想定されるため，著者らは骨癒合が得られるまでは休薬を基本としている。

　これらの骨粗鬆症治療介入を行ったうえで手術に臨むが，脆弱骨ではさまざまな術中トラブルが予想される。そのため，ヒンジ骨折や術後矯正損失，骨癒合遷延などの術中・術後合併症を念頭に治療を行う必要性が生じる。本項では骨粗鬆症例にHTOを行う際の術中注意点やpitfallを詳細に解説する。

Outline

- 術前に骨粗鬆症の評価と治療法の検討を行う。
- 骨皮質の脆弱性に留意し，骨切り時のボーンソーによる神経・血管損傷を避ける工夫をする。
- デバイスやスクリューを用いた骨片整復の際に術中骨折を引き起こさないよう愛護的な操作を行う。
- 助手は下肢の回旋操作，骨切り部の圧迫，整復操作などに十分な注意を払う。
- ドリリング後のスクリュー挿入方向が定まりにくいため，慎重な操作を心がける。

術前

▌手術適応

- 一定期間の保存療法で十分な除痛が得られない膝OA（Kellgren-Lawrence分類；K-L分類Ⅱ～Ⅲ）。
- 外側コンパートメントに大きな問題がない症例。
- 活動性が高く，膝関節可動域が比較的保たれている症例。
- 関節温存が関節置換に比べてメリットが大きければ年齢に関しては特に制限はないが，抜釘の必要性を考えれば80歳以下が好ましい。
- 体重に関しては適正体重が望ましい。文献的にはBMIが30を超える症例では中期成績が不良という報告が多い[4]。
- 脛骨プラトー傾斜角（medial proximal tibia angle；MPTA），外側遠位大腿骨角（mechanical lateral distal femoral angle；mLDFA）などのパラメーターが生理的範囲に収まるように術前計画を行う。
- Open wedge HTO（OWHTO）とhybrid closed wedge HTO（Hybrid CWHTO）の使い分けは，矯正角の大きさ，膝屈曲拘縮の程度，および膝蓋大腿関節（patellofemoral joint；PFJ）のOA変化の有無などで判断する。特にOWHTOの適応は，術後PFJ圧上昇の問題や伏在神経障害などが生じることがあり，慎重に判断することが望ましい。
- 下肢外傷後変形治癒や内側半月板切除後の二次性OAも適応であるが，内側側副靱帯（medial collateral ligament；MCL）不全を伴う症例では術後の下肢アライメント変化や荷重分散が予見できないことから，十分な適応の検討が必須である。

▌術前計画

- 壮年から高齢期の方が適応となるため，術前に骨粗鬆症の精査は必須である。
- 血液検査（P1NPやTRACP-5bなどの骨マーカー）とdual-energy X-ray absorptiometry（DEXA）法による骨密度測定を行う。
- 大腿骨のyoung adult mean（YAM）値が70％以下の場合には術後の骨癒合にも有利であるため，PTH製剤による治療介入を考慮する。
- 膝関節のX線評価を十分に行う。両側の立位下肢全長X線像でアライメントを確認し，術後の脚長差の可能性やバランスを検討する。下肢全長立位X線像を用いて作

図し，骨切り後のプレート設置の至適位置や適合性，またスクリュー挿入方向を確認しておく。これにより術後下肢アライメントの矯正不足や過矯正を術中に把握することができる。

- 膝MRI検査にて軟骨・半月板・靱帯などの評価を行う。また膝窩動脈の走行と脛骨との位置関係も把握しておくと安全に手術を行える。

準備しておくべきもの

- 術中不慮の骨折が起きたときのために，補助プレートなどを準備しておく。

術 中

OWHTO

●手術体位〜展開

- 体位は仰臥位で行う。健側の下肢を約30°程度下垂し，術者は施術膝の内側に立つ。X線透視装置は外側から膝に垂直に設置する。助手は足下に立つと患肢の回旋コントロールがしやすい。
- 膝完全伸展が不可能な場合にはX線透視で正確な膝正面像が得られるように，下腿遠位に小さな枕などを入れて調整する。
- 脛骨近位内側に骨切り部を中心とした約5cmの縦皮切を置く。皮下を展開し，pes anserinus（鵞足）を同定する。骨切りラインよりpes anserinus付着部が低い場合や矯正角が小さい場合には温存するが，骨切り操作で阻害因子となる場合には付着部で横切し縫合糸をかけ翻転する。
- 直下にMCL浅層が確認できるため，これを脛骨遠位後方へ剥離子を用いて十分にリリースする。脆弱骨では剥離子が皮質を穿破することもあるため愛護的に操作する。

●骨切り

- 骨切りはbi-plane osteotomyを推奨する。脛骨内側関節面より遠位へ約35mmの位置に1本目の2.0mm径Kirschner wire（K-wire）を刺入する。このK-wireは2面骨切りの交点，かつ脛骨粗面の厚さが約10〜15mmとなるような位置に刺入する。脛骨近位内側に大きな骨棘がある場合には除去することが好ましい。またテンプレートを用いてTOMOFIX®（DePuy Synthes社）のD-screwの位置を確認して骨切りラインを決定することもできる。
- ヒンジポイントは腓骨頭近位をねらう。ヒンジポイントの位置はヒンジ骨折発生のリスクと安定性に大きく関与する。脛骨のtransverse cutのガイドとして2本のK-wireを使用したほうがよい。
- 骨外のK-wire長を計測し，骨切り長を把握する。ボーンソーに長さをマーキングしておくと骨切りの補助となる。
- 脛骨後方にレトラクターを挿入し，下腿後方の神経血管束を確実に保護する。
- K-wireをガイドとしてボーンソーにて外側骨皮質直前（約5mm）まで骨切りを行う。脆弱骨では骨切り時の手応えがあまりないため，X線透視で段階的に確認すること

を推奨する。

- 次にascending cutを行う。下肢回旋をコントロールし，X線透視で膝正面位を確認する。膝蓋靱帯付着部上部からtransverse cutと交差するまで骨切りを行う。粗面の厚さは10〜15mm程度とする。

● 骨切り部の開大

- Bi-plane cut後，愛護的に外反し，矯正が可能か確認する。スムースに矯正ができない場合は脛骨後外側の骨切りが完成していないことが多い。サブマリンノミ（オリンパステルモバイオマテリアル社）を使用すると，確実に安全に脛骨後方骨切りを遂行できる。骨切り部を開大する際には専用ノミを階段状に挿入して徐々に矯正を行うと安全である。
- 専用開大器（オリンパステルモバイオマテリアル社）の先端を骨切り部のヒンジ手前まで挿入し，目的の矯正距離まで開大する。開大時に脛骨粗面後方の骨切り面が脛骨前面に接していることを確認する。

！Point .... **Frange部内側の浮き上がり**

- 開大操作中にfrange部内側が浮き上がる場合には（末梢骨片が外旋する），脛骨後外側部の骨切りが不十分である可能性があり，再度丁寧に骨切りを追加する。

Pitfall .... **皮質骨が欠損した！**

▶ 脆弱骨では骨切り部開大時に専用開大器の挿入や抜去操作を慎重に行わないと皮質骨が欠損してしまうことがある（図1）。また骨切りが不十分で開大時に過度のストレスが内側骨皮質にかかると同様の現象が起こる。これを避けるためには骨切り後に徒手で矯正を確認し，抵抗が少しでもある場合には骨切りを再度追加するくらいの余裕がほしい。

図1　皮質骨の欠損
脛骨骨切り面（矢印）の開大器による骨損傷を認める。

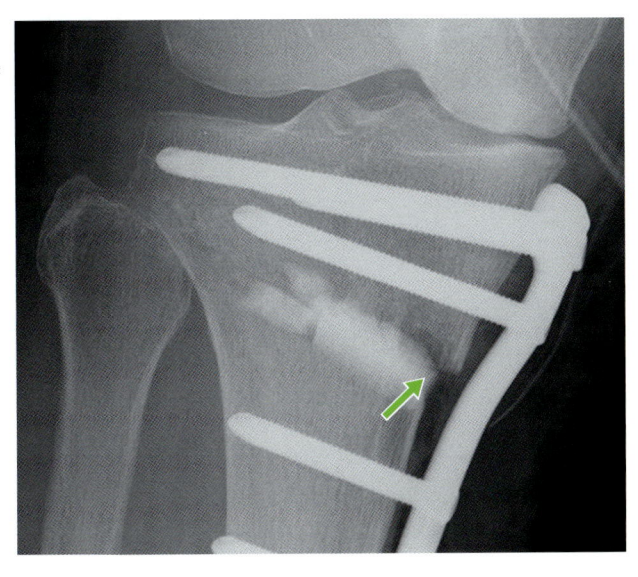

Pitfall ········ 外側ヒンジ骨折（lateral hinge fracture；LHF）が起きた！

▶脆弱骨では徒手矯正時に骨切りが完全でなくてもある程度の矯正力で骨切り部が開大してしまう可能性がある。その際，後方の骨切りが完遂されていないとTakeuchi分類[5]TypeⅢのLHFが起きることがある。万が一TypeⅢを合併した場合には，可能な限りプレートを真側方から設置し，骨折部をまたいで近位にスクリューを挿入固定する（**図2**）。

▶脆弱骨に限らない合併症ではあるが，ヒンジの位置が脛腓関節遠位になってしまうと術直後には骨折がはっきりしない場合でも，経時的にTypeⅡのLHFが生じてくることがある（**図3**）。TypeⅡは不安定型骨折で術後荷重制限を必要とし，術後過矯正のリスクでもある。ヒンジの位置を腓骨頭直上に置くことが最大の予防策である。術中に下腿内旋位でX線透視を行うと近位脛腓関節の位置が明らかになりヒンジの位置が決めやすい。

図2　LHF症例

LHF TypeⅢが生じた際には骨折部をまたぐlong screwを挿入する。

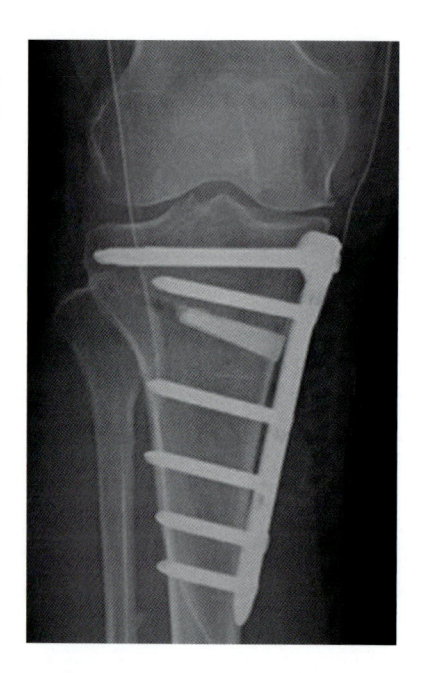

図3　ヒンジ位置が低位であったため，経時的にTypeⅡ骨折を起こした症例

a：術直後
b：術後3カ月
c：術後6カ月。最終観察時骨癒合は得られたが術後過矯正となった。

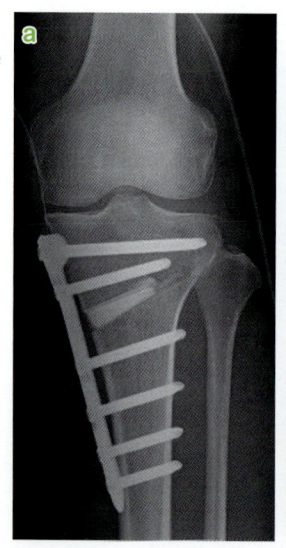
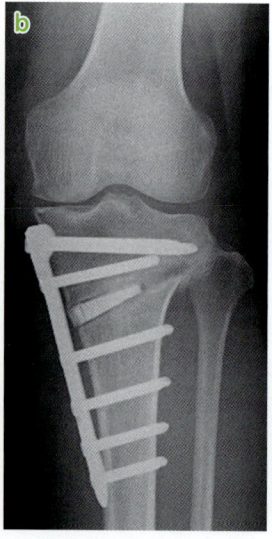
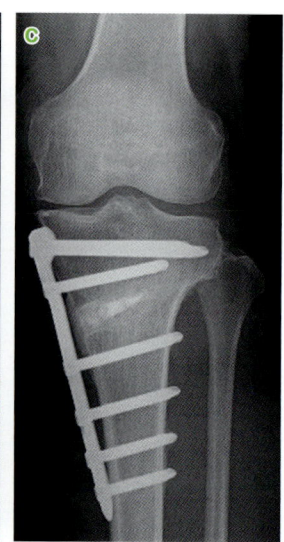

142

● 人工骨の挿入

- 専用開大器を分離させ，後方部を抜去する。
- 開大の大きさに応じて作製したオスフェリオン60(オリンパステルモバイオマテリアル社)を骨切り部後方に挿入設置する。理想的にはブロックは脛骨後方骨皮質にかかるように設置する(図4)。
- 人工骨の併用は骨粗鬆症例の早期荷重には重要なポイントである。また挿入方向が床面と水平であることを確認する。この操作が不正確であると脛骨後傾角の増大をまねく。
- 専用開大器の前方部分を抜去し，同サイズのオスフェリオンブロックを前方に挿入する。突出部分はリウエルなどで削る。ブロックの海綿骨と接する面に径1mmの小孔を開け，空気を抜いておくと細胞が誘導されやすい。翻転しておいたpes anserinusがオスフェリオンを覆うように可及的に縫合する。

● プレート固定

- 次にプレート固定を行う。脛骨内側方より透視下に至適位置へプレートをK-wireにて仮固定する。近位A〜C-holeをスクリューで固定する。
- 脆弱骨では海綿骨も脆いため，ドリリングした方向とスクリューの挿入方向を確認しながら慎重に固定する必要がある。
- 遠位4本をスクリューで固定し，最後にD-holeをスクリューで固定する。遠位2本のスクリューは深腓骨神経障害防止のため，mono-cortical固定が推奨される。著者らの経験から脆弱骨であっても遠位2本のbi-cortical固定のみで矯正損失なく骨癒合が得られる。
- 骨切り部にドレーンを留置し，閉創を行う。特に脛骨内側は皮下組織が薄いため，術後感染予防のために丁寧な縫合が重要である。

図4　OWHTOの術後X線像
脛骨後方に確実に人工骨が挿入されている(矢印)。

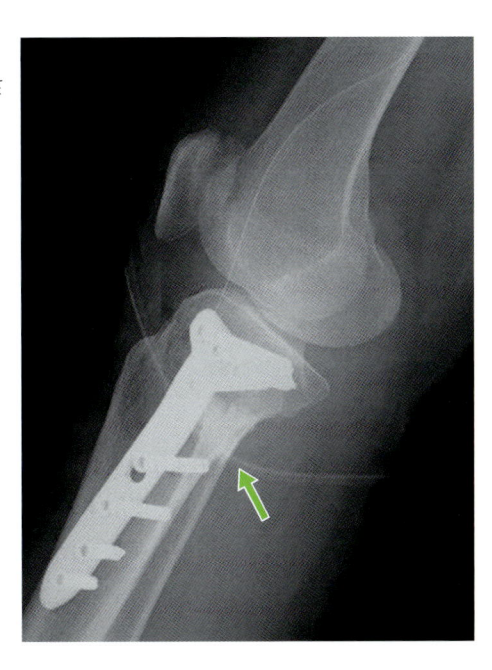

Hybrid CWHTO

● 手術体位～展開

- 体位は仰臥位で，X線透視装置を健側から垂直に設置する。術者は患肢側に立ち，助手は下肢回旋コントロールと骨切り部の整復操作が可能なように足下に立つ。下肢は整復操作時に軸圧を十分かけられるように，手術台より約5cm程度遠位へ突出させておく。
- 腓骨中央に約5cm程度の縦皮切を置き，腓骨を矯正の大きさに応じて切除する。腓骨内側は静脈叢が発達しており，腓骨骨膜下剥離は丁寧に行うことが重要である。閉創前の骨切り部周囲へのトランサミン散布は止血対策として有用である。
- 脛骨Gerdy結節部より遠位へ向かう約7cmの縦皮切を置く。前脛骨筋(tibialis anterior；TA)を脛骨近位より剥離する。筋膜は縫い代を残して切開すると縫合しやすい。

● 骨切り

- 近位骨切りラインを決めるためには，外側にプレート(オリンパステルモバイオマテリアル社)を当て，D-screwの位置を確認するとよい。
- OWHTO同様，bi-plane cutで行う。1本目の2.0mm径K-wireを脛骨外側近位骨切りラインの始点から斜めに刺入する(脛骨粗面から10mm程度後方)。向かうべき内側のポイントは脛骨内側関節面より約15～20mm程度遠位部である。この位置はMCL深層線維付着部の遠位である。2本目のK-wireを1本目のK-wire後方に平行に刺入する。
- この骨切りラインを内側より1：3または矯正角に応じて1：2程度に分割する点をヒンジポイントとする。
- ヒンジポイントに1.8mm径K-wireを経皮的に脛骨に対して垂直に刺入する。このK-wireに角度計(ミズホ社)を固定し，矯正角度に応じた遠位の骨切りポイントをマーキングする。また術前計画で切除する骨の距離を確認しておくと正確な骨切りを行うことができる。
- 脛骨後方の神経血管束をレトラクターで十分に保護し，ボーンソーもしくはノミを使用して上下4本のK-wireをガイドとして骨切りを行う。脆弱骨では脛骨後方の骨皮質が脆く，骨切りする際に手応えがないため，段階的な骨切りと慎重な操作が必要である。
- 骨切りした三角柱状の骨片を摘出し，後方の骨皮質が三角形にcutできていることを確認する。
- 次に膝蓋靱帯付着部直上から遠位前方のK-wire(transverse cutの交差部)までascending cutを行う。この操作は下肢回旋をコントロールして，膝蓋骨正面位として行うことが重要である。
- K-wireガイドを残したまま，脛骨前内方の三角州状に残存した骨皮質をノミにてcutする。外側より手元を下げる形でノミを使用すると骨切り可能である。
- K-wireを抜去し，近位の骨切り面に沿ってK-wireで内側骨皮質にミシン目をつけて

おく。この操作で不自然な内側皮質骨骨折を防ぐことができる。最後にノミで内側骨皮質を切って骨切りを完了する。

プレート固定

- 助手が外反矯正を行いながら軸圧をかけて仮整復を行う。外側プレートを設置し，近位スクリュー方向が術前計画通りであることを確認し，K-wireで仮固定する。遠位骨片の整復が可能なようにプレートを骨の表面より浮かせ，引き寄せるスペースを必ず確保しておく。

> **!Point** .... **プレートはできるだけ後方に設置する** ....
>
> - 高齢女性の脛骨はサイズが小さいことが多く脛骨外側のプレート設置部の前後径に余裕がないため，腓骨頭近くまで十分にTA筋膜を剥離し可能な限りプレートを後方に設置することが必要である（図5）。

- まず近位のスクリュー固定を行う。この際に末梢骨片の軸とプレートの軸が平行であることを確認する。次に末梢骨片の整復固定を行う。1番holeからcompression screwを用いるか，引き寄せ用専用デバイスを使用し，骨切り部の外側皮質骨同士が密着するように整復を行う（図6）。整復位を保持したまま順次スクリュー固定を行う。

図5 膝関節側面 X線像

脛骨後方にプレートが設置できている。

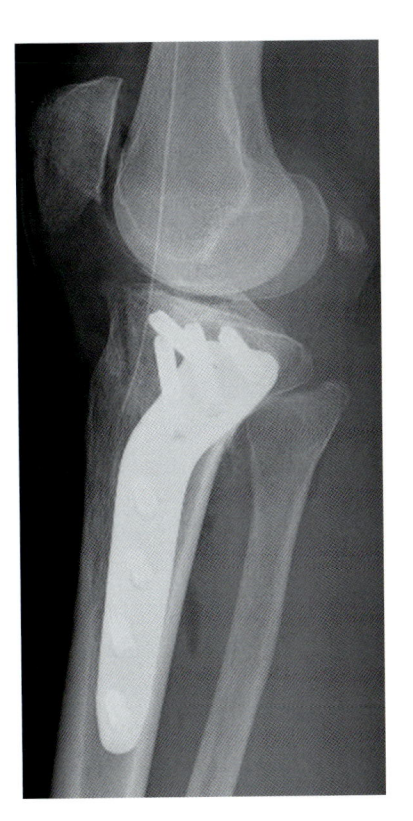

図6 Hybrid CWHTOの術後X線像

外側皮質骨の正確な接触が得られている。

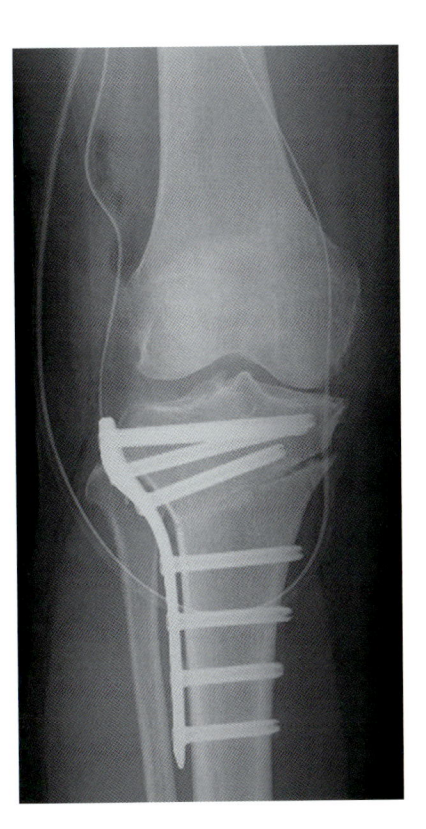

図7　ラグスクリューの骨孔

Cortical screwの骨孔とlocking screw先端の距離（矢印）に注意する。

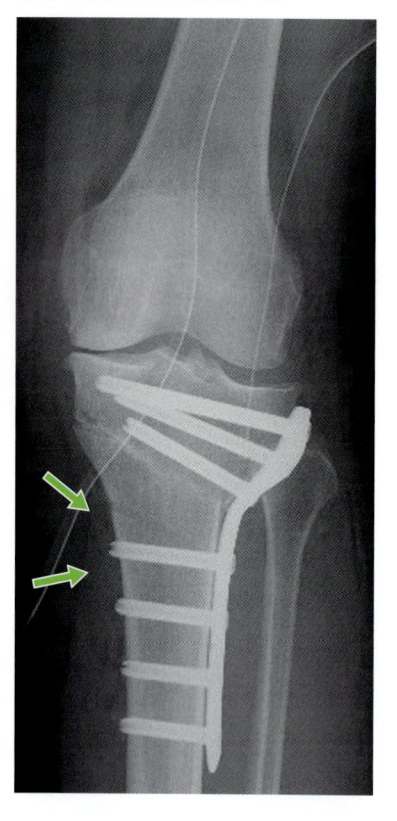

図8　不正確な骨片整復

遠位骨片が近位骨片外側海綿骨内に陥入している。

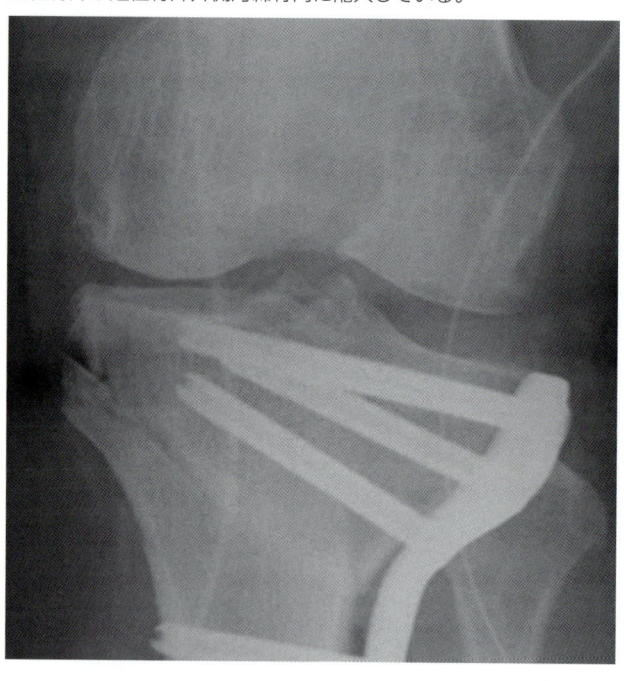

・骨切り部にドレーンを留置してTA筋膜を縫合し，閉創する。両術式ともに詳細な手術法については成書を参考にしていただきたい[6]。

成功の秘訣 より慎重，愛護的な操作を

　脆弱骨では両術式ともに普段よりも慎重で愛護的な整復操作が必要とされる。術者のみならず助手との意思疎通や愛護操作への共通認識が重要であり，整復プレート固定まで丁寧で慎重な手技を心がける。助手は骨切り操作中や整復固定操作中の下肢の異常な回旋が生じないように慎重にサポートし，不慮の二次骨折を予防する。

　スクリュー挿入操作時は，海綿骨が粗なためドリリング後のスクリュー挿入方向に注意し，mal-lockingを起こさないようにする。

①OWHTO

　ヒンジの位置を近位脛腓関節直上に置き，LHFを起こさないようにする。また人工骨を脛骨後方に設置することが重要である。

②Hybrid CWHTO

　骨片整復時に2面骨切りラインの密着(特に外側骨皮質同士)と保持が最重要である。この点が不十分であると，整復操作とともに矯正損失や骨片の転位をまねく恐れがある。

後療法

術後

- 脆弱骨であっても後療法は通常と同じである。術翌日にドレーンを抜去し，ベッドサイドで両脚立位全荷重を行う。深部静脈血栓症(deep vein thrombosis；DVT)予防のためにcalf leg exerciseを十分に行う。ドレーン抜去後から持続的他動運動(continuous passive motion；CPM)を使用した膝関節可動域訓練を開始する。荷重は疼痛に合わせて可及的全荷重歩行訓練を行う。

- OWHTOではLHF TypeⅡおよびⅢを合併した場合やヒンジが脛腓関節より低位となった症例では荷重を遅らせる場合もある。入院期間は通常術後2～3週間程度で，1本杖歩行と手すり補助での階段昇降が可能となる。特に骨粗鬆症例では，OWHTO後の早期荷重のためには人工骨併用は必須と考える。

- 前述の通り，ベースに骨粗鬆症がある場合はPTH製剤の使用で骨癒合の促進が期待できる。BP製剤などの骨代謝回転を阻害する薬剤は，骨癒合まで休薬とすることが望ましい。

- 著者らは2014年4月から2015年5月までにOWHTOを施行した69例(平均年齢66歳，女性44例，男性25例)を対象とした術後下肢アライメント変化の検討を行った。69例中16例が大腿骨YAM値判定で骨粗鬆症であったが，術直後と術後1年でアライメント変化はなかった。LHFは全体で6例，そのうち骨粗鬆症例では2例認めた(**表1**)。全例で順調に骨癒合が得られ，偽関節となった症例はなかった。

- また骨粗鬆症例へのhybrid CWHTOも著者らは多く行っているが，偽関節や矯正損失で再手術となった症例はない。

表1 健常群と骨粗鬆症群のアライメント変化および合併症の比較

	健常群（N＝53）	骨粗鬆症群（N＝16）	p値
年齢	65±9	69±7	n.s.
男：女	24：29	1：15	<0.01
大腿骨YAM(%)値	89.7±13.5	63.6±3.7	<0.01
術前FTA(°)	178.7±3.6	179.4±2.3	n.s.
術直後FTA(°)	169.8±1.7	169.3±1.8	n.s.
術後1年FTA(°)	169.6±1.7	169.5±1.8	n.s.
LHF	4例　Type I	2例　Type I	n.s.

YAM：young adult mean，FTA：femoro-tibial angle，LHF：lateral hinge fracture

図9　骨粗鬆症例のHTO術後X線像

86歳，女性。脆弱骨であったが術後3カ月で骨癒合が得られた。
a：膝正面立位X線像
b：膝側面立位X線像

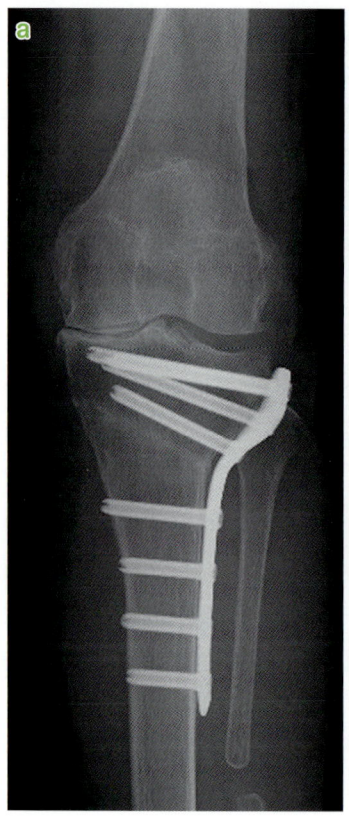
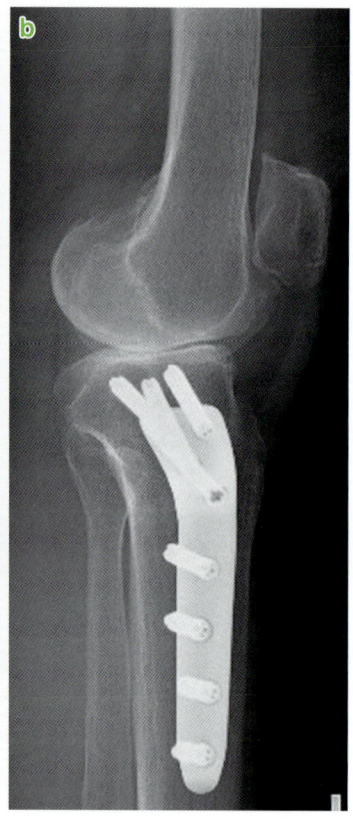

●症例提示

- 最後に80歳代のhybrid CWHTO術後の症例を示すが，術後3カ月で完全な骨癒合が得られている（図9）。脆弱骨であっても前述のポイントを念頭に手術を行えば，HTOは安全かつ安定した成績を期待できる治療選択肢となりうる。

謝辞：資料は横須賀市立市民病院のデータを使用しました。この場をお借りして横須賀市立市民病院のスタッフの皆様に深謝致します。

◆ 文献 ◆

1 ）Akamatsu Y, Mitsugi N, Taki N, et al. Relationship between low bone mineral density and varus deformity in postmenopausal women with knee osteoarthritis. J Rheumatol 2009 ; 36 : 592-7.

2 ）Nozaka K, Miyakoshi N, Kasukawa Y et al. Intermittent administration of human parathyroid hormone enhances bone formation and union at the site of cancellous bone osteotomy in normal and ovariectomized rats. Bone 2008 ; 42 : 90-7.

3 ）Inoue G, Ueno M, Nakazawa T et al. Teriparatide increases the insertional torque of pedicle screws during fusion surgery in patients with postmenopausal osteoporosis. J Neurosurg Spine 2014 ; 21 : 425-31.

4 ）Loia MC, Vanni S, Rosso F, et al. High tibial osteotomy in varus knees: indications and limits. Joints 2016 ; 4 : 98-110.

5 ）Takeuchi R, Ishikawa H, Kumagai K, et al. Fractures around the lateral cortical hinge after a medial opening-wedge high tibial osteotomy : a new classification of lateral hinge fracture. Arthroscopy 2012 ; 28 : 85-94.

6 ）日本Knee Osteotomyフォーラム，ゼロからはじめる！Knee Osteotomyアップデート．全日本病院出版会；東京：2018.

骨粗鬆症患者に対する高位脛骨骨切り術

骨粗鬆症患者の骨盤骨折に対する手術

国立病院機構岡山医療センター整形外科・リハビリテーション科 **塩田直史**

Outline

- 診断をしっかり行う必要があり，腰椎圧迫骨折や大腿骨近位部骨折との鑑別が重要で，見落とす場合も多い。
- 基本的に保存治療を行うが，疼痛が遷延する場合は手術治療を考慮する。
- 手術を行うなら，可能な限り小侵襲で行う。
- 術後早期から荷重歩行を行い，ADL低下を防ぐべきである。

- 骨盤骨折は，受傷原因から大きく2種類（高エネルギー外傷と低エネルギー外傷），さらには骨折部位により寛骨臼骨折と骨盤輪骨折に分けられ，大きく4分野の骨折治療を考えなくてはならない。
- 本項においては，近年顕著に増加してきている骨脆弱性を基盤として低エネルギー外傷により発生する，骨脆弱性骨盤輪骨折（fragility fracture of the pelvis；FFPs）の治療について述べる。

術前

手術適応

- FFP分類でtype ⅢもしくはⅣの場合。
- 受傷後1週から1カ月の保存治療にもかかわらず疼痛が残存する場合。
- 骨癒合せず，骨破壊が進行していく場合（骨折型が進行する場合）。
- 転位が大きく，受傷直後から疼痛が強い場合。
- 受傷時期は不明だが，骨破壊が強い場合。

必須検査と重要な画像所見

- FFPsを疑った場合，まずは骨盤単純X線撮影3方向（正面・inlet view・outlet view）を行う。ほとんどの症例で恥骨骨折を認める場合が多い，逆に考えれば，恥骨骨折を認めた場合は，仙骨骨折の存在を精査すべきである。ただし，単純X線では非常に見落としが多く，CTを施行することが勧められる。MRIも検出能に優れるが，不顕性骨折でも転位のない完全骨折と同様に描出され注意が必要である。
- 画像検索を基に，骨折型を分類し治療方針を決定する。FFPsに対してはRommensの提唱するClassification of fragility fractures of the pelvisが有用である（**図1**）[1]。

図1 Classification of fragility fractures of the pelvis(FFPs)

a

FFP Ⅰa

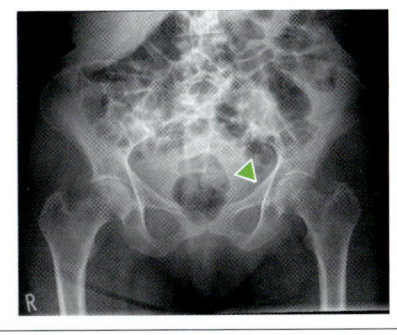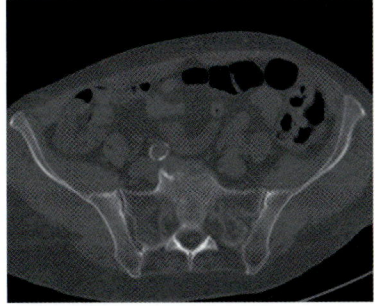

FFP Ⅰb

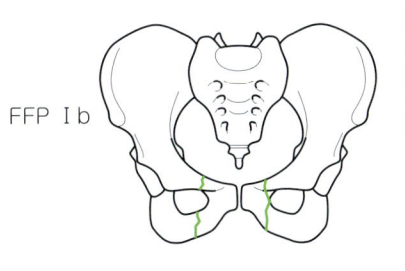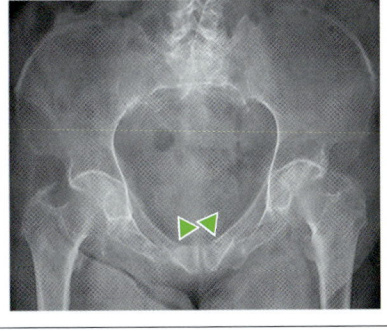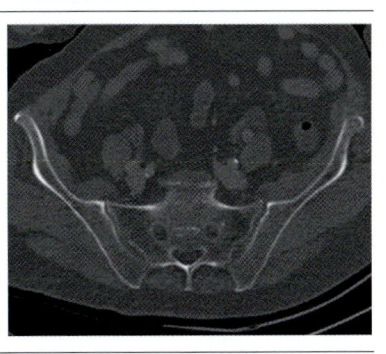

b

FFP Ⅱa

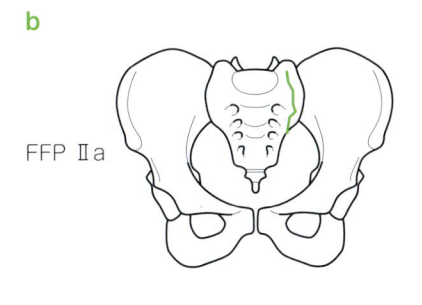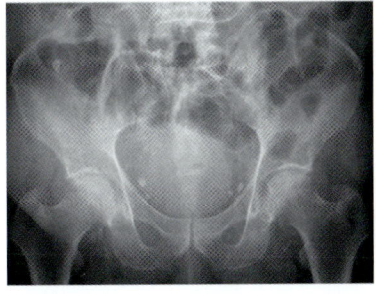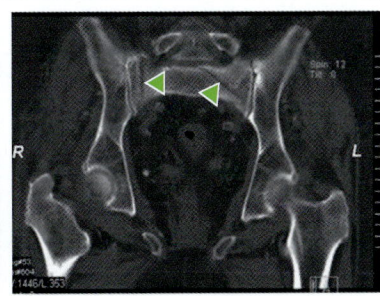

FFP Ⅱb

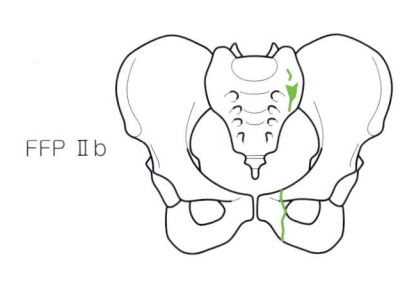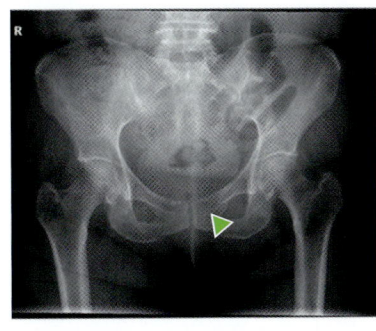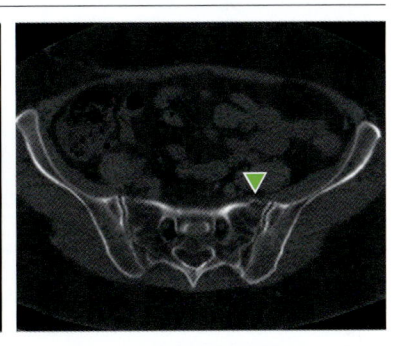

FFP Ⅱc

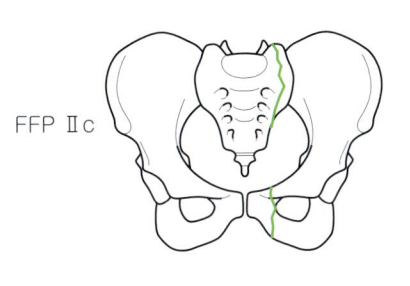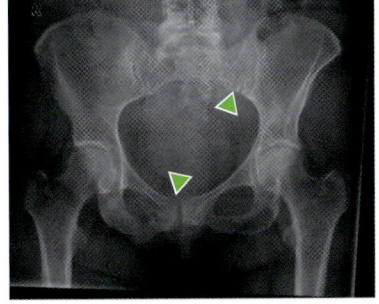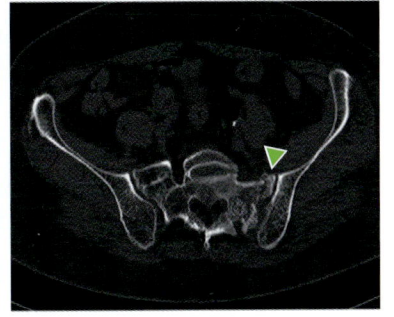

図1 Classification of fragility fractures of the pelvis(FFPs)(つづき)

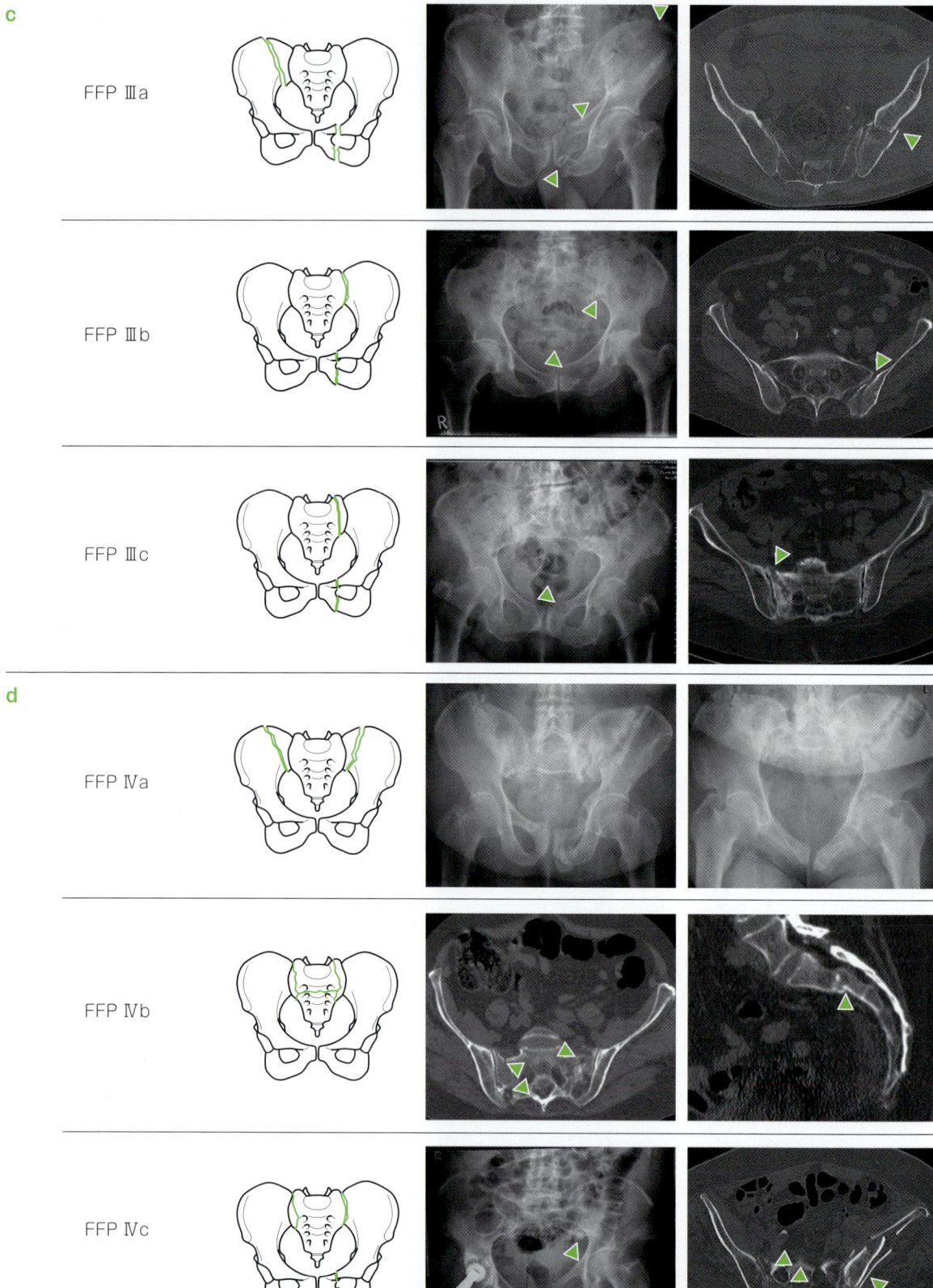

c

FFP Ⅲa

FFP Ⅲb

FFP Ⅲc

d

FFP Ⅳa

FFP Ⅳb

FFP Ⅳc

図2　保存治療で骨癒合せず，骨折型の悪化をきたした症例
a：受傷時。FFP Ⅱc。
b：保存治療3カ月後。FFP Ⅲc。

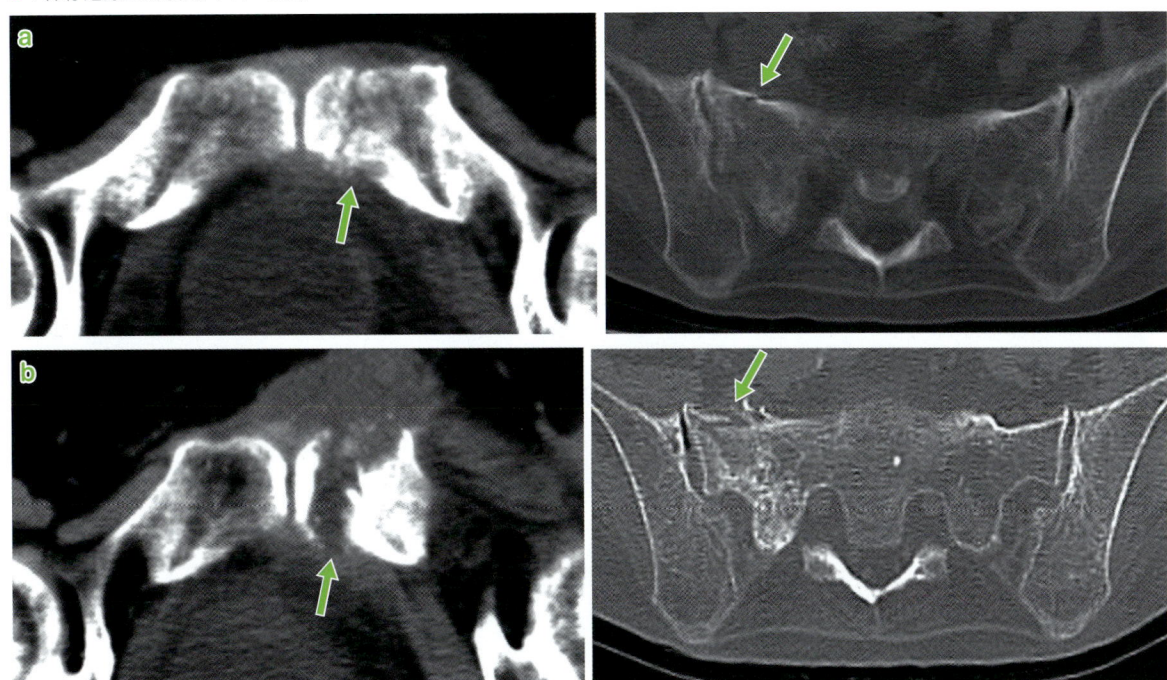

- 受傷後日数が経過しADL制限が強い症例，また骨折部に転位を認め骨癒合が期待しづらい場合などが手術適応と考える。
- 当院では，保存治療を施行したものの受傷後1カ月を目途に疼痛が残存する場合や，骨折部で仮骨形成というより，むしろ骨破壊が進行するような症例に対しては手術治療を勧めている。骨折型は経過観察とともに，悪化するものがある（**図2**）。
- 近年は，手術治療を行ったほうが保存治療群と比較して明らかに歩行能力の維持が可能であるという結果が当院の研究より得られたため，転位が少なく受傷直後であっても小侵襲手術について説明し，同意された場合には，積極的に手術治療を行っている。
- 術前には，必ず術前計画を立てる必要がある。仙骨部にスクリュー固定が可能かどうか，恥骨枝にもスクリューが入るかどうか，どれくらいの長さのスクリューが挿入できるか計画すべきである[2]。

！Point　診断について

- 臨床所見から，本骨折を疑い画像検査を行うことが重要である。股関節部痛や鼠径部痛，坐骨神経痛様の症状を訴えることも非常に多い。大腿骨近位部骨折や腰椎圧迫骨折を疑うことも多々経験する。これらの症状・疾患を疑い精査する場合には，FFPsも鑑別診断に加えるべきである。

準備しておくべきもの

- 手術機器としては，透視がさまざまな方向から確認できるカーボン製手術台が望ましい。可能であればnavigation systemがあれば，より安全で容易・短時間の手術が可能である（**図3**）。

図3　Navigation systemに加えて3D透視装置を組み合わせた手術室セッティング

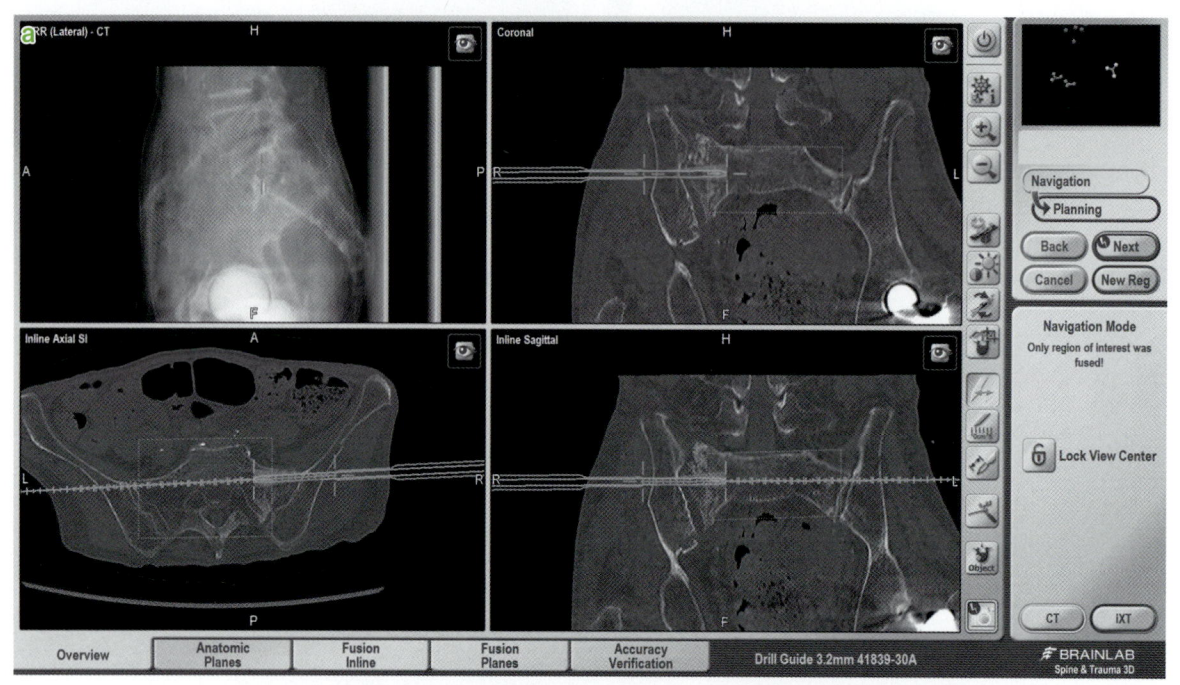

▍手術手技

術 中

- 経皮的スクリュー固定を行う場合は，仰臥位で行う。ただしilio-sacral screw（IS screw）やtrans-iliac-trans-sacral screw（TITS screw）の挿入のために，体幹幅とほぼ同じ大きさのウレタンマットを入れて手術台より体幹を持ち上げておき，殿部からスクリュー挿入手技が容易になるようなスペースを設けておく[3]（**図4**）。
- 恥骨部の粉砕・骨欠損が大きい場合にはプレート固定を要する場合がある。仰臥位でStoppa approachを用いると比較的小侵襲で固定が可能である。
- 非常にまれではあるが，仙骨部での転位が大きな骨折であれば，spinal instrumentationによる固定を考慮する場合があり，脊椎用のフレームを用いて腹臥位での手術が必要である。

図4　TITS screw挿入例

術中navigation systemを使い，IS screw・TITS screw・LC2-sacral screw・恥骨枝screwを挿入した。

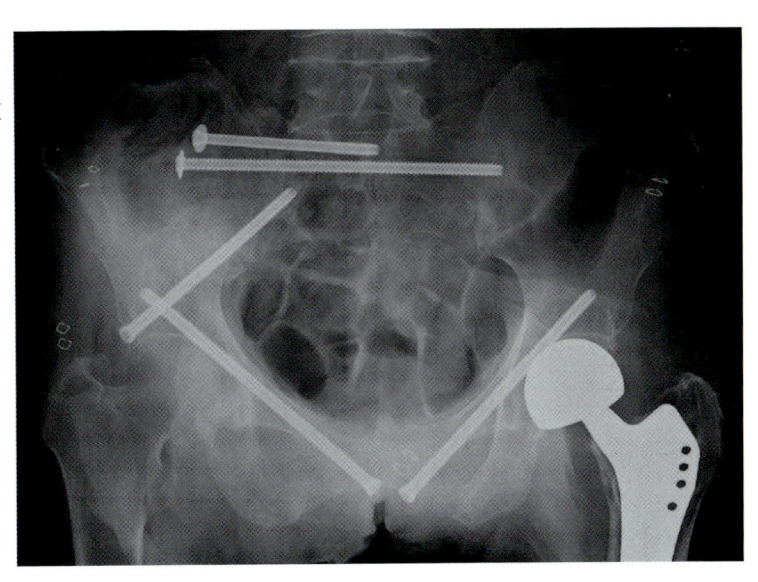

成功の秘訣　可能な限り長いスクリューを使用する

　骨脆弱性が強いため，髄内釘治療と同様に考え，可能な限り長いスクリューを用いるべきである。より長いスクリューを挿入するには，適切な刺入位置を選択することが大切である。そのため，術前計画を十分に練っておくことが重要で，挿入可能なスクリュー長まで計画しておくことで，誤刺入や過度の突出を防ぐことが可能である。具体的には，可能な限りIS screwではなく，より長いTITS screwを挿入するが，仙骨の形状によりIS screwしか挿入できない場合があることに注意が必要である[2]。また，腸骨翼の骨折にはlateral compression type 2 screwを挿入することが多いが，当院ではスクリュー挿入方向を工夫し，仙腸関節も貫く（LC2-sacral screw）ことで固定力を高める工夫をしている[4]。

　また，骨盤輪の全体の不安定性を取り除く再建手術が大切で，一部の骨折だけを固定するのではなく，すべての骨折部位を固定する方法でなければ骨癒合が得られない場合がある。

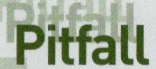

Pitfall スクリュー挿入時のトラブル

- ▶いくら長いスクリューや適切なプレート固定が行われていたとしても，強い骨脆弱性がある骨に対しての固定力は貧弱である。当院の症例でも，術後経過でスクリューのバックアウトや穿孔していった合併症も経験した（**図5**）。スクリュー穿孔を防ぐためにはワッシャーの使用が不可欠であるし，無理なスクリュー挿入でねじの効きを無効にしては固定力が低下してしまうので，細心の注意をもってスクリュー挿入をすべきである。
- ▶仙骨へのスクリュー挿入口付近には，上殿動脈の分枝が存在することが知られており，ガイドワイヤー挿入やプレドリルの前には，しっかり骨周辺から軟部組織を剥離しておく処置が必要である。

図5 スクリューがバックアウトした症例
術後3カ月。術後早期にS1のTITS screwが穿孔（ワッシャー不使用）し，プレートのスクリューが弛んだ。その後の運動制限により，なんとか骨癒合は得られた。

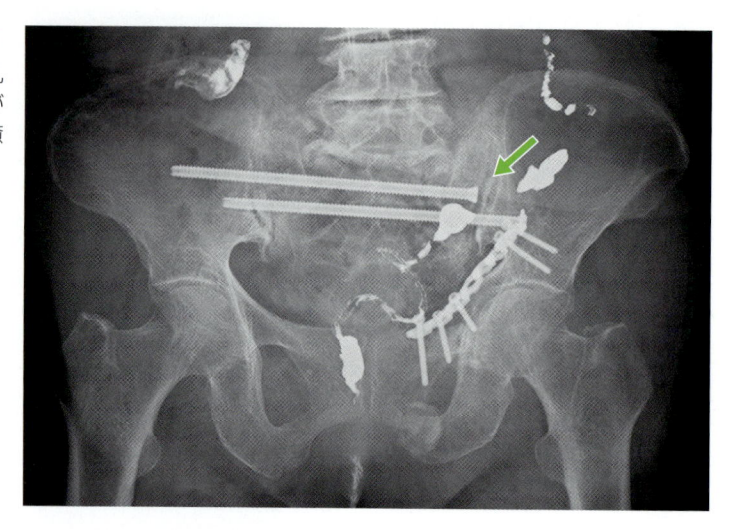

離床時期や荷重時期

術後

- ・高齢者に対する治療でもあり，術後にベッド上安静を強いるようでは，手術する意味がない。術直後より積極的な全荷重での歩行訓練を行うべきであろう。当院では，基本的に術翌日から全荷重歩行を許可している。
- ・問題なく手術が行われたならば，早期から疼痛の緩和・軽減が認められ術後2〜4週ほどで，元のADLに近い歩行状態へ回復する症例が多い。

骨癒合や固定時期を早める工夫

- ・ほとんどの症例で低代謝回転型の骨粗鬆症が基盤にあることより，テリパラチドの使用を勧める。また大腿骨近位部骨折と同様にビタミンDの血中濃度低下も著しいため，同時に活性型ビタミンD製剤の内服も勧める。

合併症への対応

- テリパラチドが使用できなかった症例や，過度な運動を行っていた症例ではインプラントの弛みが発生することがある。適宜X線フォローアップを行い，日常生活における動作制限を指導すべきである。
- スクリューのバックアウトなどによる固定力喪失を認めた症例は，術後早期から何らかの異常所見を認めることがほとんどである。当院では2週目の単純X線検査でスクリュー移動などの問題がある場合には，生活動作や運動量を見直し，少し制限を設けてフォローアップするようにしている。

◆ 文献 ◆

1）Rommens PM, Hofmann A. Comprehensive classification of fragility fractures of the pelvic ring: Recommendations for surgical treatment. Injury 2013；44：1733-44.
2）吉田昌弘, 佐藤　徹, 塩田直史, ほか. 仙骨形態CT評価に基づいたtranssacral screw刺入安全域の検討. 骨折 2015；37：966-9.
3）塩田直史, 佐藤　徹. 骨盤骨折に対するナビゲーション手術. 整形・災害外科 2016；59：425-31.
4）川田紘己, 塩田直史, 黒田崇之, ほか. LC type 2の骨折に対し術中3D image 3D fusion navigationを利用したLC-2-sacral screwによる手術治療. 中四整外会誌 2019；31：31-5.

骨粗鬆症患者の大腿骨近位部骨折に対する手術

くまもと県北病院機構　**中野哲雄**

Outline

- 大腿骨近位部骨折の手術成績向上の最重要ポイントは術前の正確な骨折型把握である。

- 骨片間の安定性は術後成績に直結するが，安定性に影響するのは，①周囲の軟部組織と骨片の関係，②整復後の骨頭骨片・骨幹部骨片間の骨性支持，であり，①はこれまでほとんど無視されてきたが，むしろ①のほうがより重要である。

- 軟部組織と骨片の関係を直接的に把握することは不可能であるが，三次元CT像（3D-CT）と解剖学的知識により，両者の関係をおおよそ把握することが可能である。

- 大腿骨近位部骨折の大分類は3D-CTによる①大腿骨頚部骨折（頚部骨折），②大腿骨頚基部骨折（頚基部骨折），③大腿骨転子部骨折（転子部骨折）とし，これについて著者が提唱している，いわゆる「頚基部骨折の中野の定義」と「転子部骨折の中野分類」を中心に解説し，手術における問題点について述べる。

- 各骨折型における一般的な手術法とインプラントの選択を述べ，さらに予後や治療法に問題のあるsubtypeを提示し手術の注意点を述べる。

- リハビリテーションの問題点，対策について述べる。

術前

手術適応

- 高齢者は臥床することによって容易に廃用が発生する。また，免荷は1日で0.1％の骨密度低下があるとされている。基本的に，すべての大腿骨近位部骨折に手術適応がある。

- 例外となるのは，①転位のない転子部骨折で，部分荷重歩行が可能であり保存療法で回復する，②麻酔・手術に耐えられない重度の合併症のある症例，である。

- 可能な限り，早期手術に努める。1日の安静でも深部静脈血栓症（deep vein thrombosis；DVT）は高頻度に発生する。

必須検査と重要な画像所見

- 肝機能，腎機能，ヘモグラム，電解質，血糖値など一般的な血液検査と胸部X線像，必要に応じ心臓超音波検査をオーダーする。骨折局所の把握には単純X線像（XP）のほか，多くの症例では3D-CTが必要であり，不顕性骨折が疑われる場合はMRIが必要である。

- 貧血が強く，出血が多いと予測される場合は輸血の準備をする。骨接合を併用する人工骨頭や，局所を大きく展開する必要がある症例，髄腔が狭いにもかかわらず髄内釘を挿入する症例では，出血が多くなると判断するべきである。

❗Point　正確な分類と骨折形態の把握

- 3D-CTにより正確な分類と骨折形態の把握をし，骨癒合に問題がありそうな症例を判別する。

手術適応と術式決定には正しい分類が必要

●大腿骨近位部骨折の分類

- 通常，頚部骨折，転子部骨折の2つに分類される。しかし，著者は頚基部骨折の定義を明確にし，大腿骨近位部骨折の分類を，頚部骨折，頚基部骨折，転子部骨折の3つに分類しており，頚基部骨折の確定診断にはCTおよび3D-CTが必要である（図1〜2）。
- 頚基部骨折を明確に分類することとCTによる把握は近位部骨折の治療全体にきわめて重要であり，他の骨折も含め，手術適応，手術術式の決定，およびインプラントの選択にも必要である。

図1　大腿骨近位部骨折（hip fracture）の大分類

大腿骨近位部骨折は大きく3つに分けられ，さらに転子部骨折はTypeⅠとTypeⅡに分けられる。
a：大腿骨頚部骨折（骨頭下）
b：大腿骨頚基部骨折
c：大腿骨転子部骨折（TypeⅠ）
d：大腿骨転子部骨折（TypeⅡ）

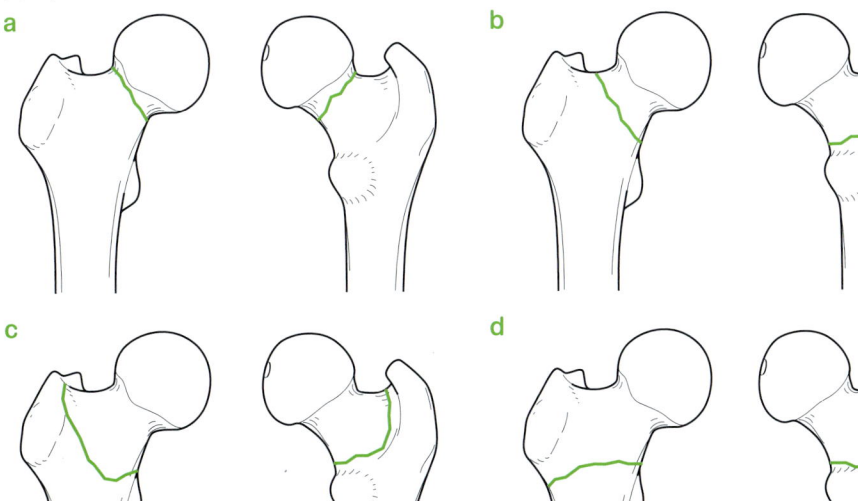

159

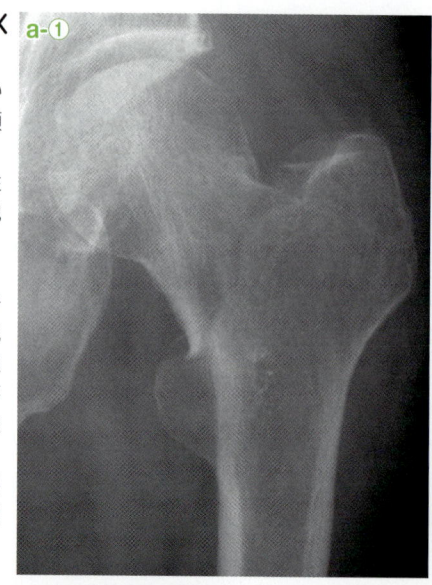
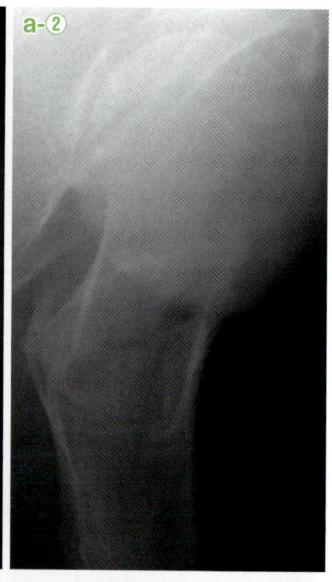

図2　中野の定義による頚基部骨折のX線像，3D-CT，CT

前面の骨折線が転子間線より近位にあり，かつ，後面の骨折線が転子間窩にあるものが頚基部骨折（中野の定義）。

このように定義すると，前方骨折線は滑膜性関節包内にあり，後方骨折線は滑膜性関節包外に存在する。

a：X線像。①前後像，②軸写像。

b：3D-CT。①前面像。前面の骨折線は転子間線より近位にあり，頚部骨折の骨折線と見間違えやすい，②後内側面像。後面の骨折線は転子窩にあり，転子部骨折と同じ部位に存在する，③後面像，④上面像。上面の骨折線は頚部に対し斜めに走っている。

c：頚部CT。3D-CTと同じく，骨折線は斜に走る（頚部骨折，転子部骨折の骨折線は頚部軸に対し直角に走る）。

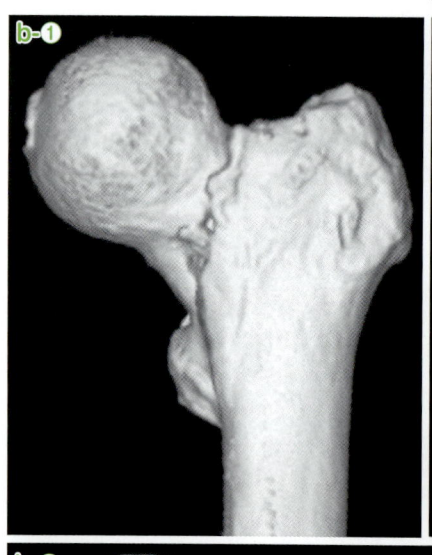
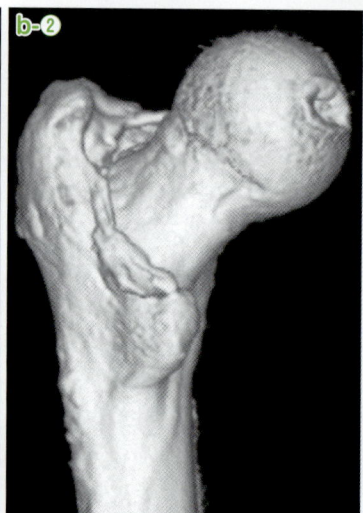
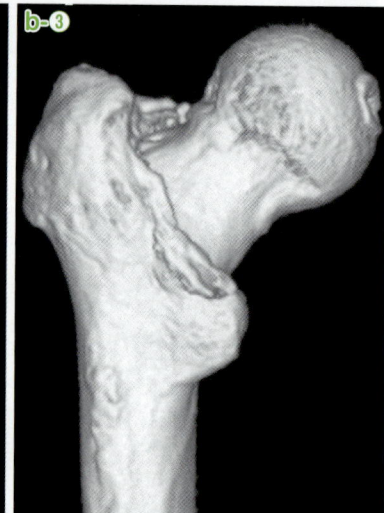
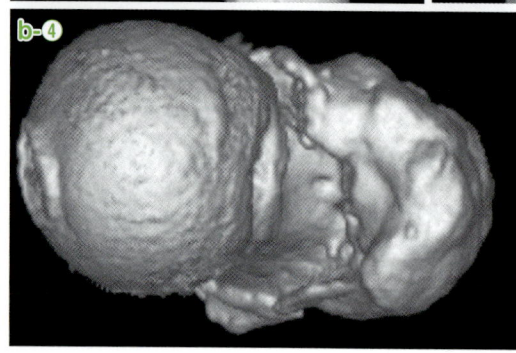
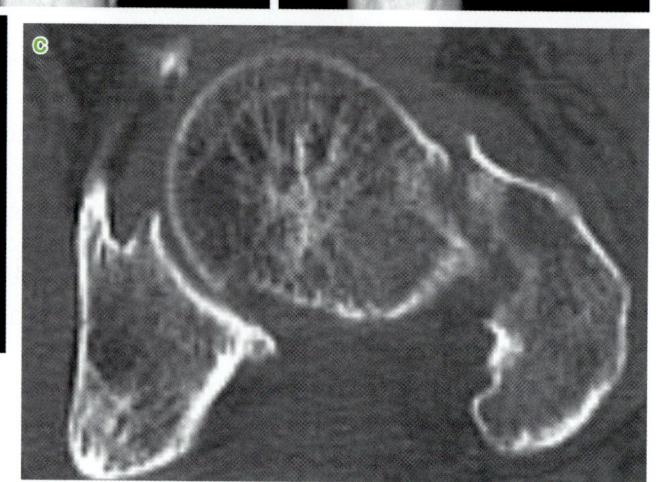

●中野の大腿骨頚基部骨折の定義と頚部骨折・転子部骨折との相違点と類似点

- 著者は頚基部骨折を，前方部骨折線は転子間線部より近位に存在し，後方部の基本骨折線は転子間窩の遠位に存在するものと定義した。頚基部骨折は滑膜性関節包の内外にまたがった骨折であり，このことは臨床的に大きな意義をもつ。頚基部骨折では2 part骨折もあるが，むしろ転子間陵が1つあるいは複数の第三骨片となっている3 part骨折，4 part骨折のことも多い。このため，第三骨片を有する頚基部骨折の単純X線像は転子部骨折ときわめて類似しており見分けがつかず，鑑別にはCTおよび3D-CTが必要である。

- 頚部骨折，頚基部骨折，転子部骨折の違いは，骨頭骨片と骨幹部骨片間の安定性の違いと血行動態の違いである。骨頭・骨幹部間の安定性は，①骨片同士を直接つなぐ軟部組織（頚部の被膜，Weitbrecht支帯など），②骨片をまたぐ軟部組織（腸骨大腿靱帯，輪帯，恥骨大腿靱帯，坐骨大腿靱帯，各筋の起始・停止など），③骨頭骨片・骨幹部骨片間の骨性支持，すなわち骨折面の形態と骨の破壊程度（第三骨片の存在など）に依存し，術後は整復の程度やインプラントの固定性が加わる（図3）。

図3 転子部骨折と頚基部骨折の前方骨折線の位置

頚基部骨折と転子部骨折TypeⅠとは前方骨折線の位置が少し違う（後方部の骨折線は同じ）。前面では，転子部骨折の骨折線は腸骨大腿靱帯の付着部である転子間線部にあり，頚基部骨折では靱帯付着のない頚部に骨折線がある。一方，後面では転子部骨折と頚基部骨折の骨折線は同位置（転子間窩）にある。X線前後像では前面の骨折線が目立たないため，頚基部骨折と転子部骨折の区別が困難である。

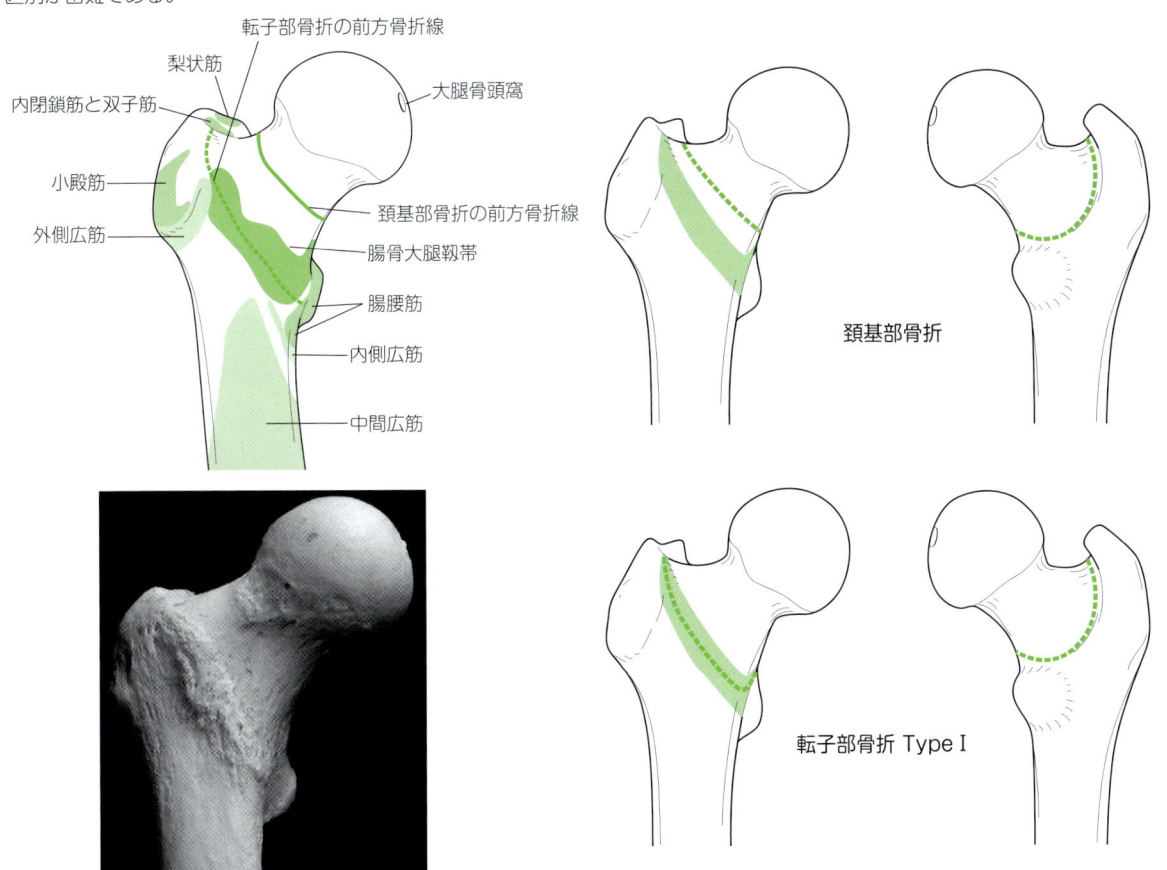

梨状筋
転子部骨折の前方骨折線
大腿骨頭窩
内閉鎖筋と双子筋
小殿筋
頚基部骨折の前方骨折線
外側広筋
腸骨大腿靱帯
腸腰筋
内側広筋
中間広筋

頚基部骨折

転子部骨折 TypeⅠ

- 大腿骨頸部から転子間部の前方にはきわめて強靭な腸骨大腿靭帯が転子間線に停止しているが，後方は頸部にまばらな靭帯が停止しているに過ぎない。これが3つの骨折の安定性に重要な因子となる。
- 頸部骨折Garden stage Ⅳでは骨頭骨片は関節内を浮遊した状態にあり，軟部組織の連続性はない。Garden stage Ⅲでは頸部後方のきわめて薄い被膜とWeitbrecht支帯のみで軟部の直接的連続性が存在する。
- 転子部骨折TypeⅠでは前方部の骨折線の大部分をまたいで厚く強靭な腸骨大腿靭帯が付着する。すなわち近位部骨片と遠位部骨片は強靭な靭帯でつながれた状態となっている。
- 両者の中間型である頸基部骨折では骨折部をまたぐ強固な軟部組織はなく，後方のまばらな靭帯が近位骨片に付いているに過ぎず，転子部骨折TypeⅠほどの軟部組織による固定力は存在しない。つまり，骨頭骨片と骨幹部骨片間の軟部組織による安定性は，頸基部骨折転位型はほとんどなく，頸基部骨折は多少あり，転子部骨折TypeⅠでは骨片の転位が大きくとも強固である。
- 術後の支持性には軟部組織の関与とともに，これまで安定型，不安定型というよばれ方をしていた骨頭・骨幹部間の骨性の安定性も重要である。頸部骨折では骨折部が粉砕されていることは比較的少ないため，正確な整復がなされるとかなりの骨性支持性があり，骨頭・骨幹部間の骨の安定性は良好とはいえないまでもかなり安定している。よってインプラントが適切に挿入されるとPauwels分類のⅠ度，Ⅱ度ではかなりの固定性は得られる。
- 頸基部骨折では後方骨折部がしばしば粉砕され後方部で骨性支持を得ることは困難な症例が多く，骨頭・骨幹部間の骨の安定性は症例によりさまざまである。
- 後方が粉砕された症例での内固定術ではインプラントと前方皮質のみで支持性を得ることになり，少しでも転位が大きくなると一気に安定性を失う。
- 転子部骨折では内後方が粉砕されたもの(中野分類TypeⅠ-3B，TypeⅠ-4)では頸基部骨折同様，骨頭・骨幹部間の骨の安定性は不良であるが，幸いにも靭帯による補強があるため，**テレスコープ現象** *が起こった場合でも骨癒合は得られることが多い。
- 術後の安定性や手術の成功には，骨片の形態による安定性(従来の安定型/不安定型)だけでなく軟部組織を介した安定性の把握が必要であり，むしろ後者がより重要である。
- 血行動態の面では，上支帯動脈は主に後上方より骨頭に分布しているため頸部骨折転位型では血行が障害されるが，転子部骨折や頸基部骨折では障害されることは少ないと判断される。

●3D-CTによる頸部骨折のGarden stageの把握

- 高齢者の頸部骨折は多くが骨頭下骨折であり，X線像で他の型の骨折と容易に区別できる。注意すべきは不顕性骨折であり，頸部骨折では不顕性骨折であっても内固定をすべきであるため，少しでも疑わしい場合はMRIを撮像する。頸部骨折の診断がついても，手術適応の決定に迷う場合は3D-CTを参考にすることを推奨する。
- **Garden stageⅠ** *は不完全な大腿骨頭下骨折とされている。X線像での判定法は「大腿骨頭はやや外反し，外側で陥入している」である。
- **Garden stageⅡ** *は転位のない完全な大腿骨頸部骨折とされている。嵌合しているよ

うにみえることが多い。

- StageⅢは完全骨折で骨片転位が明らかではあるが，骨片間の転位は完全ではなく部分転位とされている。単純X線像では骨頭の部分的な転位とともに第一圧迫骨梁が正常より水平方向へ走り，第一圧迫骨梁が寛骨臼の骨梁と不一致となっているようにみえるとされている。
- StageⅢの近位骨片の転位の方向について，一部の成書では骨頭が内反するものが図示され，別の成書では骨頭が頚部軸に対して後方回転しているものが図示されている。しかし，骨片間の転位は完全ではなく骨折前の部位同士が接触していると思われる症例を3D-CTで観察すると，2つの転位Typeが認められる。多いのは遠位骨片の外旋に連動する形で骨頭が体幹に対して外転・内旋し（頚部軸を基準にすると主に後捻，軽度の内反），すなわち後方骨折部を中心にヒンジ状に屈曲し前方は開大しているType 1（後捻型）であり，もう1つは骨頭が体幹に対して外転のみ（頚部軸を基準にすると内反）の転位をしているType 2（内反型）である。
- 両者ともにX線前後像では第一圧迫骨梁が正常より横に寝た方向へ走る。Gardenのstage分けは，原著はX線像を提示してあるが，その後の引用で多くのシェーマが示されて原著の趣旨が誤って伝えられているきらいがある。3D-CTによりstageⅠ・ⅡとstageⅢを区別するのが，術後成績を上げる近道と考えられる（**図4**）。

●転子部骨折の分類

- 著者は転子部骨折を大きくTypeⅠとTypeⅡに分け，TypeⅠは4 part theoryによりさらに細分類した（**図5，6**）。
- TypeⅠは軟部組織を介した安定性があり，前方の皮質を髄外型にすると骨性支持も得られるため基本的に予後良好である。TypeⅡは頚基部骨折ほどではないが，主骨折線は頑丈な腸骨大腿靱帯をごく一部しかまたいでいないため，軟部組織の支持性がTypeⅠほど強固でなく，また，骨性の支持性もあまりよくなく安定性はTypeⅠに劣る。

●分類による手術適応

- 手術適応は，骨片間の術後の安定性に加え，骨癒合のしやすさ，手術侵襲の程度などを総合的に判断して決定される。
- 頚基部骨折を転子部骨折と同様と考えて内固定すると予後不良である。前述の理由により頚基部骨折を転子部骨折と同様の手術をすれば成績はきわめて不良となる

用語解説 ▶テレスコープ現象：海賊映画に出てくる望遠鏡のように骨片やインプラントがスライドし，頚部が短縮する現象。

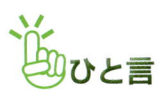ひと言
▶Garden stageⅠ：著者は「大腿骨頚部の骨皮質の一部は連続性が残存するもの」とするのがGardenのstageⅠの趣旨に則ると考えている。「StageⅠは外反していることが多いが，必ずしも外反しているとは限らず，3D-CTで骨折部の一部が若木骨折用に連続しているもの」とするのがよいと思われる。
▶Garden stageⅡ：著者は「大腿骨頚部の骨皮質が全周にわたって連続性が断たれているが骨片間の転位がほとんどないもの」とするのがGardenのstageⅡの趣旨に則ると考えている。よって「StageⅡは3D-CTで骨折部の皮質全周にわたって骨折線が確認されるもの。骨折部で軽度の後屈などの転位は存在しうる」とするのがよいと思われる。

図4　3D-CTによる大腿骨頚部骨折のGarden stage判定法

Stage I：骨頭下前方部の皮質は若木骨折様。軽度の外反以外に転位なし。
Stage II：骨頭は後方へ軽度転位する完全骨折。
Stage III：骨頭は後方へヒンジ状に折れ曲がり，後方で嵌入している。頚部に対し後方へ大きく回転しているわけではない。X線像では第一圧縮骨梁は水平化する。
Stage IV：骨片間は開大し，骨頭は体幹に対し中間位にある。

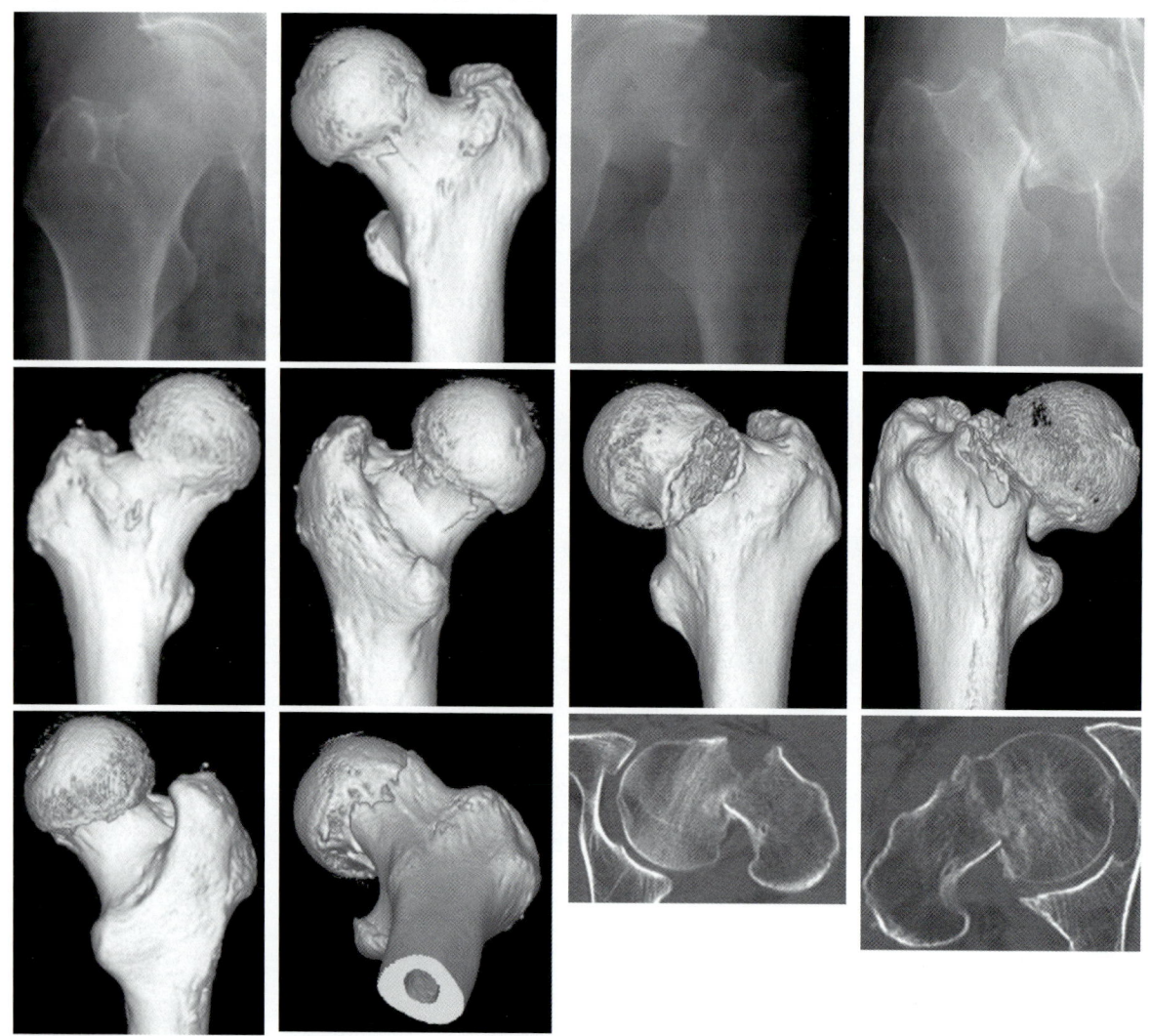

Stage I　　　　Stage II　　　　Stage III　　　　Stage IV

図5　転子部骨折TypeⅠの4 part theory

TypeⅠの骨折は，①骨頭部，②骨幹部，③大転子部，④小転子部の4 segmentの組み合わせからなる。

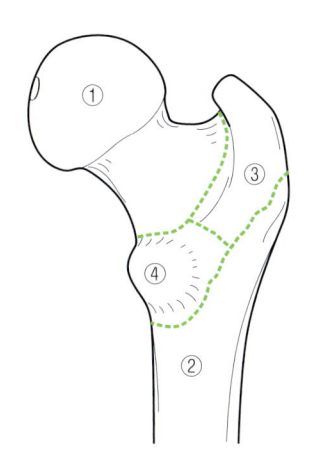
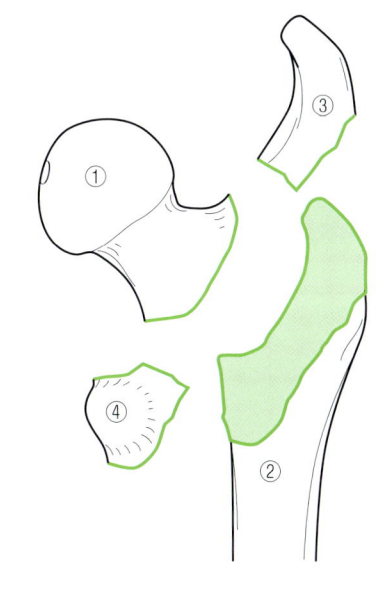

図6　中野の分類（大腿骨頚基部骨折と転子部骨折の分類）

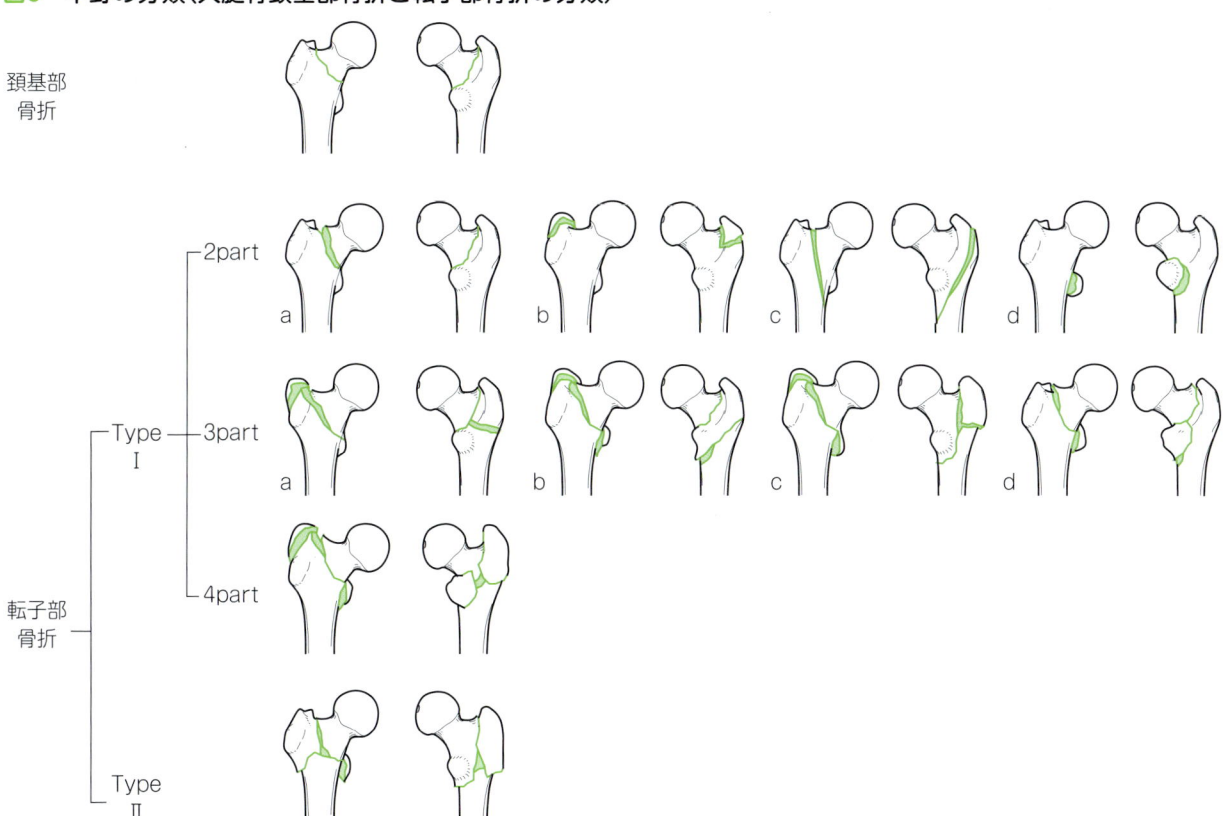

（図7）。頚基部骨折でも周到に準備され，工夫された術式で内固定術をすれば骨癒合が得られることが多いが，一部には骨癒合が得にくく人工骨頭を選択したほうがよい症例が存在する。内固定で骨癒合が得にくいTypeは，前方の骨折線がPauwels分類のⅢ度に相当するものや，髄腔が広く，かつ後方の第三骨片が小転子を含むもの，前方に第三骨片が存在するもの，陳旧例などである（図8，9）。

- 内固定術で予後不良と推測される症例へは人工骨頭置換術を行う。
- 転子部骨折の手術は原則として内固定術を行う。TypeⅠもTypeⅡも内固定術の適応である。
- 頚部骨折と転子部骨折の合併例は内固定の適応はない。まれではあるが，頚部骨折と転子部骨折の合併例が存在する。しかし，3D-CTでも単なる頚基部骨折と診断することがある。内固定術の成績はきわめて不良である（図10）。

図7　頚基部骨折にラグスクリュー1本のSFNを行った例

頚基部骨折の認識が不足していた時期，ラグスクリュー1本のSFNを行った。術後2カ月で，カットアウトは免れているものの，偽関節状態と判断される。

a：3D-CT；前面像と後面像。前方骨折線は転子間線より近位にあるが後方骨折線の位置ははっきりしない。
b：CT；後方の骨折線が転子窩にあり，それより近位にはない。
c：①術直後，②術後2カ月。術後2カ月で骨頭は内反し，カッティングが発生し，固定性は消失している。

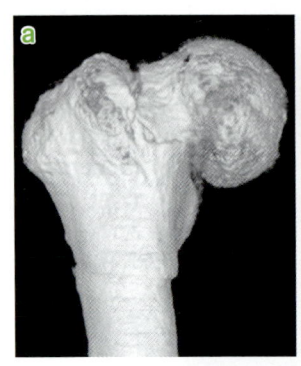
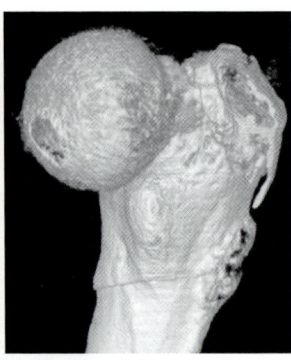
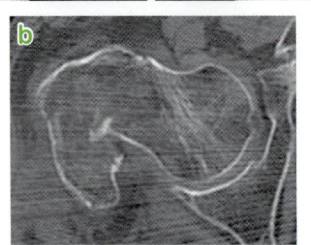
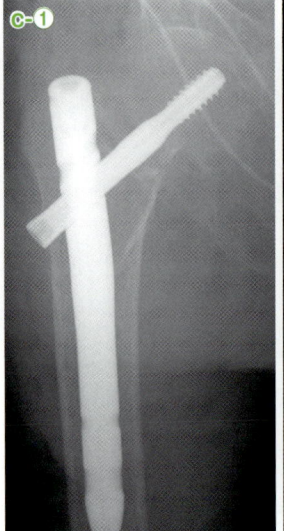
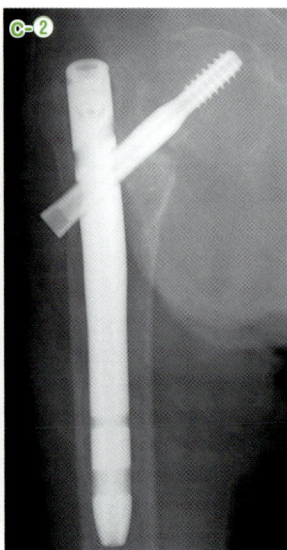

図8 骨癒合がきわめて不利な頚基部骨折①

前面に第三骨片を有する
ため，内固定では前方皮
質による支持性がない。
a：受傷時X線像
b：受傷時3D-CT
c：術直後X線像

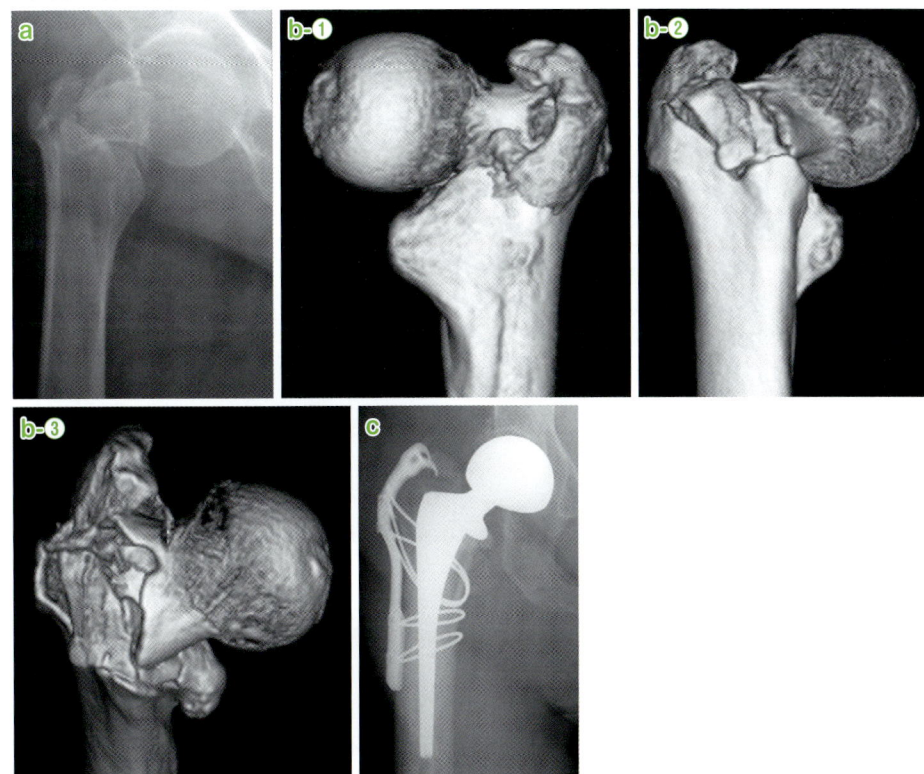

図9 骨癒合がきわめて不利な頚基部骨折②

前方の骨折線がPauwels分類のⅢ度に相当。さらに，転子部の破壊があり髄腔は広く，セメント使用の人工骨頭を使用する。
a：受傷時X線像，b：受傷時3D-CT

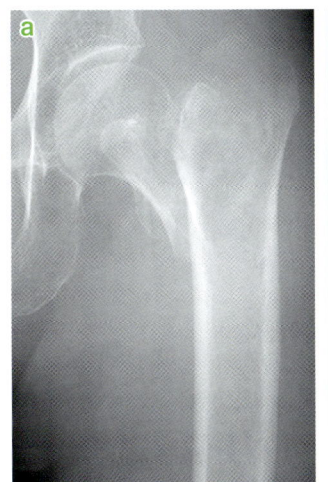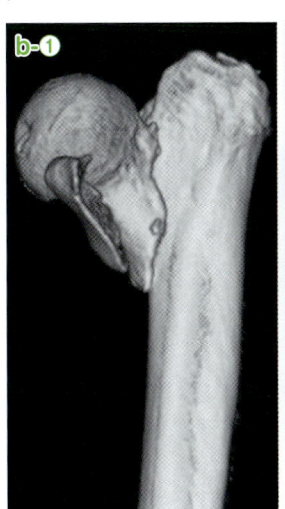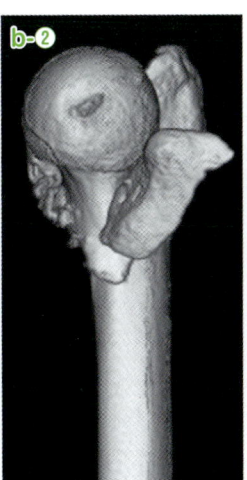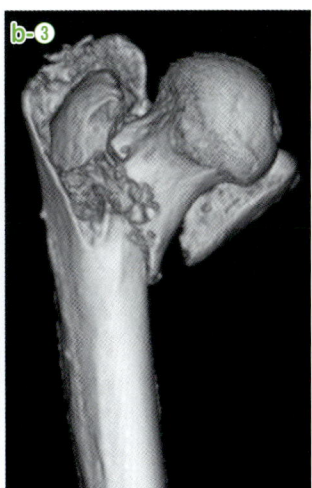

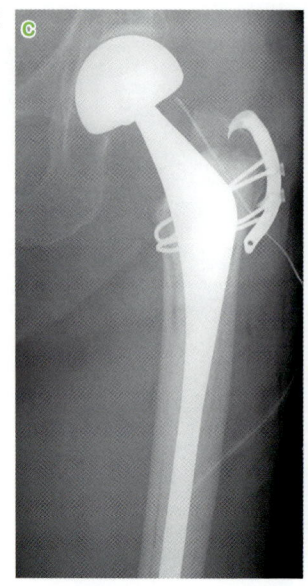
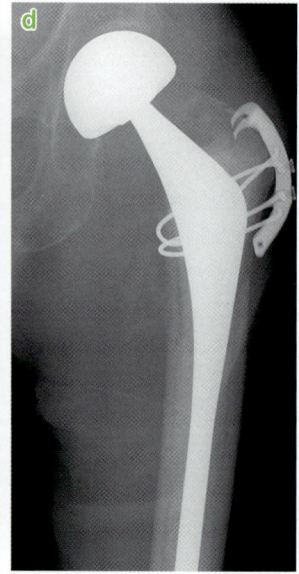

図9　骨癒合がきわめて不利な頚基部骨折②（つづき）

c：術直後X線像
d：術後2カ月X線像

図10　頚部骨折と転子部骨折合併例

①きわめてまれである。
②本骨折を転子部骨折あるいは頚部骨折と誤ることがある。
③内固定の適応はない。

a：受傷時3D-CT
b：受傷時CT
c：術直後X線像

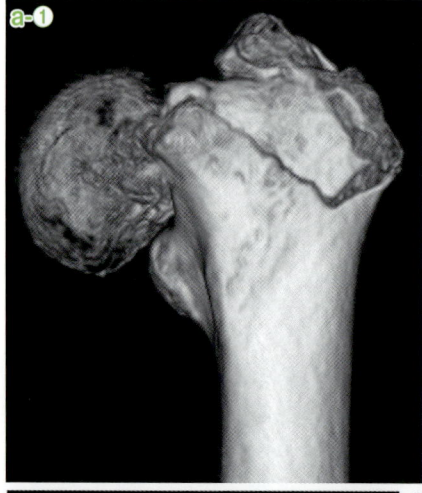
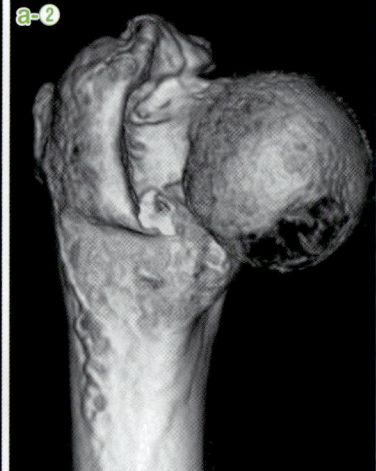
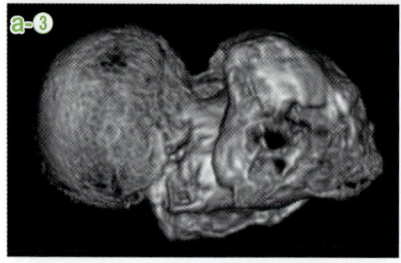
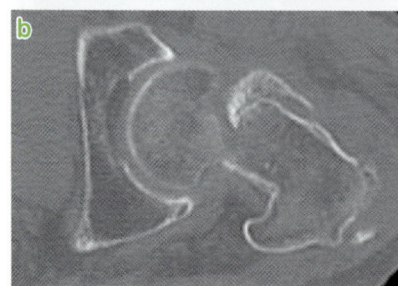
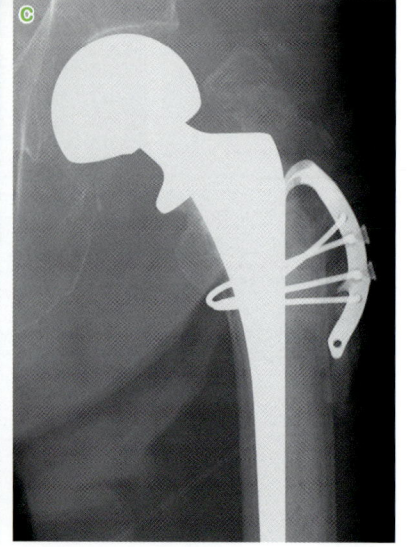

手術前の注意点・準備

● 頚部骨折への内固定術

　術直前の透視あるいはX線像にて，術前よりstageが進行している場合は人工骨頭置換へ変更する可能性がある。

● 頚部骨折への人工骨頭

　脆弱骨のため，ステムの挿入により内側皮質が縦割れになることがある。ワイヤリングできる準備が必要である。大転子骨折が生じる可能性もあり，固定用器具の準備が必要である。

● 頚基部骨折への人工骨頭

　頚基部骨折でも，後方に第三骨片がないタイプは定型的な人工骨頭が可能であるが，後方に第三骨片が存在すると頚部骨折への人工骨頭より侵襲は大きくなる。第三骨片を内固定する機器を準備する。髄腔が大きくストレートな形状の症例(Dorrの分類stove-pipe canal)ではセメント使用の人工骨頭がよい。

● 頚基部骨折，転子部骨折へのshort femoral nail(SFN)

　極端に髄腔が狭く，髄内釘が入らないリスクがある。骨切り術後などでは髄腔が弯曲しており，髄内釘が入らないリスクをチェックする必要がある。

● Compression hip screw(CHS)，SFN共通のエビデンス

Tip-apex distance(TAD)：ラグスクリューのカットアウトを予防する高いエビデンスのある事柄はTADである。TADはX線正面像および側面像におけるラグスクリューの先端と骨頭の頂点までの真の距離の和であり，20mm以下になるとカットアウト率が下がるとされている。

● 頚基部骨折へのSFN固定術

　スタンダードな転子部骨折へのSFN固定術に加えて，さまざまな工夫がなされている。著者らは，頚基部骨折を転子部骨折と区別せずに手術していたときに比べ，頚基部骨折を認識しその対応をするようになって内固定術の手術成績は大きく向上した。インプラントの選択も重要と思われるが，インプラント間の差異について信頼できる報告はない。髄腔が極端に広い症例では長い髄内釘を使用すると安定性が高まると思われるが，挿入困難や大腿骨顆上骨折が発生した場合の対応が問題となる。

● 転子部骨折TypeⅠへの内固定

　転子部骨折では骨癒合が得られないことはきわめてまれである。しかし，過度のテレスコープなど手術成績がそれほどよくないタイプが存在する。これまで一般的に述べられてきた安定型/不安定型は実態と乖離している。これまで不安定型とよばれてきたTypeは，中野分類TypeⅠ-3-B，Ⅰ-4であった。しかし，今日では，これらの症例へは髄内型であれば髄外型へ整復操作をすることにより，前方の骨性支持が獲得でき手

術成績は向上している。これまでの安定型・不安定型の定義を見直す時期にきている（図11, 12）。注意すべきは前方に第三骨片を有しているタイプであり，骨性支持が得にくい。また，前方皮質がきわめて脆弱な症例では，髄外型へ整復操作する際，前方皮質に骨折を生じることがあり，この場合も同様である（図13）。

図11　転位の大きなTypeⅠ-3-Bに対する内固定

転子部骨折は転位が大きく，内下方が第三骨片となった，これまでの定義による不安定型でも，ほとんどの症例で骨癒合可能である。**a，b**：受傷時X線像と3D-CT，**c**：術直後X線像，**d**：術後3カ月，骨癒合完成

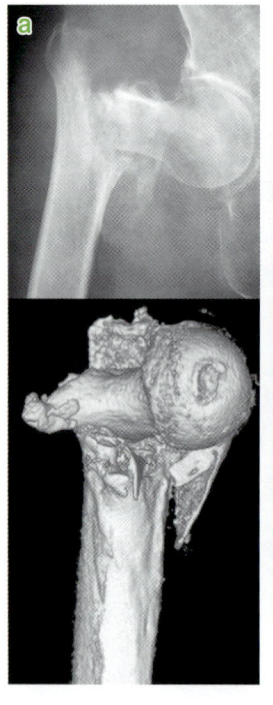
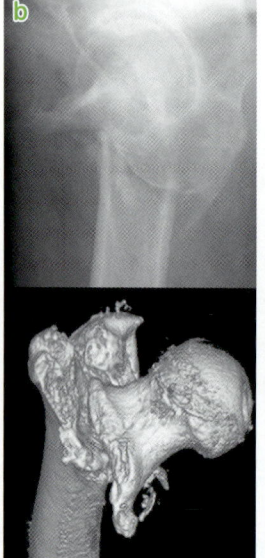
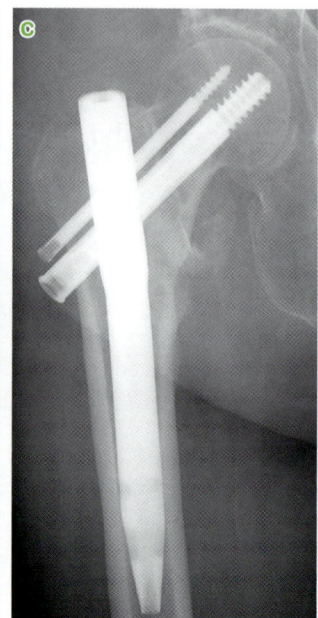
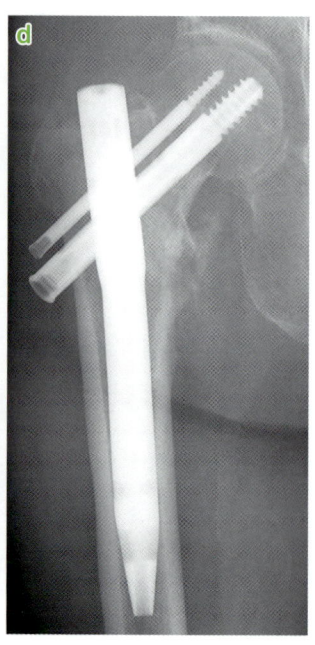

図12　安定型/不安定型の見直し

従来の安定型　　　　従来の不安定型　　　　　　著者が提案する強不安定型

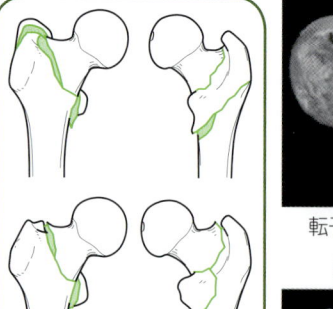
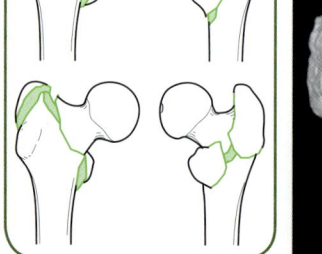

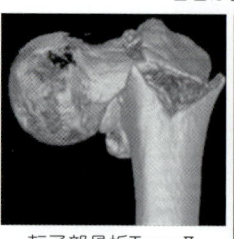
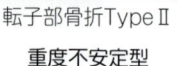
転子部骨折TypeⅡ

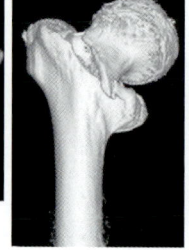
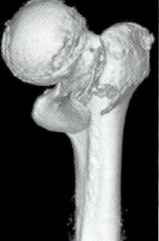
頚基部骨折

重度不安定型

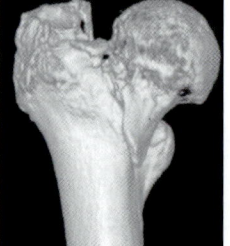
一部の頚基部骨折

図13　不安定な転子部骨折：前方に第三骨片あり

前壁に大きな第三骨片があると，骨性の支持をする部位がわずかしかなく，過度のテレスコープを起こす。

a：受傷時3D-CT。前壁の主骨折線は転子間線部にあるが，さらに遠位にもう1本の骨折線があり，第三骨片が存在する。後壁には大きな骨片があり，前壁，後壁ともに骨性支持はなく，内下方部のみ骨性支持がある。

b：術直後X線像

c：術後1カ月。すでに大きくテレスコープが発生している。カッティングは起こっていない。

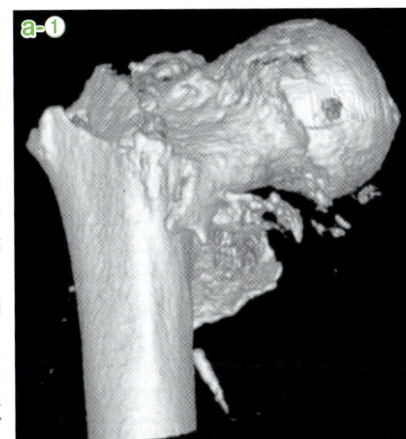
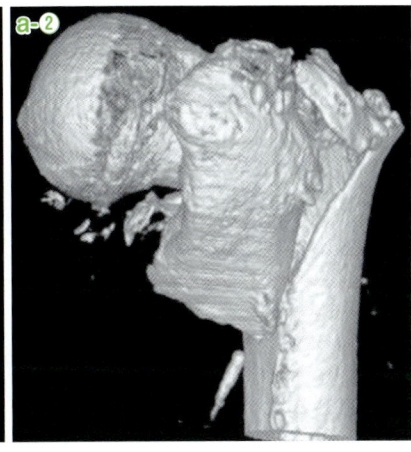
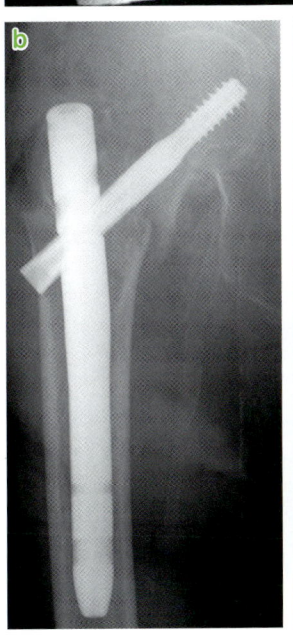
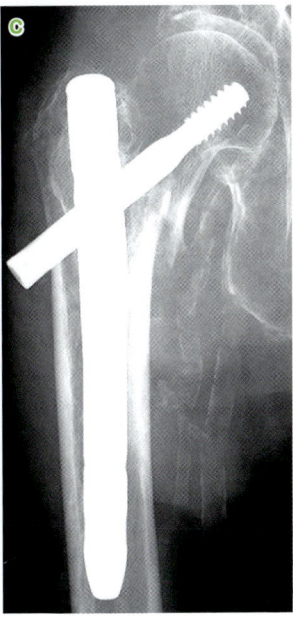

●転子部骨折Type Ⅱへの内固定

　　転子部骨折Type Ⅱは基本的にはSFNの適応であるが，良好な整復位が得られている場合であっても骨癒合が遅延することがある。

⚠Point　**術前計画は綿密に**

- ●多くは定型的な手術が可能であるが，一部の症例では工夫が必要であり，術前計画を綿密に行う。

人工骨頭置換術

- 脆弱骨では，術中の下肢の内外旋操作によって大腿骨骨幹部骨折が発生する可能性がある。後側方アプローチがやや安全性が高いと思われる。
- 体位は側臥位をとる。脆弱性が極端に強い場合は，人工骨頭の打ち込みの際，内側皮質に縦割れ骨折が発生する可能性がある。人工骨頭は，近位部の形状によってはステム挿入時に転子部が縦割れを起こす。ステムの形状や性状に注意が必要である。また，下肢を回旋する際も骨折が発生する可能性がある。
- 頚部骨折への人工骨頭置換術は最も定型的な手術の1つであるが，頚基部骨折や転子部骨折への本術式は必ずしも容易ではない。骨接合と人工関節の両者を組み合わせた術式であり，時間もかかり出血も多くなる。経験の少ない術者は注意を要する。
- 大きくストレートな形状の髄腔症例（Dorrの分類stove-pipe canal）への人工骨頭置換術では，人工骨頭の固定性が悪く髄腔に沈み込み（sinking）を起こすとともにステム先端が前後左右へ動く可能性がある。**骨セメント***を使用する必要がある。

頚部骨折の内固定

- 体位は仰臥位とし，下肢は軽度内旋で軽度外転位とする。外転位とするのは整復操作とともに腸脛靱帯の緊張を緩めるためである。
- ガイドピンの刺入方向は原則として頚部軸に平行であるため，内旋で頚部の前捻を補正するとガイドピンの方向は床と水平となり手術が容易となる。しかし，非転位型であっても骨頭は頚部に対し多少なりとも後方へ折れ曲がっていることも多い。
- *In situ*で固定する場合は，スクリューを骨頭中心に入れたければガイドピンをやや後方へ傾けて刺入する必要がある。著者らは頚部骨折の内固定には**プレート部をもつインプラント***を主に使用してきた。プレート部をもたないインプラント（ハンソンピン®，マルチプルスクリュー固定など）では，そのうちの1本は必ずcalcar femoraleに接触する位置に挿入しなければならない。そうでなければ脆弱骨では固定性は得られない。また，強斜位固定（インプラントの挿入位置が遠位過ぎる）をすると，術後にインプラント挿入の孔から転子下骨折を生ずることがあり注意すべきである。
- プレート部をもったインプラント（CHS，Twins®など）では，ラグスクリューを挿入しプレートが外側皮質に接触してプレートの下端が浮いた状態で横止めスクリューを締め込むと転子下骨折を生じる可能性がある。なお，頚基部骨折など術後固定性が不良な例では，CHSを用いる場合，ラグスクリューが2本打てるタイプを選択するべきである。

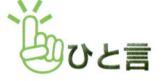

ひと言

▶ 骨セメント：人工骨頭で，骨セメントを使用するか否かは難しい選択である。頚基部骨折の多くやストーブパイプ型の髄腔をもつ症例では骨セメントを使用するのがよいが，そうでない場合はメリット・デメリットを考えねばならない。術後の疼痛は骨セメント使用例が明らかに少ない。手術時間は骨セメント使用例が明らかに長い。また，骨セメント導入時に血圧が低下する。

▶ プレート部をもつインプラント：個人的見解であるが，頚部骨折の内固定術では，プレート部があるインプラントのほうがトラブルは少ないと判断している。

SFN（ガンマネイルなど）による転子部骨折の内固定

- 転子部骨折Type I では，ほぼすべての症例が下肢を牽引・内旋することによって整復位が得られる。髄内釘を挿入するには軽度内転する必要がある。

- 転子部骨折にはCHSよりSFNが使用されることが多くなった。しかし，エビデンス的には両者に大きな治療成績の差異はない。SFNでは，極端に髄腔が狭い症例（Dorrの分類champagne-flute canal）では髄内釘が挿入困難となったり，リーミングに時間を要する場合がある。また，一部の症例では，髄内釘挿入により骨頭骨片が内反位となる場合がある。SFNで最も注意すべきはラグスクリューの遠位端が外側皮質内へ入ってしまうことで，Abramらはこれが手術失敗の最大のポイントであり，オッズ比が7.5倍に上昇すると述べている[4]。

成功の秘訣 ラグスクリューの遠位端の位置は慎重に

定型的な手術であっても，ラグスクリューの遠位端が外側皮質内へ入らないよう，またTADが20mm以下になるよう注意する。

- 遠位横止めスクリューは，頭の部分を強く骨に圧着させると同部の骨が壊死を起こし，後日の骨折の危険性が増すという意見もある。

- インプラントの選択は，安定性の高い症例では優劣は少ない。不安定性が強い例については，そのタイプにより選択肢が異なるが，現実的にはほとんどの症例に同一のインプラントを使用していることが多いと思われる。著者は，頚基部骨折のような不安定な骨折にはラグスクリューが2本挿入できるSFNがよいと考えている。また，髄腔が広い症例で起こるとされるswing motionを少なくするには，髄腔にできるだけフィットする髄内釘を選択できる機種が有利と思われる。

- ラグスクリューが2本挿入できるSFNの欠点は，**Z-effect*** が起こることである。著者らは，特殊な構造によりZ-effectが起こりにくくラグスクリューが2本挿入できステム部のサイズを選択できる，SFN（アレクサネイル®）を使用している。

❗Point 転子部骨折の整復

- 転子部骨折Type I は牽引・内旋で整復される。
- 転子部骨折Type II は牽引・外旋位で整復されることが多い。

用語解説 ▶Z-effect：近位のスクリューはそのままで，遠位のスクリューのみ抜けてくる現象。

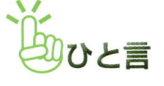ひと言 ▶Z-effectの予防法：ラグスクリューを2本挿入するタイプのSFNは回旋に対する強度が増加するが，Z-effectが問題となる。これを予防するため，近位のスクリューの先端を遠位のスクリューの先端と同じ高さまでに止めることが推奨されている。しかし著者らが使用しているSFN（アレクサネイル®）では特殊な構造により，近位のスクリューの先端を遠位のスクリューの先端より上まで挿入しても，Z-effectは発生しづらいと思われる（**図11**）。

▌Subtypeの手術法

●転子部骨折で骨頭骨片の前下部の骨片がspike状になっているタイプ

Spike状の**骨片先端が腸骨大腿靱帯へ刺さっている症例***がある。牽引により整復しない場合は局所を展開する。腸骨大腿靱帯を必要最小限切離し整復する。切離が少ない状態で無理に整復するとspikeの先が折れる可能性があり，腸骨大腿靱帯をすべて切離すると骨片間の軟部組織性の安定性が損なわれる（頚基部骨折状態となる）。

●逆斜骨折の整復

Evans分類の逆斜骨折では，牽引することによって骨片間の転位が増大するので，中枢骨片への外側からの圧迫など適切な整復法を加える必要がある。

術後

▌離床と後療法

- 離床は極力早く行うべきであり，そのためには手術を急がなければならない。術翌日には重篤な合併症がない限り離床可能であるし，そうでなければ手術をする価値はない。
- 理想的には術後すぐに**全荷重***が可能な手術がなされることである。しかし，実際にはできないことが多い。
- 荷重が十分にできていない理由の多くは荷重痛であり，次いで不安である。また，自己立ち上がり動作にはかなりの筋力と多少のやる気，認知力が必要である。疼痛が原因でリハビリテーションが進行しない症例に対しては薬物療法が有効なことが多いが，しつこい疼痛にはなんらかの原因が存在することもある。Mild infection，人工骨頭の沈み込みによるcalcar部の縦割れ，骨癒合の遅延，カッティングなどで，注意しながらリハビリテーションを継続する。現実的に最も多い阻害因子は，膝痛と認知症である。
- 下肢の免荷は骨に対するメカニカルストレスの減少をきたす。それにより骨形成の低下と骨吸収の亢進を引き起こし，骨密度は減少する。離床だけでなく早期荷重歩行は廃用症候群の最も有効な予防手段といえる。

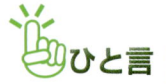

▶**骨片先端が腸骨大腿靱帯へ刺さっている症例**：腸骨筋腱に刺さっているという話もあるが，著者には経験がない。
▶**全荷重**：しばしば学会発表などで「全荷重を許可した」と述べられることがあるが，「許可」と「できること」とは違う。主治医はリハビリテーション室で歩行を観察する必要がある。

合併症への対応

- 術後合併症で多いのは肺炎である。術前からある合併症の悪化や偶然（ストレスがあるため偶然とはいえないかもしれないが）発生する種々の合併症にも注意が必要である。また，症状や検査所見に乏しい感染症は重篤である。局所的にはカットアウトが最も多い。カットアウトまで進行する前（カッティング状態・チーズカット状態）で診断できれば，安静指示あるいは再手術を行う。X線像を詳細に観察すればインプラントと骨頭の位置で診断できるが，確定診断には断層撮影あるいは透視下でのストレス撮影が必要となる。
- 骨癒合を早める機器で効果が認められているものは超音波骨折治療機器である。骨癒合を早める薬剤としてはテリパラチドは治療効果があるといわれているが，高いエビデンスのあるものではない。経験的には荷重歩行が骨癒合に有利となる場合もある。

術後のトラブル

- 局所周辺に比較的多く起こる重大な術後トラブルは，対側の骨折，人工骨頭の脱臼である。まれに起こるものはインプラント折損であるが，信頼のおける発生頻度の調査は少ない。著者らはSFNの一機種の全例調査を試み90％の回答を得たが，0.155％に破損が認められた。全例体格の大きな男性であった。体格あるいは活動性の違いが重要な要素と考えられる。
- 最も重大なトラブルはインプラントのmedial migrationである。これはラグスクリューが近位へ移動し，骨頭を穿破し，寛骨臼へ刺さり，場合によっては骨盤内へ迷入する病態であり，きわめて危険である。いくつかの研究はあるものの，その原因・予防法はいまだ明確ではないといってよい状況であり，定期的な観察が現実的な対策である。また，最悪の場合でもラグスクリューが骨盤内へ迷入することを防止するには，ラグスクリューの遠位に髄内釘の孔が通過できないストッパー構造を設けた機種を選択したほうがよい。この構造はまた，ラグスクリューの遠位端が外側皮質内へ入ることを防止することにもつながる。

二次骨折の予防

- さらなる骨折の予防は，骨粗鬆症治療薬を投与することが重要である。対側の大腿骨近位部骨折の予防効果が存在するのはビスホスホネートとデノスマブのみであり，対側骨折は初回骨折後早期に発生するため早期に効果の出る薬剤を選択する必要がある。また，内服ビスホスホネートは服用後の起坐位保持が困難な症例もあり，注射剤が使いやすいかもしれない。

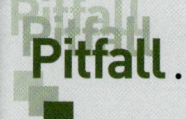

Pitfall 起こりうるトラブルとその対策

- ▶内固定術における偽関節は，正確な分類と骨折形態の把握および適切な手術術式で減らすことが可能である。
- ▶内固定術における過度のテレスコープ。髄内型を髄型に変換することで防止できるが，術後に元に戻ることもある。
- ▶術後の早期離床，さらに荷重歩行が重要である。疼痛に対する治療と疼痛の続く症例には注意をするべきである。
- ▶内固定術におけるインプラント折損やmedial migrationは完全に避けることはできない。追跡観察が望ましい。

◆ 参考文献 ◆

1）Baumgaertner MR, Solberg BD. Awareness of tip-apex distance reduces failure of fixation of trochanteric fractures of the hip. J Bone Joint Surg Br 1997；79：969-71.

2）日本整形外科学会診療ガイドライン委員会 大腿骨頚部/転子部骨折診療ガイドライン策定委員会編. 大腿骨頚部/転子部骨折診療ガイドライン 改訂第2版, 南江堂；東京, 2011年.

3）中野哲雄. 大腿骨近位部骨折. 富士川恭輔, 鳥巣岳彦, 編. 骨折・脱臼 改訂第4版, 南山堂；東京, 2018, p951-95.

4）Abram SG, Pollard TC, Andrade AJ. Inadequate 'three-point' proximal fixation predicts failure of the Gamma nail. Bone Joint J 2013；95-B：825-30.

5）中野哲雄. 大腿骨近位部骨折. 整形外科 2014；65：842-50.

6）中野哲雄, 越智龍弥, 宮薗一樹, ほか. Short femoral nail（マルチフィックス®）の破損調査. 骨折 2005；27：507-10.

7）中村利孝. 微少重力と骨粗鬆症. 腎と骨代謝 2005；18：7-14.

骨粗鬆症患者の大腿骨遠位部骨折に対する手術

済生会熊本病院整形外科　**堤　康次郎**

Outline

- 骨粗鬆症患者の大腿骨遠位部骨折では粉砕や骨欠損を伴うことが多く，骨折部が非常に不安定である。

- 内固定法としてプレート法と逆行性髄内釘法があるが，著者らは骨質不良な骨粗鬆症患者の大腿骨遠位部骨折に対しては，角度安定性の高い外側ロッキングプレートを第一選択としている。

- 本項では，外側ロッキングプレート法手技の実際を中心に述べる。

- 外側ロッキングプレートのみで固定性が得られることが多いが，術中ストレステストで不安定性がある場合は一期的ダブルプレート固定を行う。

- 骨欠損を伴う粉砕骨折など内側の支持性に乏しい場合は，骨癒合不全に注意して経過観察し，プレート追加あるいは骨移植など二期的手術を検討する。

術 前

手術適応

- 保存治療では骨癒合までに時間を要し外固定によるさまざまな合併症が起こるため，転位のある骨折では早期離床と積極的可動域訓練を目的とし，原則的に手術治療を行う方針としている。
- 治療方針策定のためには主に**AO/OTA分類***（**図1**）を用いる。
- 髄内釘は外側ロッキングプレートと比較して低侵襲であり，骨幹部の要素が主である症例，骨幹部との分節骨折症例では髄内釘が適している[1]。
- 関節内骨折症例や遠位骨片が小さい症例，高齢者特有の大腿骨変形などで骨形状が合わない症例，インプラント周囲骨折症例，重度骨粗鬆症例に適用可能なプレートのほうが汎用性は高い。

必要な検査と画像所見

●単純X線像

　患側および健側の膝関節2方向，大腿骨全長2方向が必要である。大腿骨の前弯，外

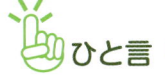
ひと言　▶AO/OTA分類：部分関節内骨折(AO分類B type)は，ヘッドレススクリューや骨折部位に応じたバットレスプレートを行う。若年者の高エネルギー外傷で多い本骨折型に関しては，成書を参照いただきたい。

図1 AO/OTA分類

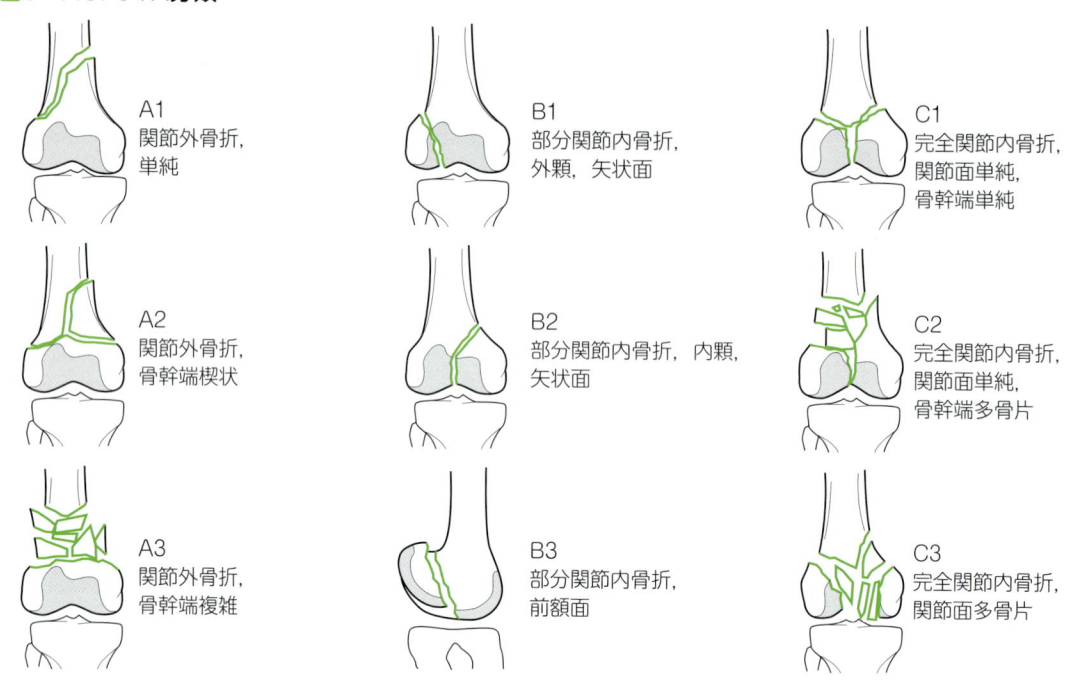

A1
関節外骨折,
単純

B1
部分関節内骨折,
外顆,矢状面

C1
完全関節内骨折,
関節面単純,
骨幹端単純

A2
関節外骨折,
骨幹端楔状

B2
部分関節内骨折,内顆,
矢状面

C2
完全関節内骨折,
関節面単純,
骨幹端多骨片

A3
関節外骨折,
骨幹端複雑

B3
部分関節内骨折,
前額面

C3
完全関節内骨折,
関節面多骨片

弯の確認と同時に,健側のアライメントを計測し整復の指標とする。

●CT検査

MPR画像や3D-CT画像では,単純X線検査でわかりにくい骨折や全体像を把握できる。また骨折型の把握,整復法,プレート設置位置やスクリュー挿入方向,それぞれのインプラントサイズなど,術前計画を立てる際の参考になる。

●下肢静脈エコー

臥床期間が長い場合など,深部静脈血栓症のスクリーニングも必要である。

骨折型に応じた固定法

- 骨癒合の障害とならないように,軟部組織を温存して血流障害を最小限にする必要がある。
- 骨幹端部に粉砕のある場合にはアライメント獲得を重要視し,MIPO(minimally invasive plate osteosynthesis)法による相対的固定(relative fixation)を目指す。
- 骨幹端部に粉砕がない場合は,骨折部にgapが生じないように骨性コンタクトの獲得を重視する。
- MIPOでは骨性コンタクトの獲得が困難な場合や関節内骨折で関節面の解剖学的整復を行う必要がある場合は,MIPO法に固執せず観血的整復固定術(open reduction and internal fixation;ORIF)で解剖学的整復を行い,ラグスクリューなどを用いた圧迫固定による絶対的固定(absolute fixation)を選択したほうが骨癒合に有利である。

準備しておくべきもの

●使用インプラント

大腿骨遠位部用プレートとしては，LCP-distal femur（DF），PERI-LOC-DF，AxSOS-DF，NCB-DFなどがある（**図2**）。LCP，PERI-LOCは単軸方向（monoaxial）のロッキングスクリューであるが，AxSOS，**NCB**[*]は多軸方向（polyaxial）でのスクリュー固定が可能である。

●手術器械

滅菌シーツ（大腿パック，下腿パック），ストッキネット，イソジンドレープ，電気メス，吸引チューブ，マーキングペン，メス刃，筋鉤（各種），駆血帯（症例により），ハンドピース，K-wire（2.0mm，2.4mm，3.0mm），ペンチ，ピンカッター，リウエル，整復用鉗子（各種），骨片打ち込み器，人工骨など。

図2　大腿骨遠位部用の外側ロッキングプレート各種
a：LCP-DF（DePuy Synthes社）
b：PERI-LOC-DF（Smith & Nephew社）
c：AxSOS-DF（Stryker社）
d：NCB-DF（ロッキングナット構造）（ZIMMER社）

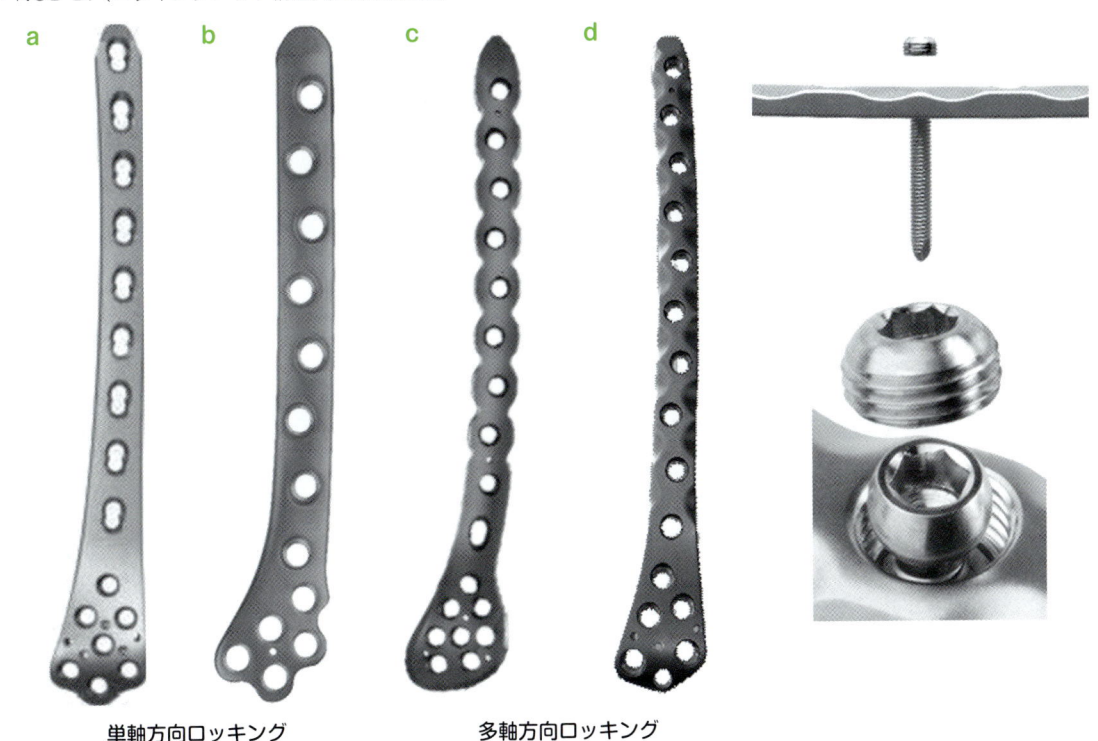

a　b　c　d

単軸方向ロッキング
（monoaxial）

多軸方向ロッキング
（polyaxial）

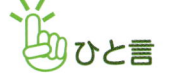 ひと言　▶NCB：ノンロッキングスクリューを挿入後にロッキングナットで固定する構造になっており，従来のロッキングプレートと異なる。

麻酔・体位

- 全身麻酔または腰椎麻酔下に行う。最近は全身麻酔に伝達麻酔を併用することが多い。
- 仰臥位でradiolucent bedを使用し，術中透視にて正確な正面および側面像を確認する（**図3**）。骨折部は反張と短縮をきたしやすく，腓腹筋の緊張を取り整復位を取りやすくするため，膝下に枕を入れて30〜40°屈曲位とする（**図4**）。

図3　術中透視画像
正面（**a**）と側面像（**b**）を確認する。

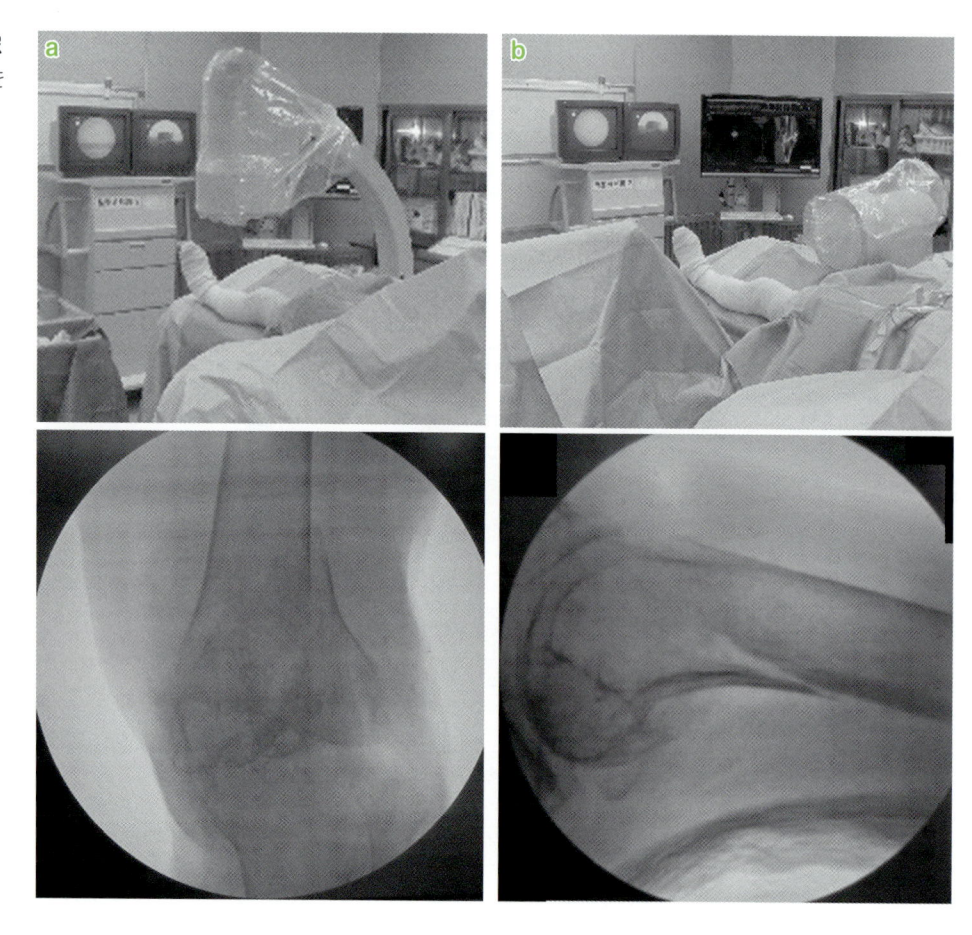

図4　三角枕の使用

30～40°屈曲位にすると
整復されやすい。
a：整復前（三角枕使用前）
b：整復後（三角枕使用後）

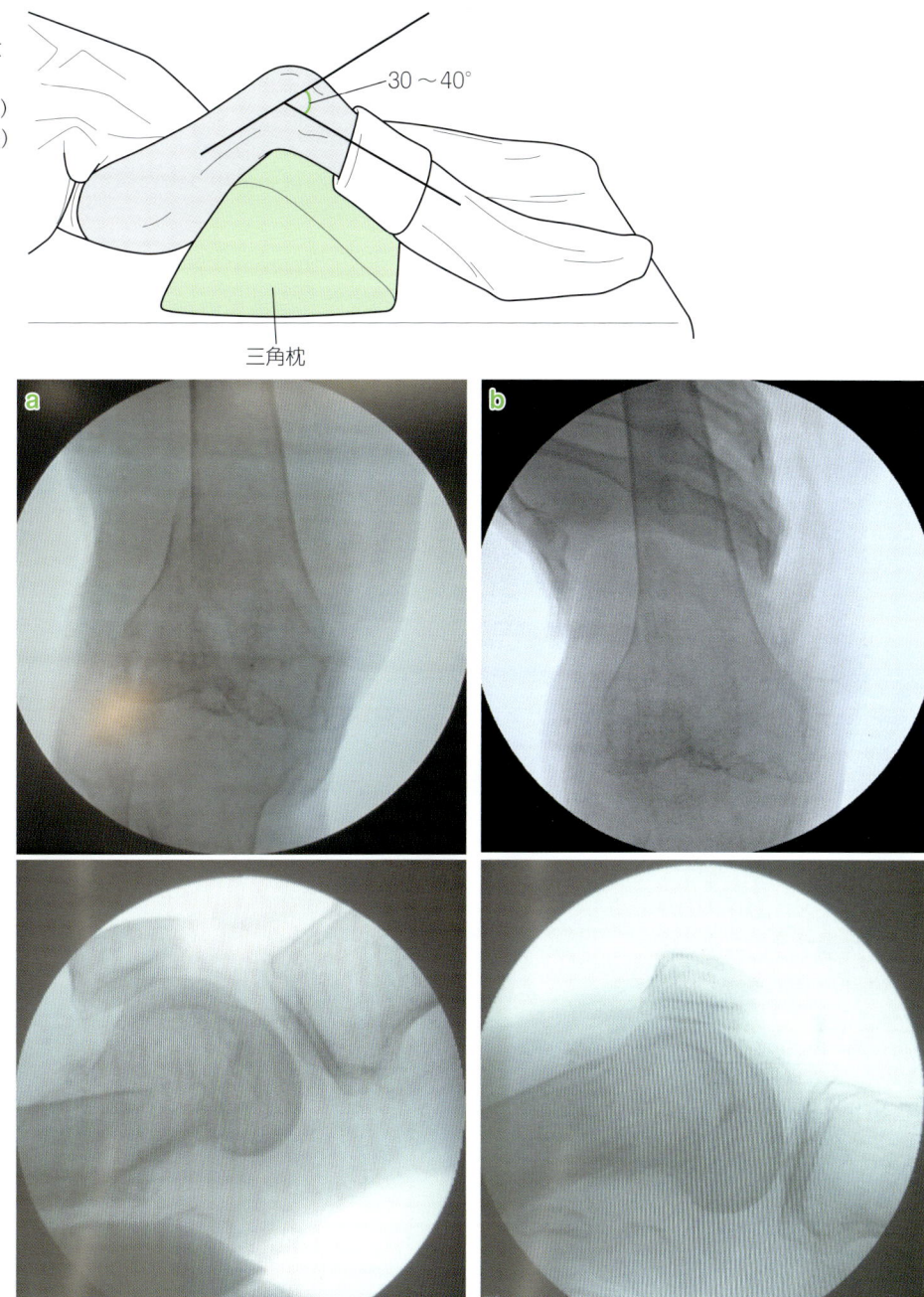

手術手技：アプローチ

● 外側アプローチ（図5）

- 関節外骨折（A type）および関節面の整復を要しない関節内骨折（C1，C2）で用いる。
- 大腿骨の長軸に沿って外側より大腿筋膜から腸脛靱帯を切開し，外側広筋を展開して骨に達する。
- 骨折部の非観血的整復が可能な場合はMIPO法の適応であり，プレート挿入を行う遠位部と近位スクリュー固定を行う近位部にそれぞれ3～5cm程度の皮切を置き，プレート固定を行う。
- 近位では骨膜を剥がさないように，筋間中隔前方で外側広筋と骨膜上にトンネルを作製する。粉砕を伴う骨片では骨片に付着する軟部組織を剥がさないように注意する。

● 傍膝蓋アプローチ（図6）

- 関節面の整復を要する関節内骨折（C1，C2，C3）で用いる。
- **外側傍膝蓋アプローチ**：関節内を展開する際の通常のアプローチである。関節面の直視下整復固定を行った後，骨幹端を整復し外側プレートを設置，近位にstep incisionを加えスクリュー固定を行う。
- **内側傍膝蓋アプローチ**：内側関節内骨片の整復がより重要な場合や内側に長いプレートを設置する必要がある場合，外側からの展開に固執せず内側傍膝蓋アプローチを行い，外側アプローチと併用して行う。

図5　外側アプローチ

a：皮切（近位部はstep incision）
①大腿骨遠位部に4～5cmの皮切，②大腿骨近位部に3～4cmの皮切，③皮切は行わず，外側広筋と骨膜間を剥離。
b：展開後

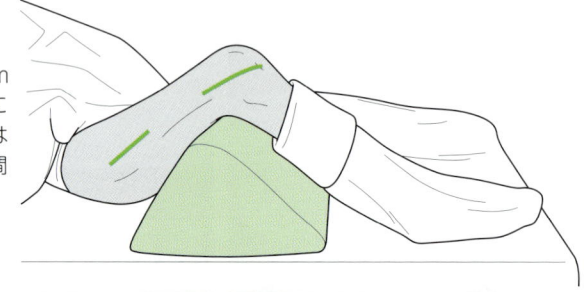
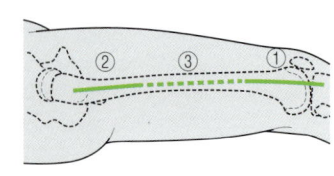
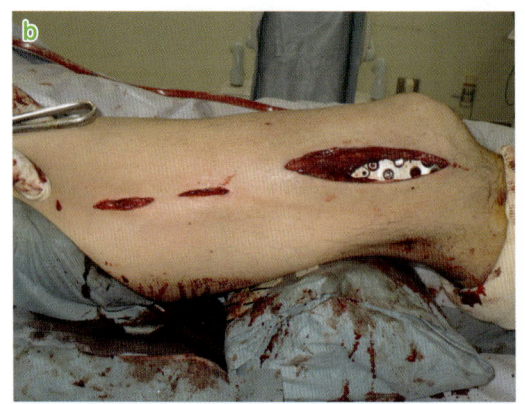

図6 傍膝蓋アプローチ

図6　傍膝蓋アプローチ

a：外側傍膝蓋アプローチ。
脛骨結節外側より始まり近位
に伸びる，15〜18cmの皮切。
b：内側傍膝蓋アプローチ。
脛骨結節内側より始まり近位
に伸びる，12〜15cmの皮切。

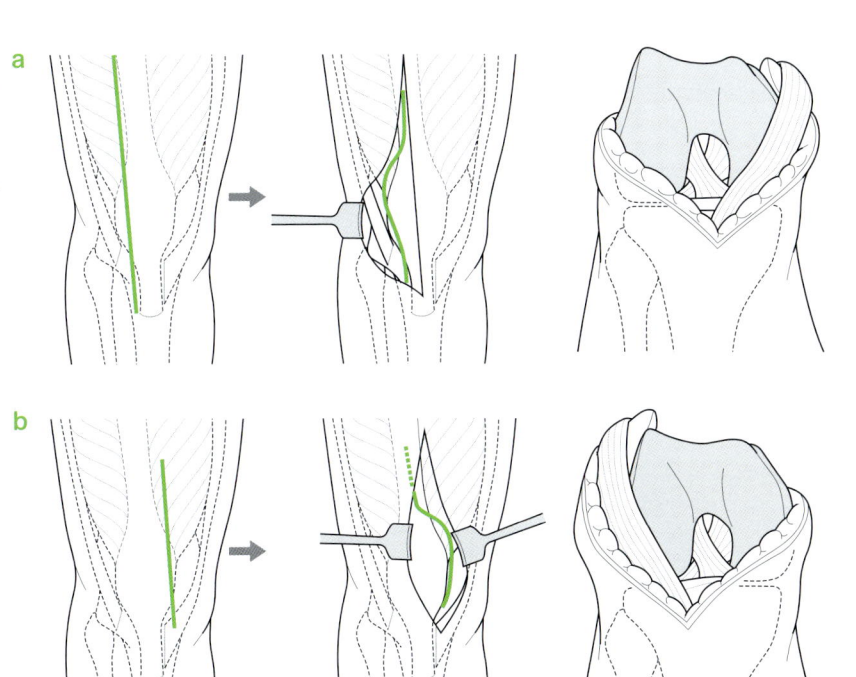

プレート手技の実際

●皮切と展開

• 前述のいずれかのアプローチを用い，大腿骨遠位部を展開する。

●関節内骨折の整復・固定（B type，C typeの場合，図7）

• 転位がない，あるいは軽微な場合は経皮的に整復を行うが，転位が大きかったり多骨片である場合は傍膝蓋アプローチで直視下に整復を行い，整復鉗子やK-wireで固定する。プレート設置位置を確認し，プレートやプレートから刺入されるスクリューと干渉しない位置にラグスクリューを1本または2本挿入する。

• B3 type（Hoffa骨折）などの前額面の骨折に対しては関節軟骨からヘッドレススクリューを挿入するか，関節軟骨を避けて皮質骨より斜め前後方向にスクリューを挿入して固定する。

●骨幹端部の整復・固定（図8）

• 膝関節屈曲位とし，反張位にならないよう注意しつつ牽引し整復する。整復用の骨鉗子やK-wireを使用したジョイスティック法やKapandji法，創外固定による整復などさまざまな方法を組み合わせて行う。

• 整復はあらかじめ撮影した健側のX線像を参考にして，正面像でのfemoral angleおよび側面像でのBlumensaat's line shaft angleで整復位を確認する。

図7　整復・仮固定・プレート設置（関節内骨折：外側傍膝蓋アプローチ症例）
a：関節内の展開
b：整復および仮固定，femoral angle（＊），Blumensaat's line shaft angle（＊＊）の確認
c：プレートの設置，仮固定

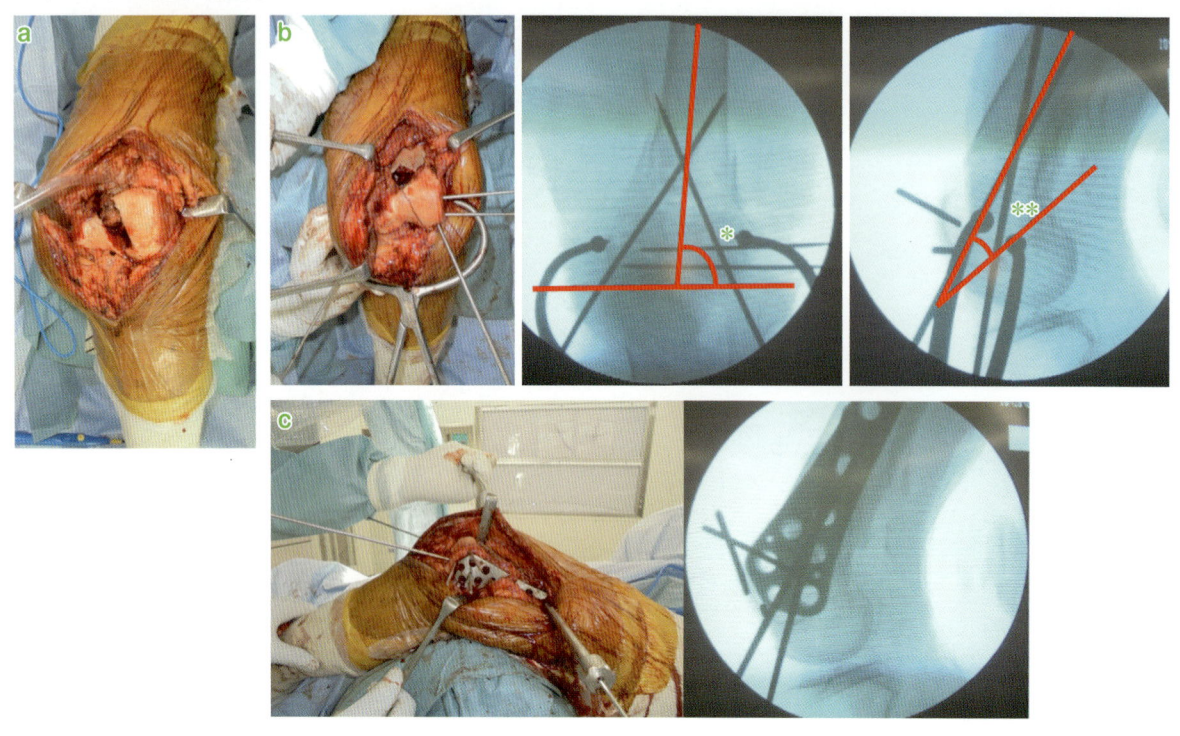

図8　整復・仮固定・プレート設置（外側アプローチ症例）
a：骨幹端の整復および仮固定
b, c：femoral angle（＊），Blumensaat's line shaft angle（＊＊）の確認
d：プレートの設置，仮固定

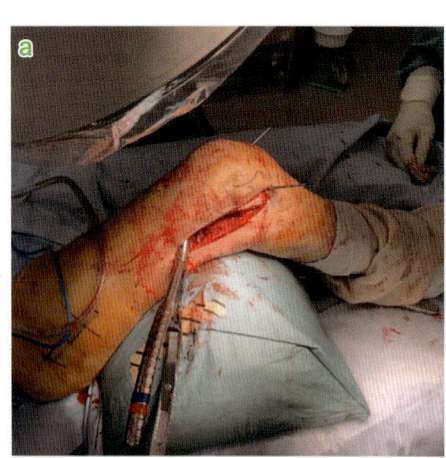
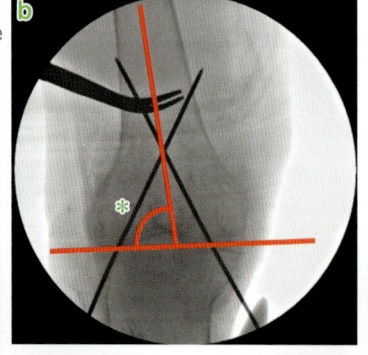
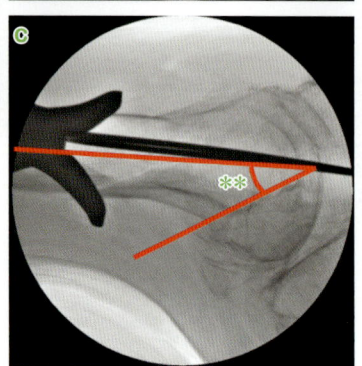
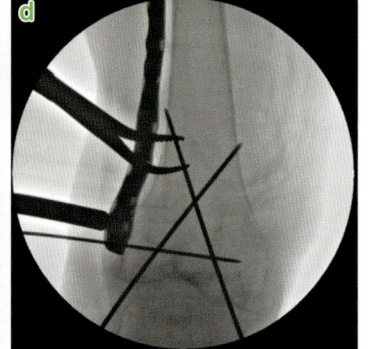

- 回旋アライメントは小転子および膝蓋骨両方の透視像を参考に判断する。健側の膝蓋骨正面像を確認し，その回旋位置での小転子陰影を記録しておき，患側の回旋を調整して同じ小転子陰影になるようにする（小転子サイン：lesser trochanter shape sign[2]，図9）。
- 整復後に大腿骨内・外顆から近位対側方向に2.4mmあるいは3.0mm径K-wireを骨幹部まで刺入し仮固定する。残存gapの減少と内側の骨性コンタクトを獲得することが重要である。

●プレート挿入および仮固定（図10）

- MIPO法の場合，外顆部の創から近位へエレバトリウムを骨膜上に挿入してプレートの通り道を作製し，プレートを滑り込ませるように近位方向に挿入する。透視下に正面・側面でプレートの設置位置を大まかに決め，近位部の皮切位置を決定する。大腿骨側面骨軸上に4cm程度の皮切を加え骨まで鈍的に展開する。直視下にプレート近位部が骨幹部に沿っているかを確認する。プレート設置位置の最終決定は先に遠位から行う。
- 適切なプレート設置位置は，プレート遠位部の前縁が関節軟骨辺縁の3mm程度後方，遠位端が関節軟骨辺縁より5〜10mm程度近位の位置であり目安とする。また大腿骨は骨幹部ではほぼ円筒状だが，遠位端では横断面で台形状となるため10°程度後方に傾斜させて設置する。プレートの仮固定用ホールやK-wireスリーブなどを使用し仮固定を行う。
- プレート近位部を固定する前に再度整復位を確認し，必要があれば再度整復操作を追加する。直視下・透視下にプレート近位部が骨軸上にあることを確認し，K-wireで仮固定を行う。

図9　小転子サイン（lesser trochanter shape sign）：小転子陰影を参考にして回旋を合わせる

a：小転子陰影が大きい→近位部が外旋しているため，このまま固定すると下肢は内旋変形する。
b：小転子陰影が小さい→近位部が内旋しているため，このまま固定すると下肢は外旋変形する。
c：小転子陰影が同じ→回旋が正しい。
d：健側

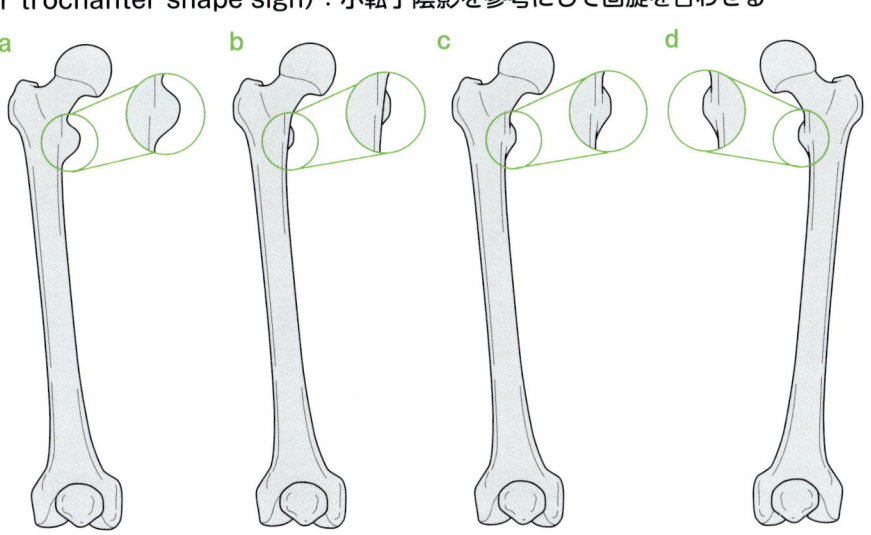

図10　プレート挿入および仮固定（外側アプローチ症例）

a：プレートの挿入
b：プレート遠位部の設置
位置確認
（前縁が関節軟骨辺縁の
3mm後方，遠位端が関節軟
骨辺縁の5〜10mm近位）
c，d：プレートの設置角度
（10°程度後方に傾斜している）
e：仮固定（直視下・透視下
にプレート近位部が骨軸上
にあることを確認）

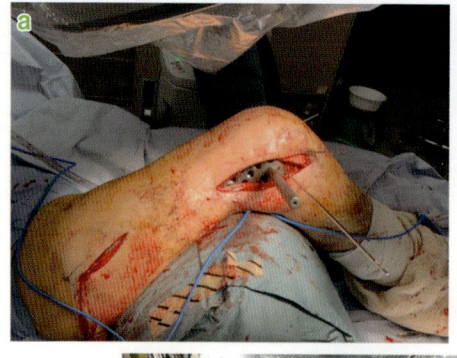
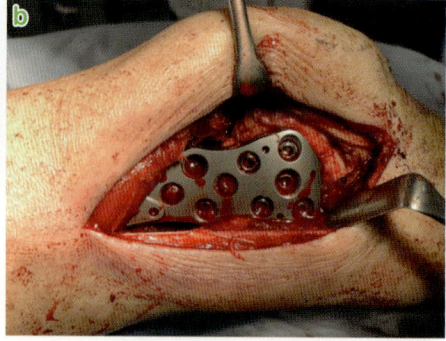

c

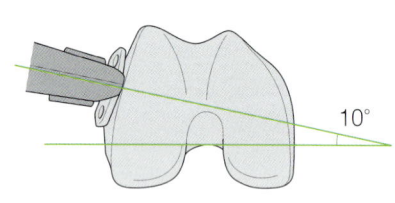

10°

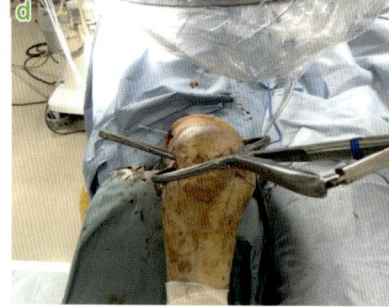
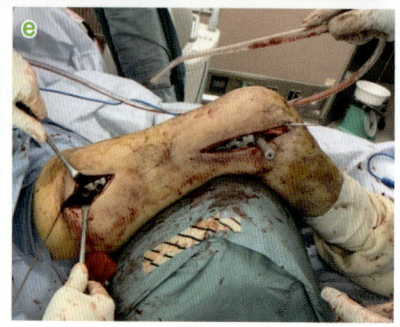

●プレート固定

- プレート遠位部よりスクリュー挿入を行う。LCP，PERI-LOCなどmonoaxialロッキングスクリューのプレートでは，整復位・プレート設置位置が適切であればスクリューは膝関節面に平行に挿入される。またAxSOS，NCBなどpolyaxialロッキングスクリューを有するプレートでは前方顆部は外側が高いことを念頭に置き，膝蓋大腿（patellofemoral；PF）関節内へスクリューを誤挿入しないように注意する必要がある。

- プレートが遠位設置であったり，後方への傾きが強くなると遠位後方スクリューが顆間部に挿入されやすいことに注意する。また体格が小さい患者においても遠位後方のスクリューが顆間部に入りやすく，スクリュー先端が外顆にとどまるように設置することも考慮する。

- 近位部はロッキングスクリューをバイコーティカルに最低3本挿入する。骨折部が外反位である場合は，骨折部近傍に整復用スクリューとしてコーティカルスクリューを挿入した後にロッキングスクリューを挿入する。

●一期的ダブルプレート固定（図11）

- 骨折部をコンタクトさせる機能的整復位での固定が重要であり，残存gapの減少と内側の骨性コンタクトの獲得のためには1〜2cm程度の短縮は許容している。しかし，高齢者においては高度粉砕を伴い内側の欠損を有する症例が多く，また人工膝関節全置換術（total knee arthroplasty；TKA）周辺骨折の顆部は骨質が非常に脆弱であることが多い[3]。このような場合許容できる短縮範囲内での機能的整復位の獲得はしばしば困難である。またgapが残存した場合，初期固定性を獲得しがたいこともあり，術中にどの程度安定性が獲得できたか確認する必要がある。

図11　一期的ダブルプレート固定

a：関節内展開
b：外側プレート設置
c：外反ストレステスト
d：内反ストレステスト
e：ダブルプレート固定
f：術前単純X線（正面・側面）
g：術後単純X線（正面・側面）

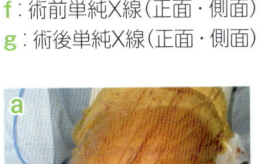
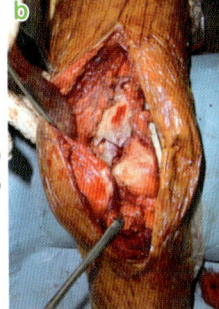
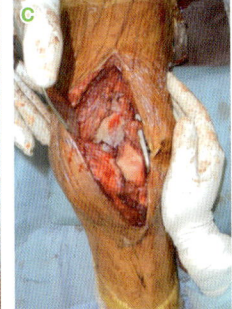
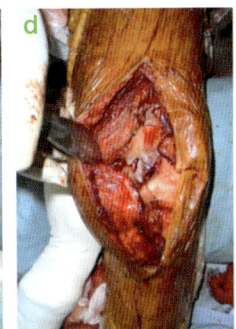
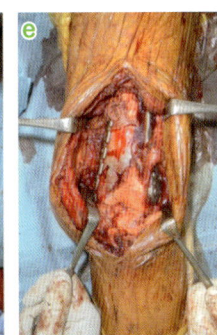
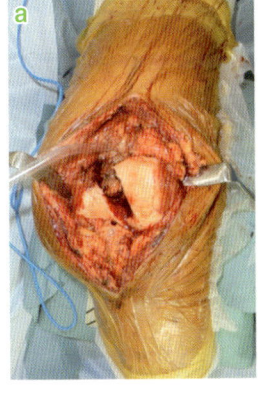
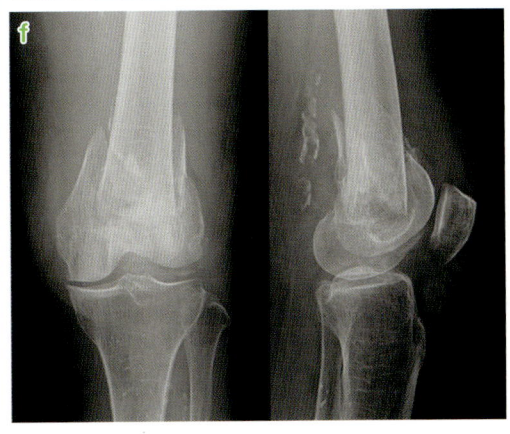
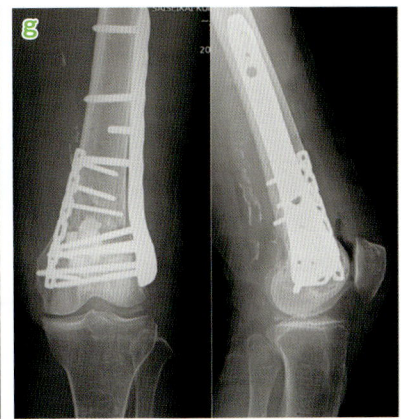

- 著者は外側プレート設置後に術中に外反ストレステストを行い，内側骨皮質のgap が10°程度（約5mm）変化する場合は内側プレートを追加しダブルプレート固定としている。外側アプローチの際は透視下にストレステストを行い，また傍膝蓋アプローチで展開した場合は肉眼的にも確認して判断する。特に粉砕を伴うC2，C3 typeや TKA周辺骨折では，積極的にダブルプレートを行う方針としている。

成功の秘訣　手術のポイントをおさえておく

①膝屈曲位による整復位保持。

②軟部組織を温存する（可能ならMIPO法を選択）。

③内側の骨性コンタクトを獲得する。

④適切なプレート設置。

⑤スクリュー刺入方向・長さに注意（特にプレート遠位前後方）。

⑥内側骨皮質欠損症例や粉砕骨折症例に対しては術中に外反ストレステストを行い，10°以上の動揺性を認める場合にはダブルプレート固定を行う。

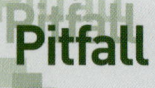

!Point 人工関節再置換

●TKA周辺骨折で，インプラント近位端より遠位での骨折（コンポーネント内骨折），あるいはインプラントの弛みを伴った骨折では，人工関節再置換を含めた戦略の策定が必要である。

術後

後療法

- 外固定は不要であり，術翌日より疼痛範囲内での膝関節可動域訓練を開始する。
- 荷重に関しては，骨折型や術中の固定性，仮骨形成の状況を考慮しながら開始する。
- 通常は術後4～6週より部分荷重を開始し，8～12週での全荷重を目安としている。

合併症への対応

●骨癒合不全の診断（以下の項目を術後2～3カ月で総合的に判断）

- 遷延癒合のハイリスク骨折：開放骨折，内側骨皮質欠損，粉砕骨折
- 臨床所見：荷重時痛
- 画像所見

  X線：内側部の外仮骨の形成不良，透視下内外反ストレス撮影，荷重時と非荷重時比較

  CT：MPR

●骨癒合不全の治療（二期的ダブルプレート[4]：図12）

- Hypertrophic nonunion（肥厚性偽関節）の場合は，内側ロッキングプレートを追加する。
- Atrophic nonunion（骨萎縮型偽関節）の場合は，自家骨移植と内側ロッキングプレートを追加する。

図12　二期的ダブルプレート固定症例

a：術前単純X線像
b：術前3D-CT
c：術後単純X線像（多発外傷患者であり，手術侵襲を考慮し外側プレートのみ）
d：術後2カ月時（透視下外反ストレステストにて10°以上の動揺性あり，緑丸）
e：再手術時（内側プレート追加）
f：再手術後5カ月時（骨癒合）

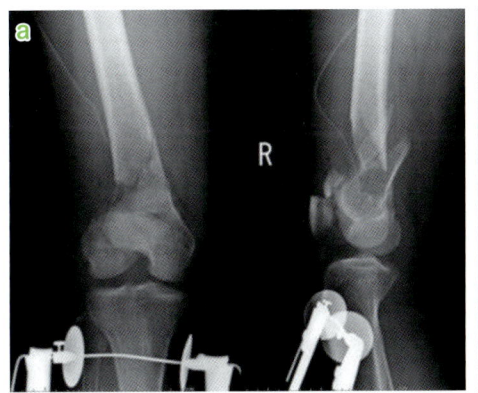
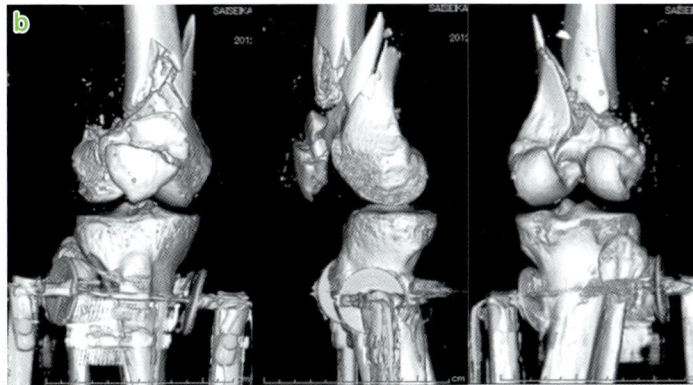

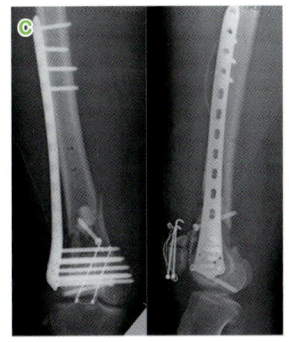
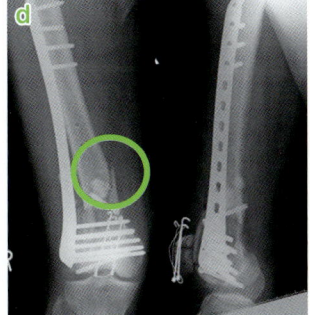
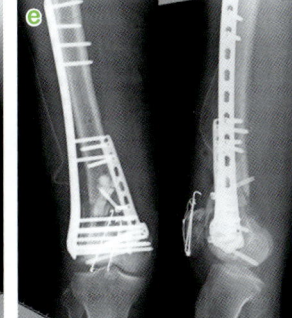
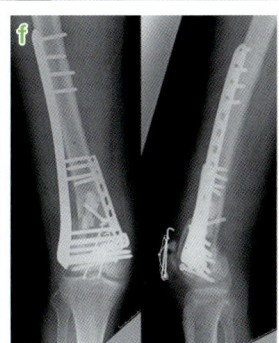

●骨癒合を早める工夫

- 特に遷延癒合のハイリスク骨折患者においては，LIPUS（低出力超音波パルス療法）やPTH（副甲状腺ホルモン）製剤の使用が望ましい。

！Point　　骨癒合不全

- 骨癒合不全に注意して経過観察を行う（特に開放骨折などのハイリスク患者）
- 骨癒合不全がある場合，その原因が不安定性によるものか生物学的活性に乏しいものか判断し，そのどちらかによってプレート追加あるいは骨移植など二期的手術を検討する。

◆ 文献 ◆

1）Krettek Ch, Miclau T, et al. Intraoperative control of axes, rotation and length in femoral and tibial fractures. Injury 1998；29：29-39.
2）野田知之，尾﨑敏文．大腿骨遠位部骨折－ロッキングプレートの適応と問題点－．関節外科 2010；29：49-57.
3）大塚　誠．大腿骨遠位部骨折（プレート固定）．MB Orthop 2013；26：93-103.
4）堤　康次郎，ほか．大腿骨遠位部粉砕骨折に対する二期的ダブルロッキングプレート固定の治療経験．骨折 2015；37：789-92.

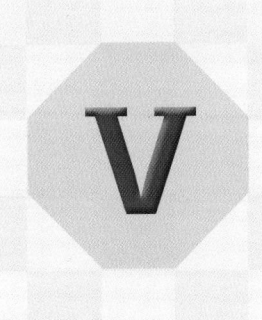

V

その他の手術

透析患者の破壊性脊椎関節症に対する手術

JCHO九州病院整形外科 **土屋邦喜**

Outline

- 血液透析(hemodialysis；HD)患者の骨病態は，骨粗鬆症に加え骨質の異常(弾力性消失)であり，これらを考慮する必要がある。

- HDにおける骨軟部組織異常は破壊性変化と沈着性変化に大別され，これらの病態を区別した手術戦略が必要である。

- 実際の手術においては，出血や骨軟部組織侵襲を最小限に抑える手術手技が重要である。除圧術においては支持組織の温存には十分留意した手術が重要で，出血をコントロールしながら神経組織周辺の十分な除圧を行う必要がある。

- 固定術においては骨癒合に時間がかかること，骨脆弱性から弛みは起こりやすいため，固定が必要と判断されたレベルにはできる限り確実なアンカー設置が重要である。

- 隣接椎間障害が起こりやすいため，固定範囲の決定に際しては初期の微細な変化を見落とさないことが重要である。

HDにおける病態の解釈

●HD患者における骨粗鬆症

- HDを含む慢性腎不全(chronic kidney disease；CKD)では骨粗鬆症を有する率が高く[1]，また骨粗鬆症の患者のなかにCKDを有する割合が高いことから，腎不全は骨粗鬆症の明らかなリスクファクターである。

- CKD患者における骨粗鬆性変化の要因としてはビタミンDの活性化障害に伴うカルシウムの吸収障害，二次性副甲状腺機能亢進症などが考えられている。

- またCKD stage 5やHD患者(stage 5D)では，骨密度のわりには骨折リスクが高いことが報告されている[2]。これはHD患者の骨強度低下は骨密度のみでは評価困難な要素を含んでいること，すなわちHD患者は上記機序に伴う骨ターンオーバーの異常(骨粗鬆化)に加え，骨基質の変化(酸化，糖化などの異常)を有することを示している。組織的にはHD患者の骨は著しい**AGE架橋***の増加があり，骨形成率，石灰化速度は低下している(材質特性としての脆弱性)[3]。

- 骨質低下は手術において臨床成績に影響することが考えられ，HD患者の手術においては骨質の評価，改善にも目を向ける必要がある。

●破壊性脊椎関節症の疫学，診断

- HDでは長期になると高率に骨の破壊性変化を生じてくる。これは靱帯，関節包付着部の炎症性変化（enthesopathy）から始まり，進行すると関節面に及ぶ侵食性変化をきたすもので，Kuntzらにより破壊性脊椎関節症（destructive spondyloarthropathy；DSA）と報告された[4]。この病態では靱帯組織は炎症性変化により脆弱であり，付着部の浸潤性病変とともに支持性は失われ不安定性をきたすこととなる。DSAの発生頻度は通常透析歴とともに高くなり，頚椎に好発する。X線分類として圓尾の分類が広く用いられている[5]（図1）。

- DSAとは異なる病態として，アミロイド沈着を含んだ組織の肥厚や軟部組織の石灰化が挙げられる。脊椎においてはextradural amyloid deposition（**EAD**[*]）という病態が報告されたほか，靱帯の肥厚による狭窄は複数の報告があるが，これらの病態では不安定性は軽度なことが多い。

図1　頚椎における破壊性変化

a：stage 1：椎体辺縁のわずかな侵食性変化（矢印）
b：stage 2：椎間板腔の狭小化
c：stage 3：typeA 後弯変化
d：stage 3：typeB 明らかな椎体間のすべり

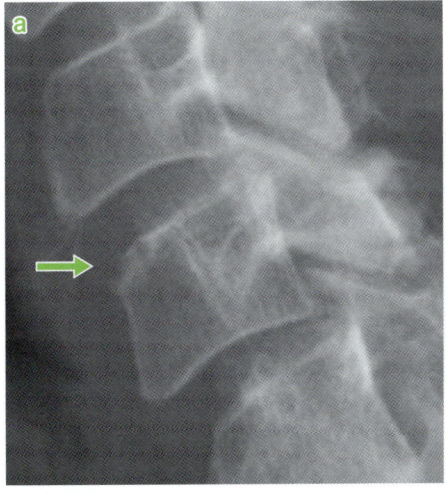
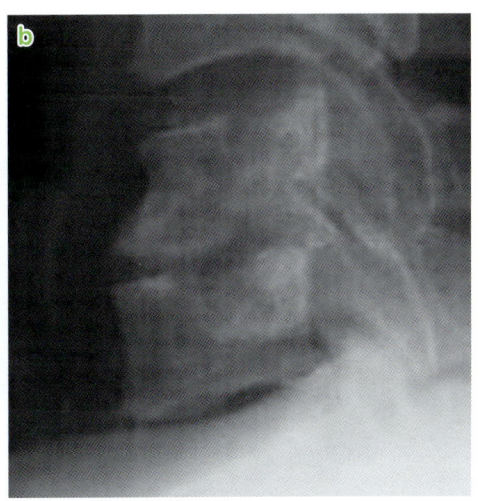
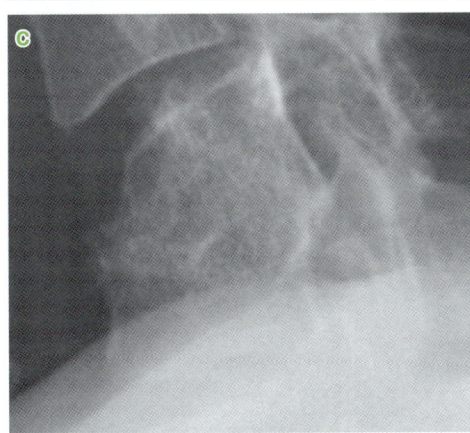
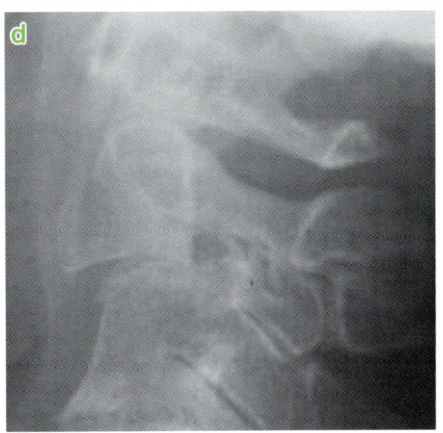

用 語 解 説
▶AGE架橋：終末糖化産物（advanced glycation endproducts）によるコラーゲン架橋。
▶EAD：黄色靱帯や硬膜外腔にアミロイドが沈着する病態。

透析脊椎病変の特徴と手術適応

- 破壊性変化は頚椎に多く認められ，なかでも中下位頚椎に多く発生する。頚椎において破壊性変化による脊髄症を生じた場合は自然軽快の可能性は低く，手術適応になることが多い。その他，不安定性に伴う耐えがたい疼痛，破壊性変化の急速進行などが手術適応に挙げられる。
- 腰椎においては脊柱管狭窄の症状が主たる手術適応となる。多くは緩徐進行性であるが，一部は数カ月単位で進行することがあり，注意が必要である。
- 不安定性に伴って椎体の縦骨折と麻痺を生じた症例を示す（図2，3）。不安定性をすでにきたしている場合，椎間関節破壊を伴うすべり，終板破壊などは除圧術では高率に変形増悪をきたすため固定術の適応になることが多い（図4）。
- 一方，靱帯肥厚に伴う沈着性病変の多くは除圧で対応可能である。EADのMRIを図5に示す。

図2　51歳，男性，HD 26年

a：L3椎体骨折（矢印）
b：屈曲で明らかな不安定性を示す。
c：CTではL3椎体の縦骨折である（矢印）。

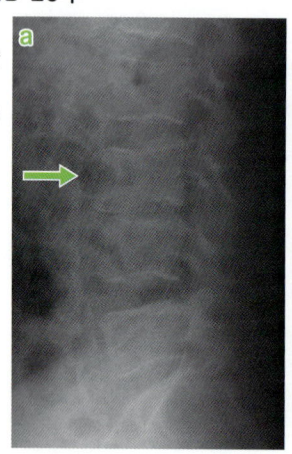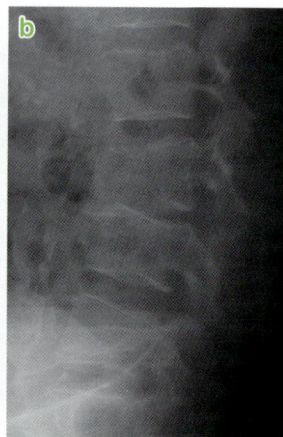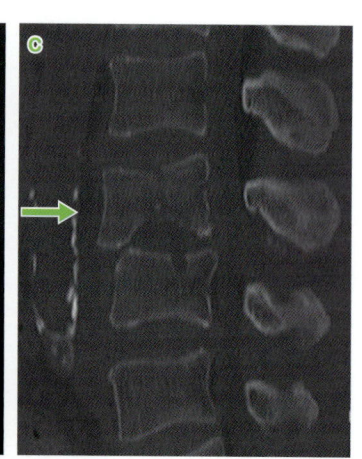

図3　L2-5腰椎後方固定術施行（図2と同一症例）

a，b：術直後
c：術後3年。骨折椎体（矢印）は骨癒合を獲得した。

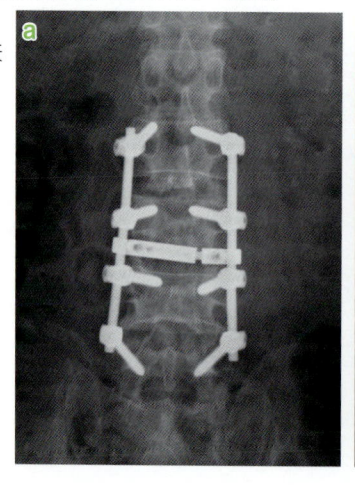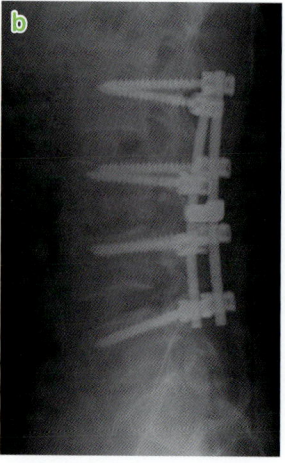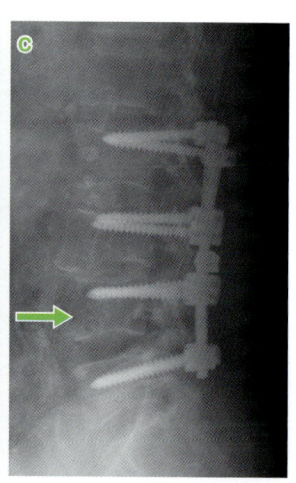

図4　64歳，男性，HD 25年

a：L4/5側方すべり（矢印）
b：L4/5後弯変形（矢印）
c：椎体終板変化とヘルニアを有す．固定術の絶対適応である．

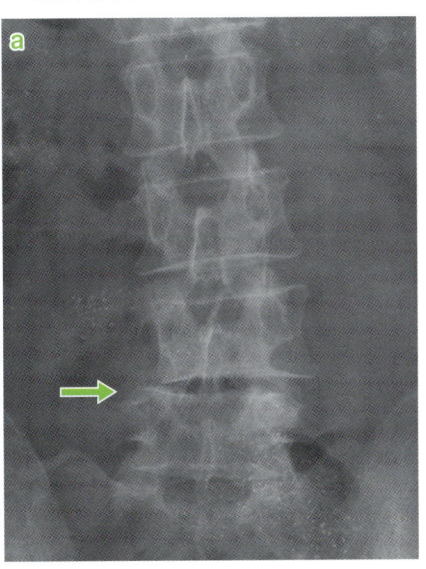
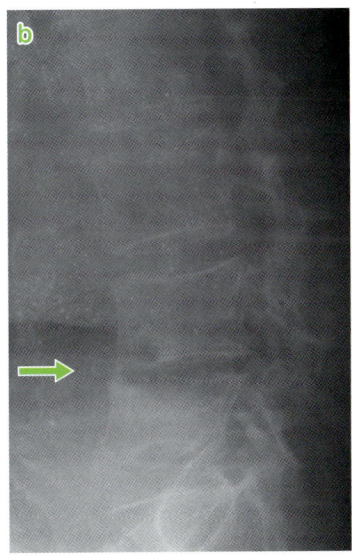
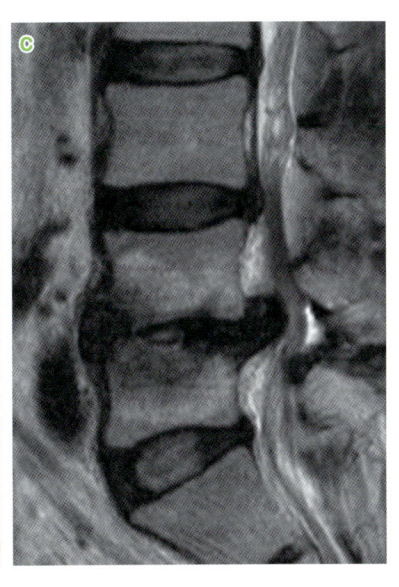

図5　58歳，男性，HD 33年，靱帯肥厚の症例

a：単純X線では破壊性変化はみられない．
b：MRIにて上位頚椎含め靱帯肥厚と高度の脊柱管狭窄を認める（矢印）．

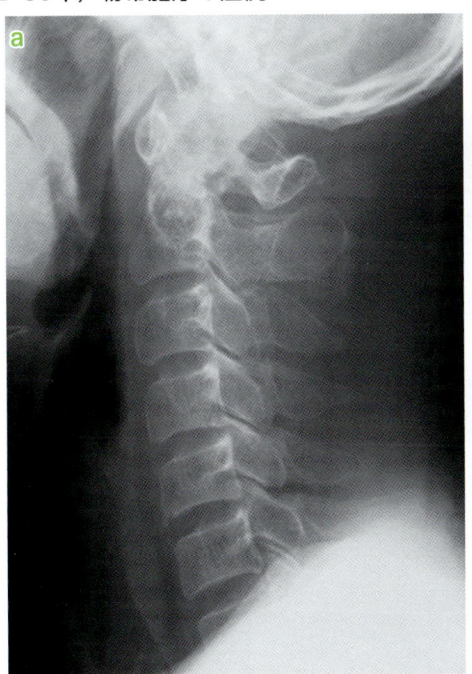
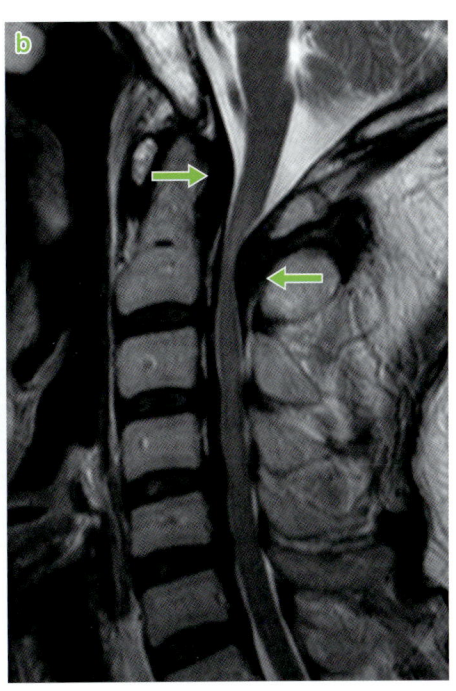

必須検査と重要な画像所見

- 単純X線では変性，骨破壊の程度に加え全体のアライメントや不安定性を判断する。破壊性変化がなくとも潜在的不安定性を判断するためには動態撮影は必須である（**図6**）。
- MRIでは神経圧迫の程度に加え椎体終板の信号変化，椎間関節の侵食性変化，黄色靱帯の部分断裂所見に注意する。典型的DSAはT1，T2とも低信号となることが多く，炎症との鑑別点となりうる（**図7，8**）。
- HDでは椎骨動脈の走行異常により椎弓根に形態変化を生じ，径が狭くなっていることがあり注意が必要である。またhigh riding VAの合併も多くみられ，頚椎に椎弓根スクリュー（pedicle screw；PS）を予定する場合は最低限椎骨動脈の造影CT（CTA）の情報が必要である（**図9**）。
- その他の臨床検査としては，骨密度検査に加え血中ホモシステイン濃度，ペントシジン濃度（AGE架橋を反映）などは骨質関連マーカーとして有用な可能性がある。
- HD患者は冠動脈狭窄を高率に合併するため全身状態には特段の留意が必要で，術前心臓超音波検査は必須である。

図6　51歳，男性，HD 26年

a，b：脊髄造影にてL4/5の高度狭窄を認める。中間位ではアライメントは保たれている。
c：動態で明らかな不安定性を認め，固定術を施行した（矢印）。

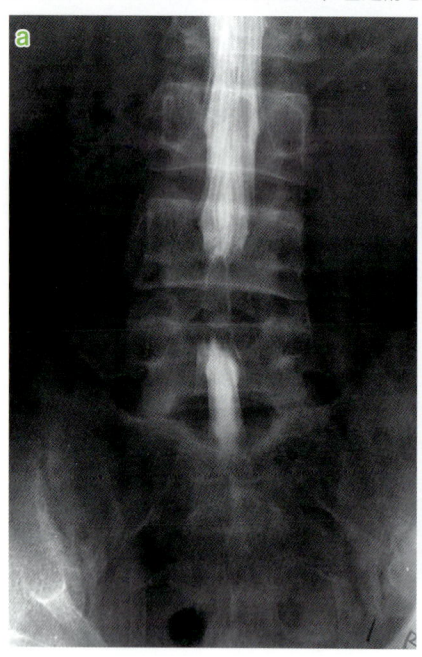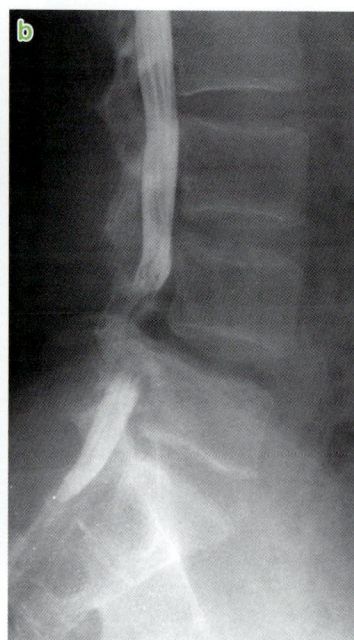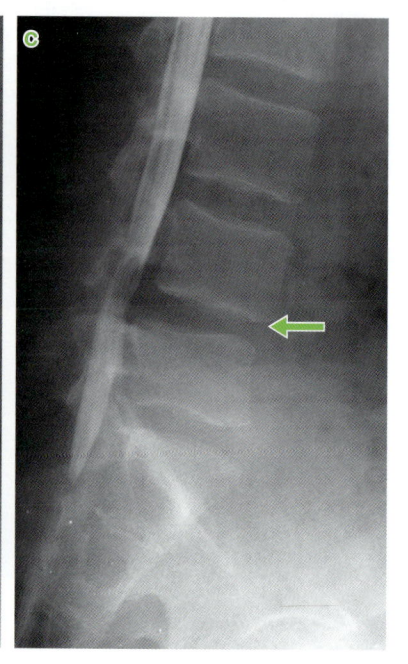

図7　71歳，女性，HD 11年

a：側弯およびL2/3に高度の終板変形を認める。

b，c：MRIではL2/3，L4/5病変いずれもT1，T2強調にて低信号を認める。

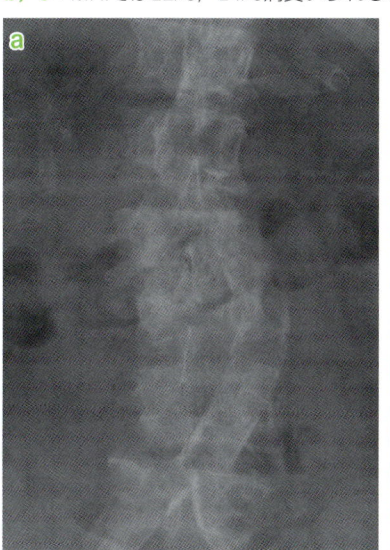
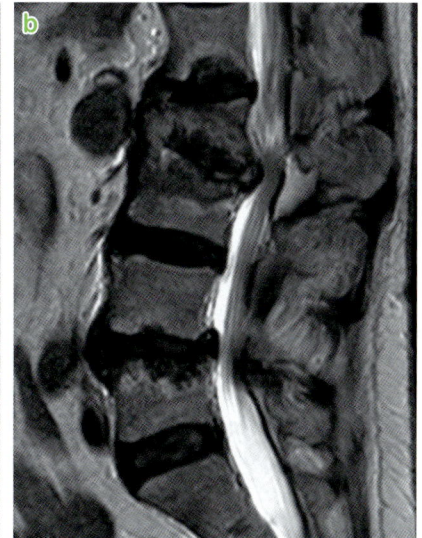
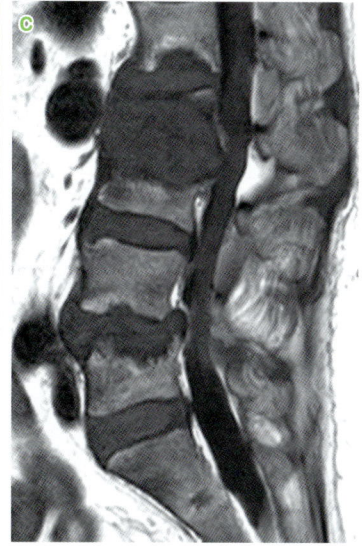

図8　60歳，女性，HD 15年

a：単純X線で明らかなすべりを認め椎間関節病変を示唆した。

b：MRIではL4/5で椎間関節の破壊とともに黄色靱帯は断裂しており，除圧術では対応が困難である。L4/5固定術を施行した。

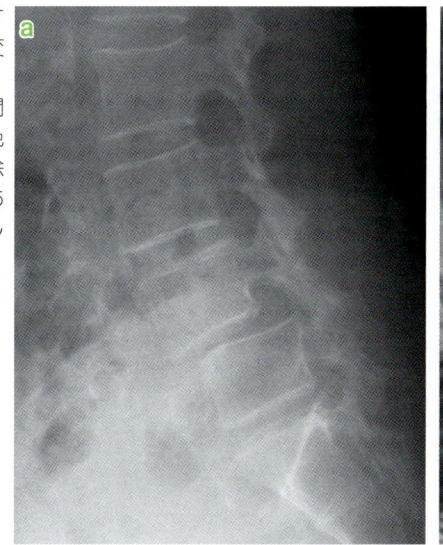
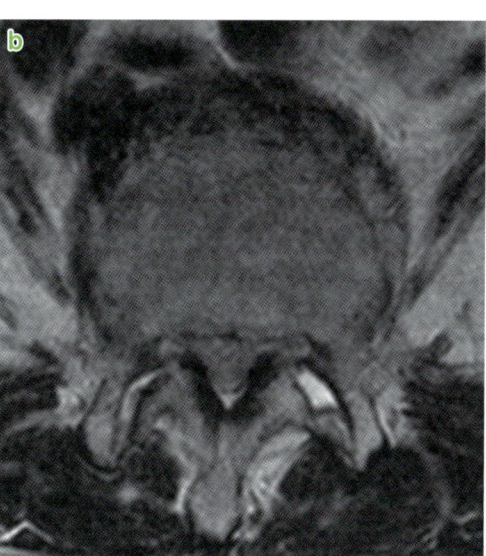

図9　77歳，男性，HD 6年，後側弯の症例

a：単純X線上は後弯を示す。
b：CTA 冠状面再構成にて右C4/5（矢印）に椎骨動脈走行異常を認める。
c：3D CTAでは右椎骨動脈が蛇行していることがはっきりと描出される（矢印）。スクリューの設置に注意が必要である。

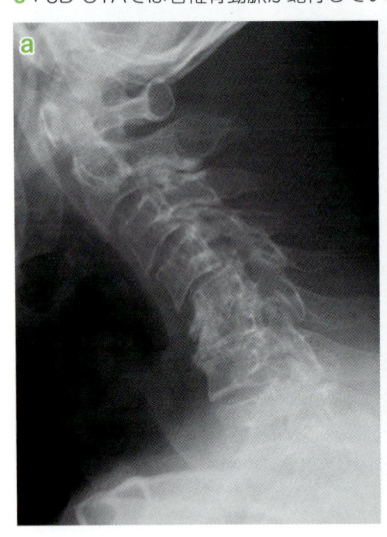 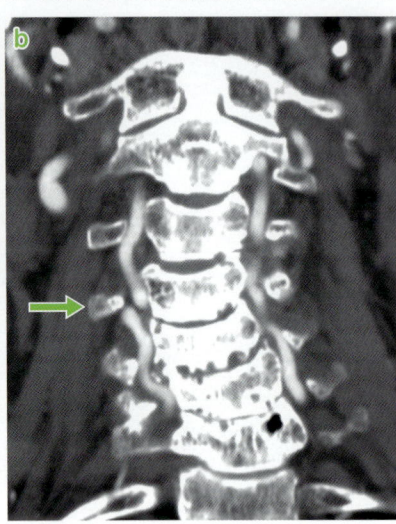 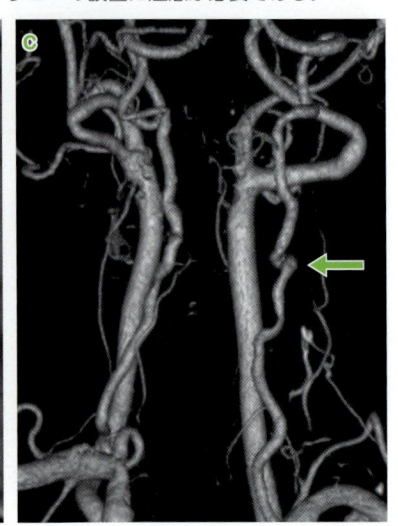

準備しておくべきもの

- 特別な準備は要さないが，出血に関しては十分な配慮が必要である。吸収性局所止血剤は準備しておく。
- 血圧維持のための血漿製剤の使用もありうるため輸血承諾書は必ず取得しておく。

術式選択

- HD脊椎症に対する術式選択のポイントは，主病変の不安定性の判断（除圧か固定か），また今後悪化の可能性の高い病変の判断（手術範囲の選択）である。HD脊椎症に対して著者らはその病変を3群に分類し対処している。
- 不安定性がないか軽度なものや沈着性病変は，HDであっても除圧術のみ，あるいは骨移植併用で対処可能であるが，椎体終板や椎間関節の軽微な変化を見逃さないことが重要である。
- 明らかなすべりを生じているもの（**図10a**，stage 3 type Bに相当），特にHD患者においては椎体終板変化を生じていない場合でも通常椎間関節病変を示唆し固定術の適応を考慮する。後弯を生じたもの（**図10b**，stage 3 type Aに相当）は，除圧術のみでは高率に変形の進行をきたすため頚椎，腰椎とも固定術の絶対的適応である。前額面での変形（側弯）もこの後弯群に準じ考える。
- 前方手術，後方手術の選択に関しては基本後方で対処している。自家骨を用いた頚椎前方固定においては高率に矯正損失が認められたためである（**図11**）。
- HD頚椎ではlateral massの脆弱性を有する場合が多く，外側塊スクリュー（lateral mass screw；LMS）の適応は注意が必要である。PSはlateral massの侵食性変化を有する症例における最終のアンカーであり，HD頚椎においても良好な成績が報告されている。

- 著者らはできる限り後方固定のアンカーの頭尾側にはPSを用い，すでに後弯を生じている場合や前方支持性が不十分な場合はall PS constructを使用している（**図12**）が，前方支持性が保たれている場合はLMSとのhybridなども用いている。
- EADに関しては多くが除圧による対応が可能で成績も良好であるが，神経組織（硬膜や神経根）周辺に強靱な膜様線維組織の増生がみられることも多く確実な除圧が必須である（**図13**）。
- 内視鏡手術も軟部組織を温存できる点で適応を積極的に考慮している。

図10　固定の適応例

a：57歳，女性，HD 25年。C4/5すべりを認める（矢印）。

b：51歳，女性，HD 33年。C5/6に明らかなすべりを伴った後弯を認める（矢印）。

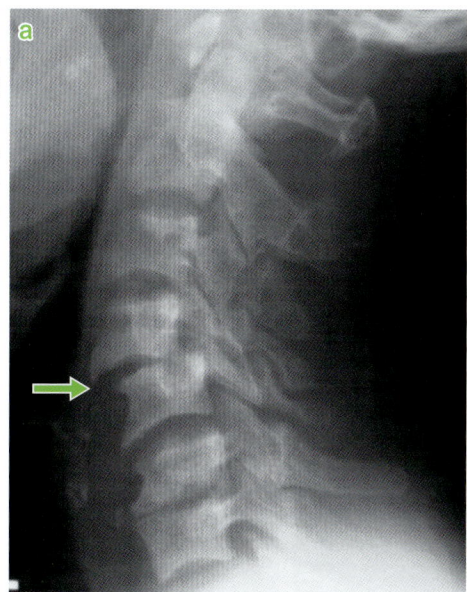
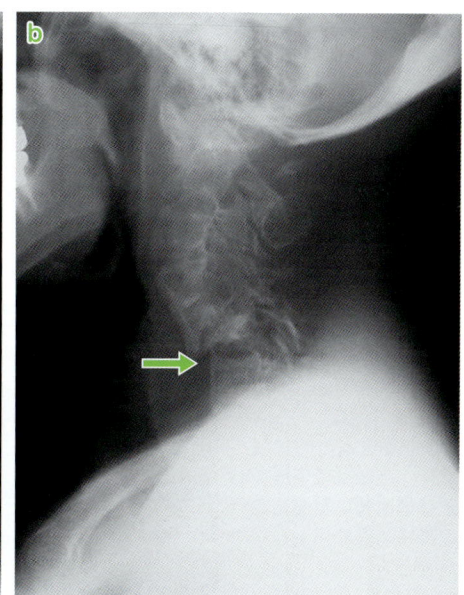

図11　60歳，女性，HD 22年

a：C4/5に軽度のすべりがあるが破壊性変化は少ない。

b：C4-6前方固定を施行した。

c：術後半年で矯正損失を認めた。

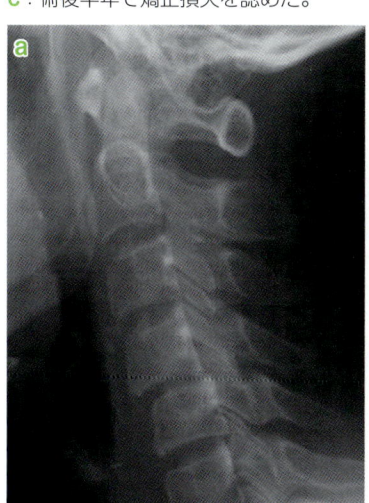
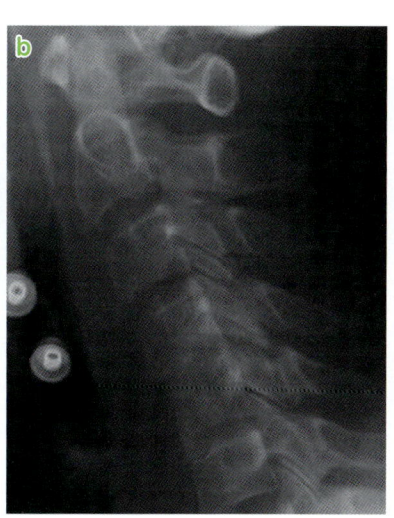
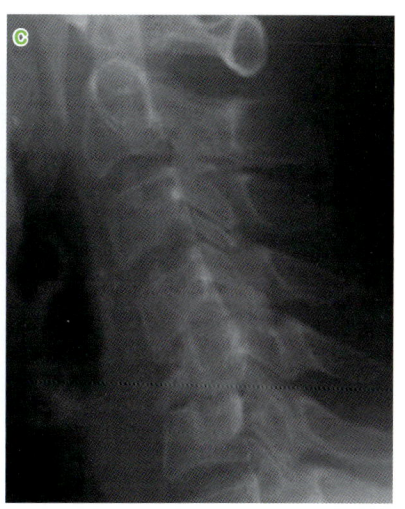

図12 79歳，女性，HD 26年

a：C5/6に局所後弯，すべりを伴っている。
b, c：C4-7，all PS constructで対応した。

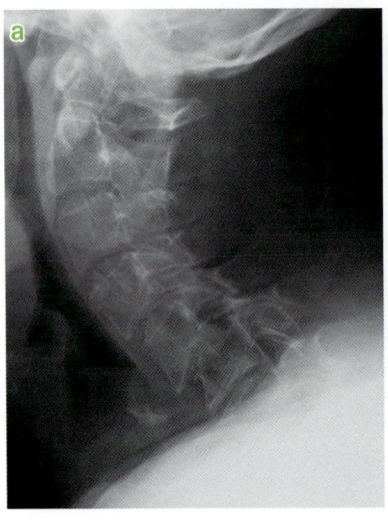
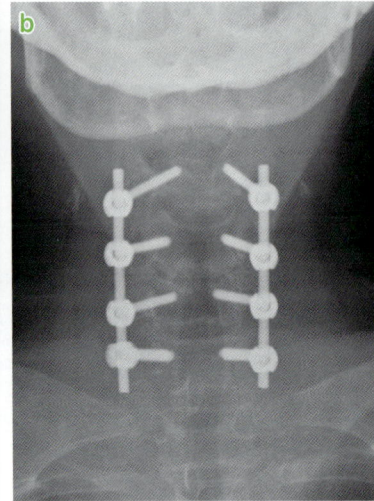
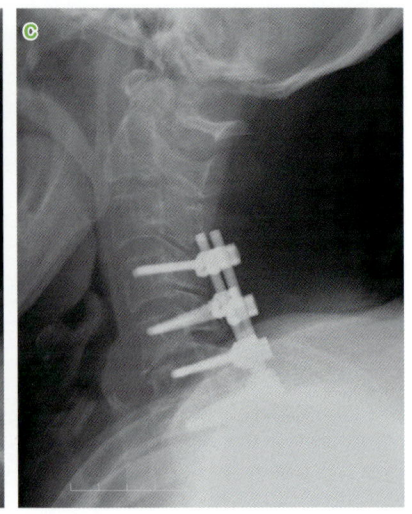

図13 70歳，男性，HD 43年

a：椎弓形成後17年であるが破壊性変化はみられない。
b：中下位頚椎の狭窄に加え，環軸椎に偽腫瘍および椎弓間に石灰化を伴う膜様組織の増生を認めた。
c：環軸椎（C1/2）椎弓間には石灰化を伴う膜様組織の増生を認める。
d：再除圧術後。圧迫は解除されている。

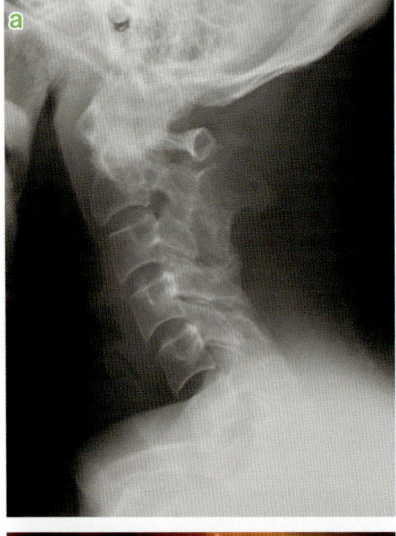
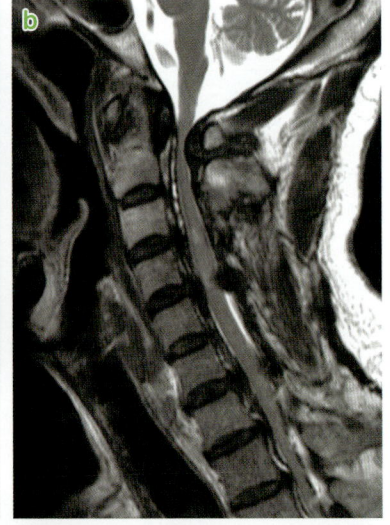
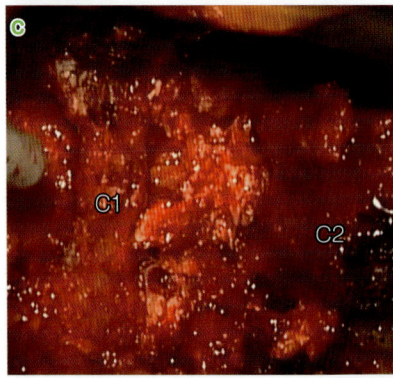
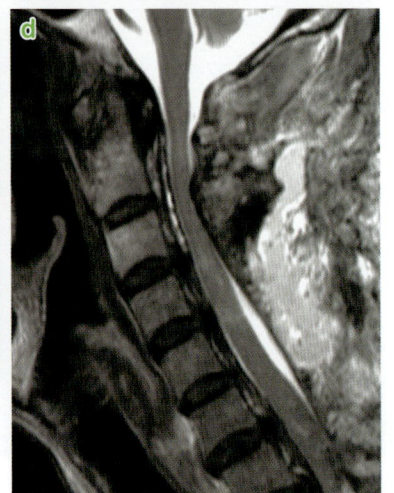

- 除圧術の場合，骨切除の範囲を含め過剰な骨軟部組織侵襲は容易に不安定性の増強をきたすことに留意し手術を施行すべきである。
- 特に冠状面の変形を生じている場合は，除圧術では変形進行の可能性が高いため注意が必要で固定術を含め考慮する（**図14**）。

出血コントロール

- 実際の手術ではアミロイド組織を含む軟部組織がしばしば易出血性であることから，HD脊椎手術では腎機能健常者に比べ出血が多くなりやすい。
- 椎間関節などに沈着するアミロイド組織は，周辺および内部に血管増生を伴うことが多いが，正常の動脈構造をもたないため自然止血が得られにくい。切離後の組織は確実に段階的な止血を行っていく。靱帯付着部は炎症性変化により出血が起こりやすいことに留意する。
- 硬膜外は特に出血しやすい部位である。線維組織の増生および血管増生が強く必要な場合は局所止血剤を使用する。局所止血剤はシート状や綿花状のものが一般的であるが，易出血性のHD患者の脊椎手術ではコラーゲン製剤を懸濁しゲル状にしての使用も効果的である。

●骨脆弱性

- HD患者において最も注意するべき点である。スクリューなどの設置の際にはサイズ，設置方法などに十分注意する。
- 脊椎内の骨梁は応力分散に応じトラス構造をとっている。高齢者やHDでは応力伝達経路以外の海綿骨は著明に萎縮し固定性に劣るため，適切なスクリューのtrajectoryが重要で，骨の強度分布を十分理解し椎体の少しでも強度の高い部分に到

図14　74歳，女性，HD 8年
a, b：明らかな後弯は生じていないが明らかな側弯を認めている。
c：L2-5後方固定を施行した。側弯は矯正されている。

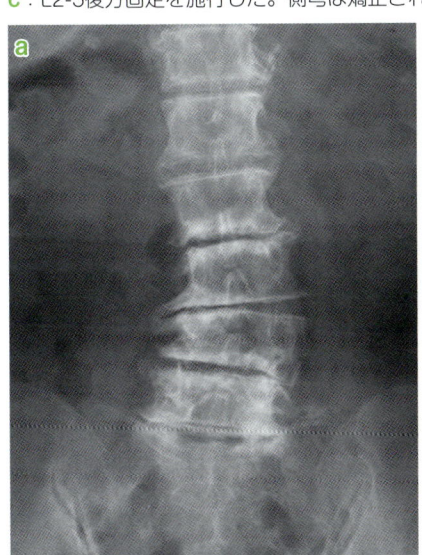
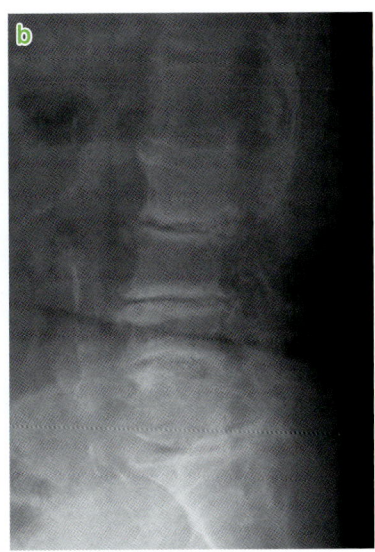
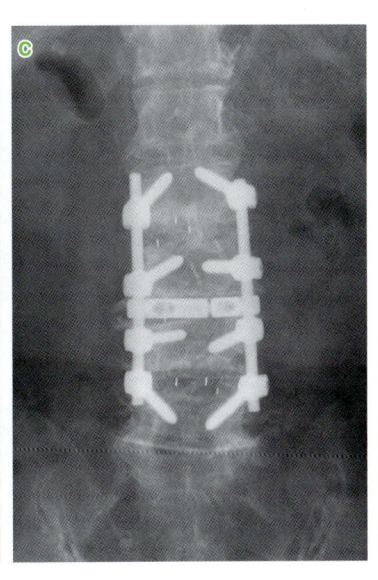

達させることが重要である。

- 骨組織の弾力性が消失しているため皮質骨と海綿骨の境界がわかりにくく，また椎弓根壁が脆弱なため椎弓根スクリューの逸脱は起こりやすい。

● 骨移植母体作製

- 椎体間固定での骨移植母床作製は特に骨癒合の悪いHDにおいてはきわめて大事であるが，母床が弱い場合はキュレットなどでの郭清操作による終板損傷に十分注意が必要である。
- また終板破壊が強い場合は術前画像を詳細に検討し，cageの設置位置に十分注意する（図15）。

図15　71歳，女性，HD 14年
a，b：L3/4側方すべりと軽度後弯。
c：MRIでも明らかな終板破壊を認める。
d，e：L3/4後方固定術を施行した。
f：椎体終板破壊の少ない部にcageを，破壊の強い部には自家骨を充填した。

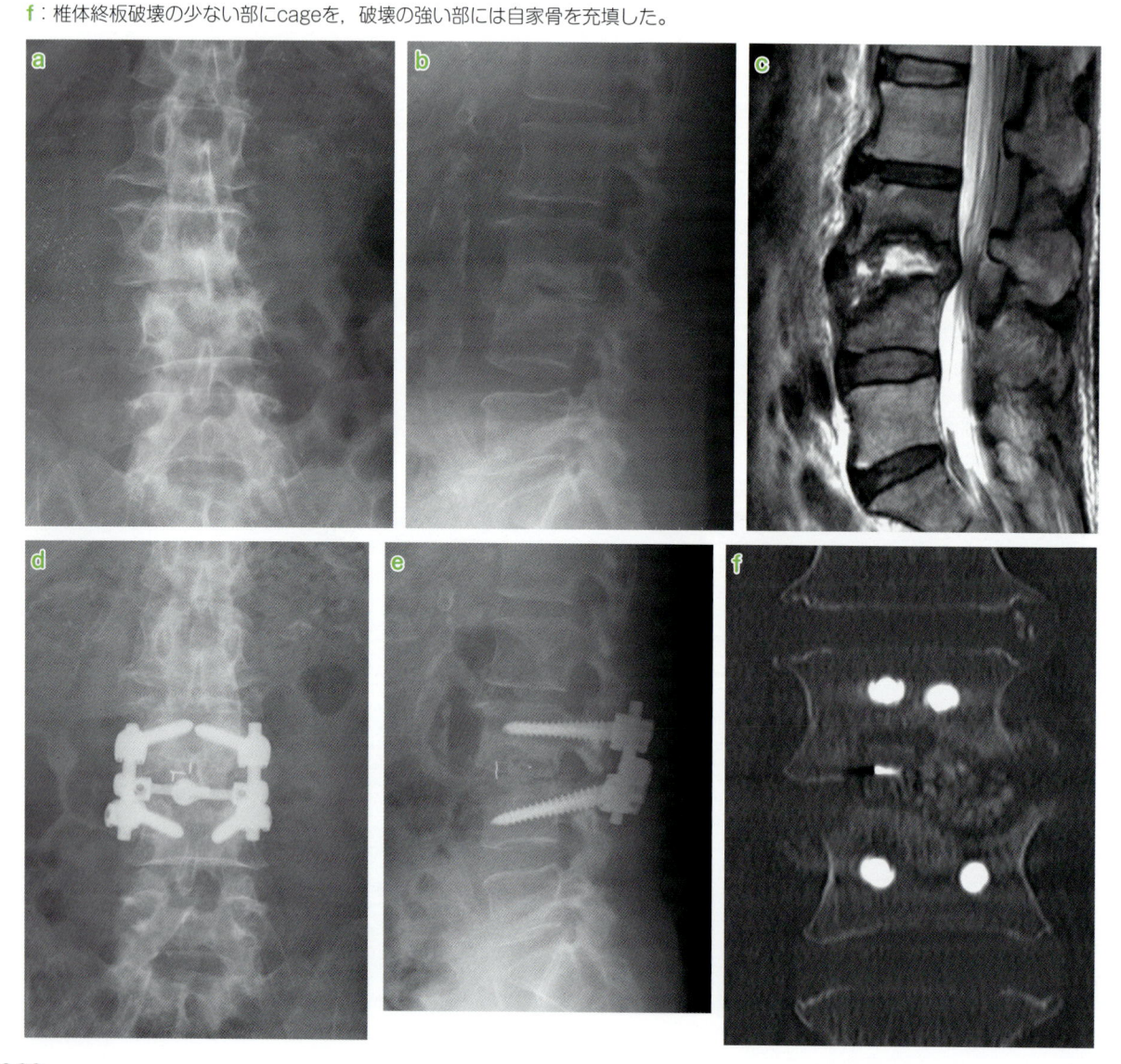

成功の秘訣 全身リスクの評価と対応

- 術前の全身状態評価は十分行う。全身状態が悪い場合は腹臥位にしただけで血圧低下をきたすこともあり，場合によっては早めの昇圧薬の使用や血液製剤(アルブミン，凍結血漿など)の使用が望ましいため説明は十分行っておく。
- 透析は通常前日に行うが，連日透析は行わない。また術中輸液に関しては特に腹臥位手術では基本的に体液損失を十分に補う量の輸液を行うことが望ましい。この理由は術中腹臥位でのhypovolemiaによる血圧低下を避けるためであり，術後の水分過剰は透析を回すことで対応できるが，術後低血圧が遷延すると透析自体が困難となりさらなる全身状態の悪化が危惧されるためである。また血圧低下はシャント閉塞の危険を生じてくるため術中適宜シャントの状態を確認する。

手術成績

- 神経障害に関しては多くの例で改善が認められるが，全体的に改善率スコアは非HDに比べ多少劣る印象である。その要因として関節障害の合併や体力低下などで運動機能の劇的な向上が得られにくいことが推察される。関節可動域訓練や筋力訓練を含めた術後のリハビリテーションプランも重要である。
- 骨組織は一見固いが弾力性に乏しいために，内固定材料の弛みは起きやすい。初期固定が強固に感じられた場合でも弛みが起きやすいという特徴を十分理解する必要がある。
- 当科におけるHD頚椎固定術14例の2年以上のフォローでは，弛み，破損は計4例(36.4％)にみられている。また50歳代〜70歳代の検討ではあるが，特に腰椎多椎間固定において臨床成績は比較的良好であるものの8例中5例に弛みがみられ，高齢者への適応の際は特に注意が必要である。
- 骨癒合期間は非HDに比べ遷延する傾向で，その原因としてCKD-MBDをベースとした骨粗鬆の存在，血中ホモシステインの増加，AGEの増加，β2-mgモノマーのAGE化に伴う慢性炎症性反応などが示唆されている。著者らはHD患者の腰椎固定術においては後方椎体間固定(posterior lumbar interbody fusion：PLIF)の骨癒合率が後側方固定(posterolateral fusion：PLF)に比べ明らかに高いことを報告しており，力学的負荷の大きい腰椎においては椎体間固定の併用が望ましい。
- 骨癒合率は自検例では腰椎椎体間固定において86.1％，頚椎後方固定術では87.5％で得られているが，骨癒合率に関しては腎機能健常者に比べ低い報告が多い。

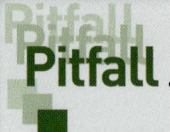

Pitfall　早期隣接椎間障害

- ▶固定術施行の場合，手術範囲の隣接した椎間（隣接椎間）に問題を生じてくる可能性に十分留意しなければならない。
- ▶著者らの腰椎固定術症例47例の検討で5例（10.6％）に隣接椎間障害が発生した。このうち1例は術後1年以内に，4例が術後5年以内に発生した。特に多椎間固定において早期の隣接椎間障害の発生には留意が必要である。
- ▶久野木らはあえて剛性を減じたdynamization PLIFにより隣接椎間障害の少ない良好な臨床成績を報告している。通常上肢を外転し手術を行う腹臥位腰椎手術においては内シャント閉塞に留意が必要である。前述のように血圧の維持とともにシャントの血流を適宜確認する。

術後

- 非閉塞性腸管梗塞症（nonocclusive mesenteric infarction；NOMI）の発生率がHD患者群において有意に高く，術後のHD患者の腹痛には注意が必要である。
- 出血傾向があるHD患者では術後血腫にも注意が必要で，通常翌日に透析を回すことになり抗凝固薬を使用するため通常より血腫は起こりやすい。ドレーンの抜去は透析の時間および前後2時間は避けるべきである。
- HD患者は感染症を起こしやすく，腎機能健常者に比べ平均して約10倍のリスクである。平常時に発熱することも多く発熱の評価には注意を要す。局所初見や画像所見と合わせ判断することが重要である。
- 当院のデータでは，透析患者250例の脊椎手術において周術期（術後3日以内）の死亡は1例（0.4％）であった。これはHD患者の全身的な問題を考えると決して高い数字ではないと考えているが，低侵襲の手術でも注意は必要である。
- 骨粗鬆症加療は望ましいが，HD患者の骨粗鬆症加療に使える薬剤は限られている。著者らは選択的エストロゲン受容体作動薬（selective estrogen receptor modulator；SERM）が比較的安全に使用できることを報告している。抗RANKL抗体はHDを含む腎不全患者においての体内動態がある程度把握されていることから1つの選択肢となる。

まとめおよび今後の展望

- HD患者は骨組織，軟部組織ともに究極の脆弱性組織である。実際の手術においては十分なプランニング，緻密な出血コントロールに加え骨組織（特に椎間関節，椎体終板），軟部組織に対する愛護的操作が重要である。
- 使用できる薬剤は限られているが骨粗鬆症加療にも目を向けなければならない。アンカーの正確な設置と良好な骨母床の作製が成功のポイントといえる。

◆文献◆

1 ）Ott SM. Bone density in patients with chronic kidney disease stages 4-5. Nephrology 2009；14：395-403.
2 ）Miller PD. Bone disease in CKD：a focus on osteoporosis diagnosis and management. Am J Kidney Dis 2014；64：290-304.
3 ）Mitome J, Yamamoto H, Saito M, et al. Nonenzymatic cross-linking pentosidine increase in bone collagen and are associated with disorders of bone mineralization in dialysis patients. Calcif Tissue Int 2011；88：521-9.
4 ）Kuntz D, Naveau B, Bardin T, et al. Destructive spondylarthropathy in hemodialyzed patients. A new syndrome. Arthritis Rheum 1984；27：369-75.
5 ）圓尾宗司, 谷口　睦, 大塚誠治. 破壊性脊椎症の病態と予後. 脊椎脊髄ジャーナル 1997；10：1065-70.

骨粗鬆症性骨折に対する創外固定（インプラント周囲骨折を含む）

秋田大学大学院医学系研究科整形外科学　**野坂光司，島田洋一**

Outline

- 骨強度が著しく低下した骨粗鬆症高齢者の下肢脆弱性骨折は増加の一途をたどっている。
- 高齢者の膝関節周囲骨折，足関節周囲骨折を内固定で固定した場合，すぐに荷重できず，廃用が進む。
- リング型創外固定は脆弱骨に対しても強固な固定が可能で，術直後から歩行訓練が可能である。

術前

内固定とリング型創外固定の比較

- 超高齢社会の到来による骨粗鬆症を伴った骨折患者の増加により，骨折治療材料は薄く強度の強いロッキングプレート，far cortical lockingなどmicromotionを許容したロッキング機構や，遠位横止めスクリューが数多く挿入できる髄内釘など，その進化は著しい。
- しかし，いかに優れた内固定材料でも，骨粗鬆症高齢者の膝関節から遠位の関節近傍骨折を翌日から歩かせることは難しい。
- 多方向からの貫通ワイヤーで，骨折部を固定するリング型創外固定は，患者にとって「かさばって不快」という短所はあるものの，強固な固定性をもち，術直後からの全荷重歩行訓練が可能である（**図1**）という，代えがたい長所をもつ。
- 脆弱性骨折は，治療の低侵襲化，治療期間の短縮，早期回復などへの配慮が求められており，骨折治療技術のさらなる発展と，骨折患者個々の軟部組織の状態や骨強度に応じたテーラーメイド治療戦略が，リハビリテーションを含めて必要とされている。例えば，大腿骨近位部骨折に対する人工骨頭置換術や，ほとんどの骨接合術では手術翌日から全荷重歩行を許可できるのに対し，膝関節周辺骨折，足関節周辺骨折では術後4〜6週の免荷が必要なことが多く，重症なはずの大腿骨近位部骨折のほうがリハビリテーションを進めやすいというジレンマをもっている。
- 大腿骨遠位部骨折を含む膝関節から遠位の脆弱性骨折のなかで，特に近年増加傾向のインプラント周囲骨折（人工膝関節周囲骨折）と足関節周辺骨折（Pilon骨折を含む）では，リング型創外固定の使用により，術直後からの荷重歩行を許可できる。

手術適応

- リング型創外固定が内固定に比べて相対的によい適応であるのは以下の3つである。
  ①開放性骨折および軟部組織条件の悪い非開放性骨折（**図2**）。
  ②著しい脆弱骨に生じた，通常の内固定材料ではスクリューによる把持が困難な骨折。
  ③粉砕が強く，皮下組織の薄い関節近傍骨折。

図1　骨粗鬆症を伴った骨折患者

70歳代，男性。
a：術直後からの全荷重歩行訓練の様子。
b〜d：CT像。AO43 C3。矢状断（**b**），冠状断（**c**），水平断（**d**）。
e：術後X線正面像
f：術後X線側面像

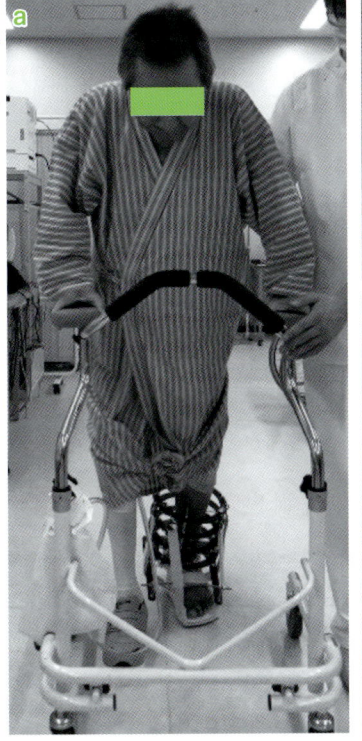
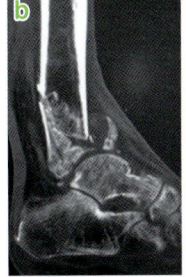
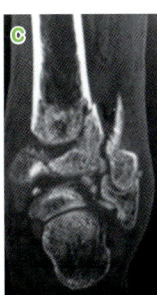
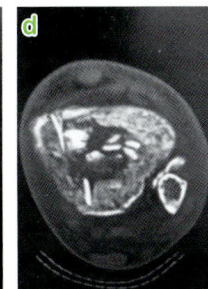
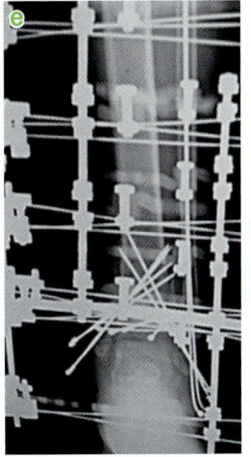
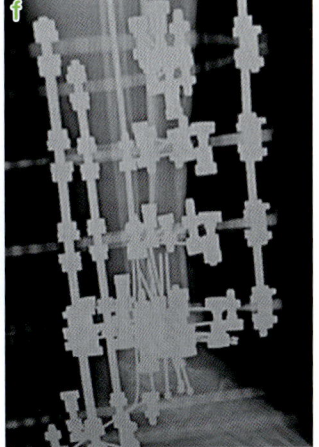

図2　高齢者の軟部組織

高齢者の足関節周囲は皮膚が菲薄で脆弱なため，捻挫など軽微な外傷でも軟部組織が傷みやすい。

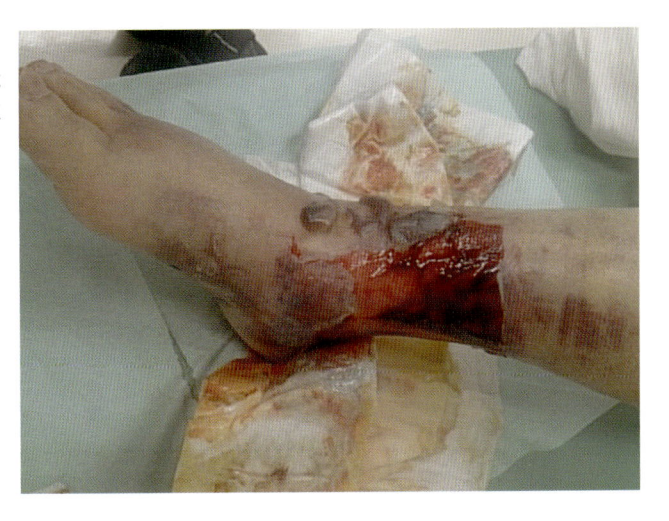

必須検査と重要な画像所見

- X線とCT検査を行う。特に足関節では健側のX線撮影も行い，症例ごとに元々のankle mortiseの形態を把握する。
- CTの冠状断，矢状断で関節面から骨片の距離を計測し，最終的なリングの固定位置を決めておく。またあらかじめ，CT横断での粉砕骨片の状態を把握し，どの方向から貫通ワイヤーを刺入すれば，より強固な固定を得ることができるか計画しておく。
- リング型創外固定器の前組にあたっては，CT横断での粉砕骨片を把握することにより，最も刺入したい貫通ワイヤーの方向には，ロッドを立てないように注意する。また，小切開を加える可能性がある骨片直上には，ロッドがこないように前組する（もし前方の粉砕が強い場合は，前方の展開がしやすいように，前方にロッドがこないようにする，図3）。

準備しておくべきもの

●前組したリング型創外固定

- 全身麻酔，または下肢超音波ガイド下ブロック（患者覚醒下）で行う場合でも，できるだけ手術時間は短いほうがよい。手術時間短縮は患者の全身への負担軽減，さらには局所，特にsurgical site（手術創）への負担軽減につながる。
- 完全に閉鎖的に手術を終えるときは，駆血時間はゼロであるため，軟部組織への負担はないが，閉鎖的に整復を試みて，残存してしまったアライメント不良をしっか

図3　リング型創外固定器の前組

a：前方の粉砕が強い場合は，前方の展開がしやすいように，前方にロッドがこないようにする。
b：整復し，閉創後，リングを適切な位置に引き下げ，ロッドを追加する。

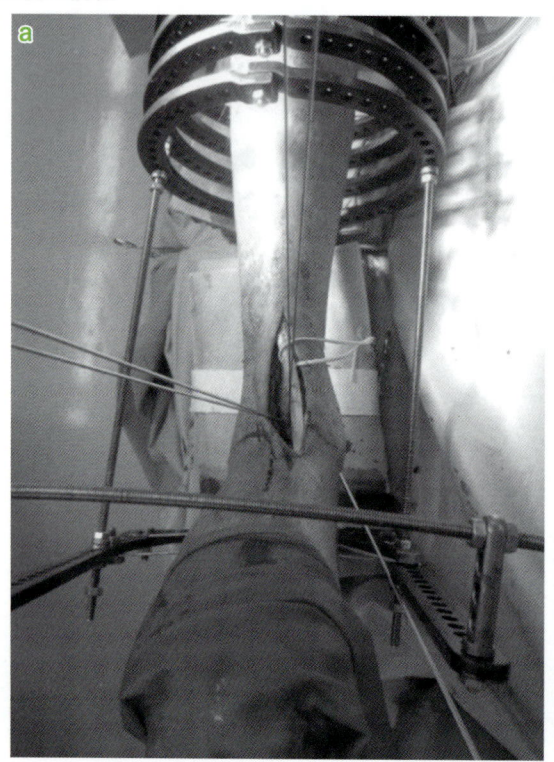
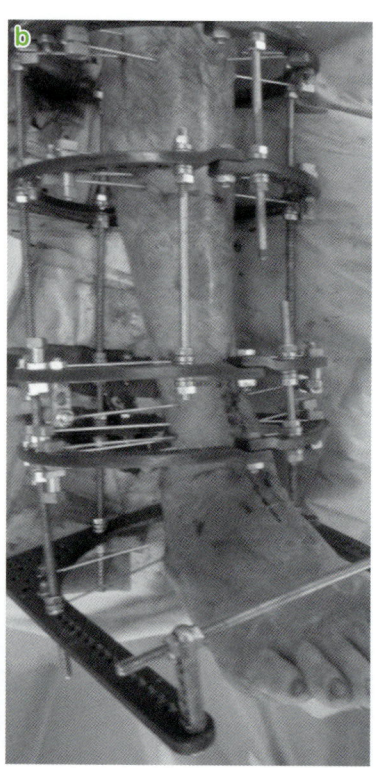

り整復する際や，関節面の骨片整復の際は皮切を必要とするため，患肢を挙上してから，ターニケットを使用する。

- 整復し，閉創した後に，ターニケットを解除してから，整復した関節面への貫通ワイヤーを追加する。手術時間の短縮のためだけでなく，術前のイメージトレーニングのためにも術前の前組は必須である。また，大腿は軟部組織が厚く，リングと軟部が接触しないように細心の注意が必要である。可能であれば前組だけでなく，実際に患肢に通して確認することもある（図4）。

- リングの組み立てについては，症例ごとに骨折型，軟部組織の状態は異なり，内固定材料を刺入する位置，皮切を置く位置は異なることになるので，おのずとリングのロッドの立て方も症例ごとに変えるようにしている。

- 術前画像評価とも関係するが，整復しづらいと予想される骨片のサイドは，整復のためのエレバトリウムやノミなどを入れる操作が必要になってくるので，可能な限り広いスペースを確保するようにロッドの立て方を工夫してリングを組み立てたほうがよい。また，軟部組織損傷に対して局所陰圧閉鎖療法装置を装着する場合も，その周辺は広いスペースを確保するように心がける（図5）。

●高さの異なる固定用ナット

- 脆弱な骨を固定するために，同一リングから多数の貫通ワイヤーを固定する場合，ワイヤーが隣接するため，ノーマルナットが隣接し，レンチが入りにくい。異なる高さの固定用ナットを大量に準備し，固定用ボルトが隣接する場合でもレンチでしっかりと締めることができるように工夫する（図6）。

図4　大腿でのリング型創外固定器の使用

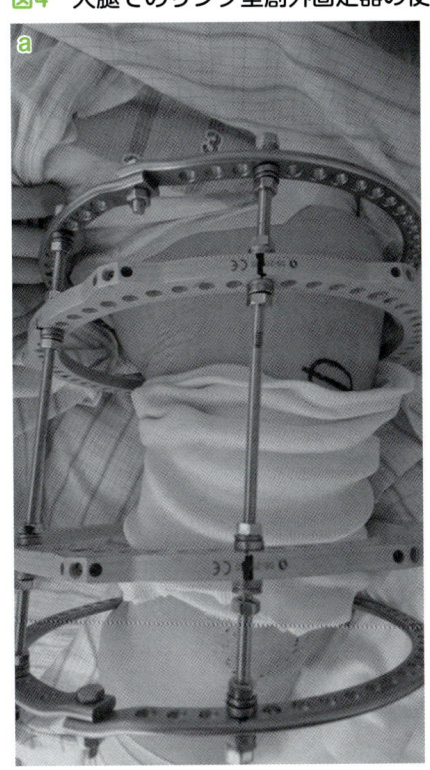
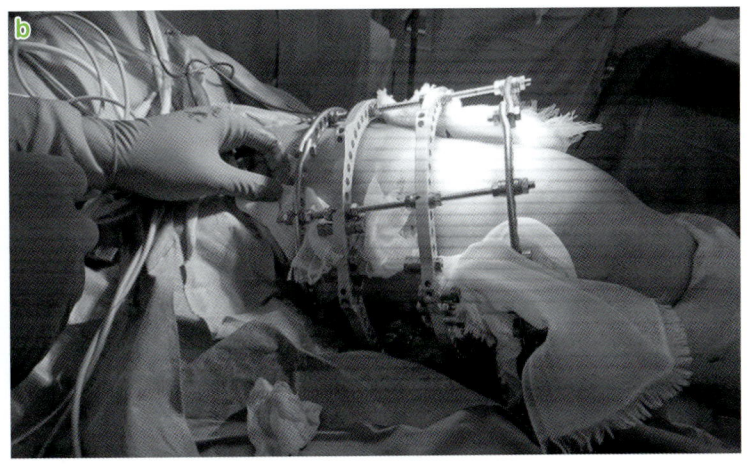

a：大腿は軟部組織が厚く，リングと軟部が接触しないように細心の注意が必要であるため，可能であれば実際に患肢に通して確認してから滅菌する。
b：前組・確認後滅菌したリングを実際の手術ではそのまま使用する。

図5 軟部組織損傷に対して局所陰圧閉鎖療法装置を装着する場合

損傷部周辺は広いスペースを確保するように心がける。

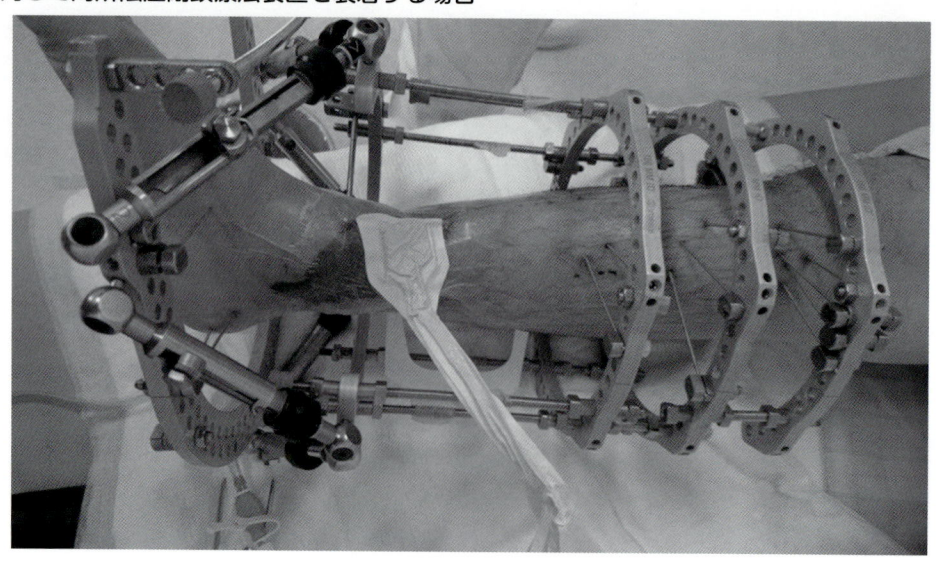

図6 固定用ナットの工夫

a：固定用ナットの高さが異なり，固定用ボルトが隣接する場合でもレンチでしっかりと締めることができる。
b：ノーマルナットが隣接し，レンチが入りにくい。
c：実際の例。高さが異なる固定用ナットを使用する。

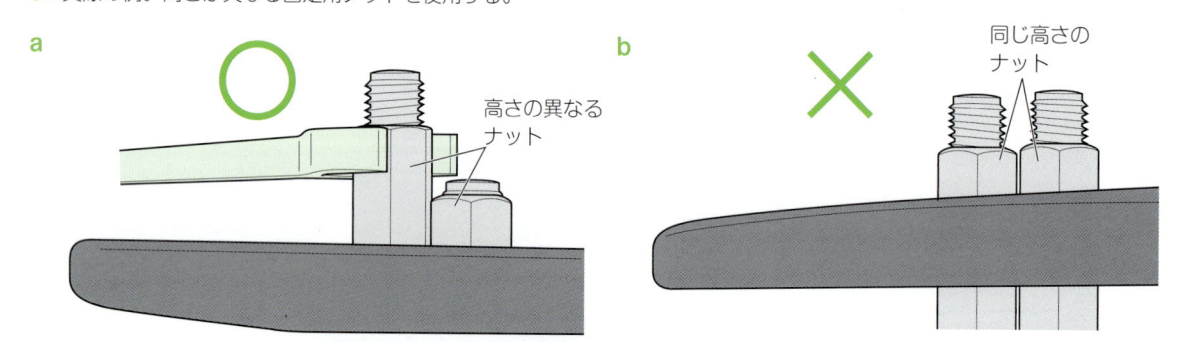

a ○ 高さの異なるナット

b × 同じ高さのナット

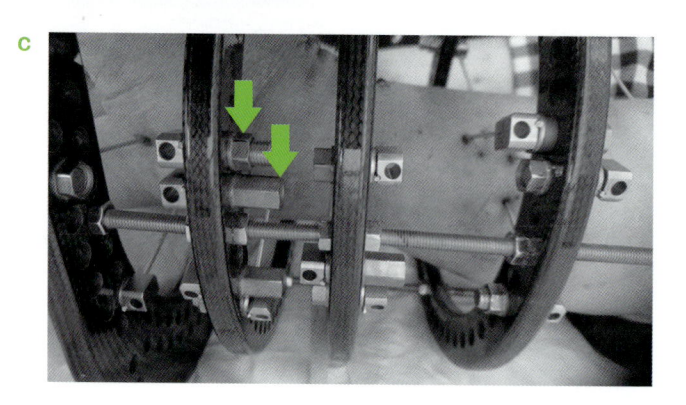

c

手術体位

- 大腿骨骨幹部骨折より遠位の骨接合術では多くの場合，体位は仰臥位とする。
- 患側殿部に高さ約8cmの柔らかいクッションを置き，患肢を内外旋中間位にする。また両側に支胸器をセットして，手術台を傾けた際，患者の体が落ちないようにする。
- 患肢が貫通ワイヤーを刺入しやすい状態になるように，患肢を直接動かすのではなく，手術台の傾きで調整する。これにより，整復後，それほど強固でない状態で仮固定した骨折部が転位しにくくなる。
- 健側下肢には腓骨頭が圧迫されない(腓骨神経麻痺をきたさない)ように，柔らかいクッションを置く。
- 健側下肢が手術台から落下しないように，シーツやベルトで固定する。特に骨折部の転位，短縮が著しい症例では，大きな力によるligamentotaxisを利用した牽引操作を行う(図7)ため，麻酔科医，外回りスタッフとの十分な連携が必要となる。
- イメージはすべて健側にセッティングする。頭側からモニター，Cアームの順にする(図8)。手術台は尾側に最大限スライドさせておく。

図7 足関節周囲骨折 MATILDA法の実際

術者はフットリングを綱引きのように牽引し，第1助手は強くカウンターをかける。第2助手は整復位でリングを固定すべく，ナットを手早く締める。

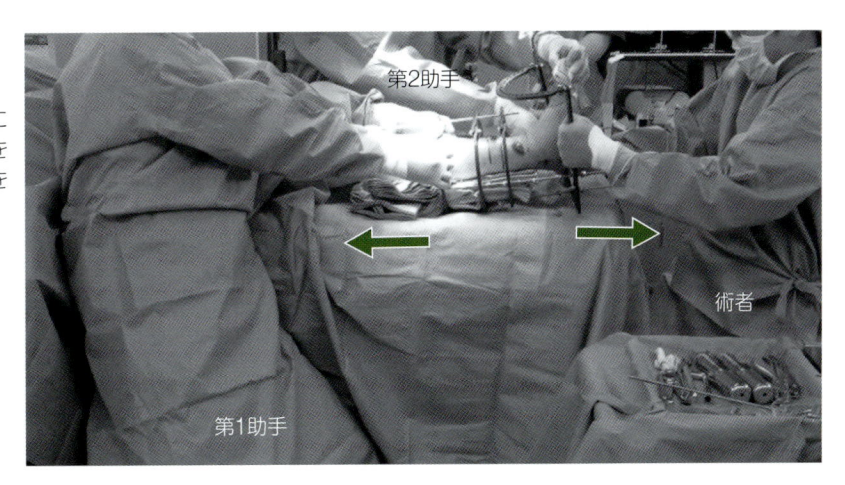

第2助手

術者

第1助手

図8 イメージのセッティング

イメージはすべて健側にセッティングする。頭側からモニター，Cアームの順にする。リング型創外固定の手術は透視回数が非常に多いので，術者がなるべく目線を切らなくてもいい位置に置く。

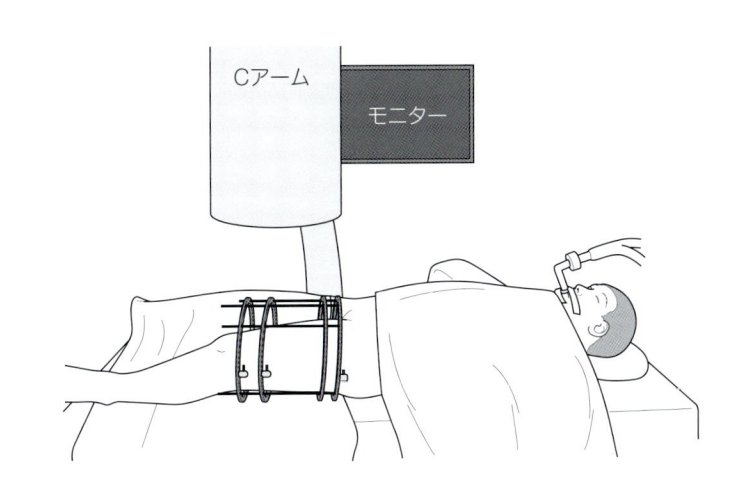

Cアーム

モニター

- 貫通ワイヤーの固定など，助手が健側に入る際は，Cアームは頭側に移動し，助手とCアームの位置取りが交互にスムーズになるように工夫する。
- 術者は患肢外側と尾側を行ったり来たりする。助手は貫通ワイヤーの固定時は健側に立つ。

> **!Point** ⋯⋯⋯⋯ **コードレスドライバーの準備** ⋯⋯⋯⋯⋯⋯⋯⋯⋯⋯⋯⋯⋯⋯⋯⋯⋯
> - 高齢者の骨粗鬆性骨折では貫通ワイヤーを15〜20本刺入するため，コードレスドライバーを使用したほうが，取り回しがよく，手術時間の短縮にもつながる。

足関節周辺骨折（Pilon骨折を含む）

- 骨粗鬆症性骨折のなかでも，最もリング型創外固定の威力を発揮できる骨折である。
- 近年増加傾向にある低エネルギー外傷による高齢者の脆弱性Pilon骨折は，**MATILDA法**[*1]（Multidirectional Ankle Traction using Ilizarov external fixator with Long rod and Distraction Arthroplasty in Pilon fracture）[1]により，骨折部周辺の軟部組織の剥離操作をせずに整復固定が可能なため，骨折部周辺の血流阻害がなく骨癒合に有利に働く。さらに，可変式ストラットを使用した場合は，内旋・外旋操作による整復も可能となる（**図9**）。
- また，脛骨天蓋面と距骨の関節裂隙が立位X線で最低5.8mm保たれていれば，全荷重時も脛骨天蓋面と距骨は接触しないとされており，関節内骨折でも，足関節に牽引をかけた状態で固定することにより，矯正損失することなく，手術直後からの全荷重歩行を積極的に進めることができる（**図1**）。

膝関節周囲骨折

●脛骨近位部骨折

- 膝関節周囲骨折でも，足関節周辺骨折ほどではないが，靱帯性牽引により閉鎖的に骨折部の整復が可能である。また，高度な骨粗鬆症骨の場合は術後2〜4週間，靱帯性牽引で使用した関節を架橋したリング（**図10**）をそのまま一時的に固定することにより，関節内骨折でも術翌日から全荷重可能である。これにより，廃用を予防できるだけでなく，骨粗鬆症高齢者の骨萎縮を予防できる大きな利点がある。
- この膝関節を架橋した固定を行う2〜4週は膝関節の可動域訓練は不能だが，積極的に立位訓練，歩行訓練を行い，骨にメカニカルストレスを加え，骨形成を促進させる。
- 関節可動域訓練は，関節を架橋した固定リングを除去した後，速やかに開始する。

用語解説 ▶MATILDA法：リング型創外固定を利用した多方向への靱帯性牽引により，皮切を置かずに閉鎖的に整復固定する方法。

図9　ligamentotaxisを利用した牽引操作

a：底屈
b：背屈
c：外反
d：内反
e：外旋
f：内旋

a
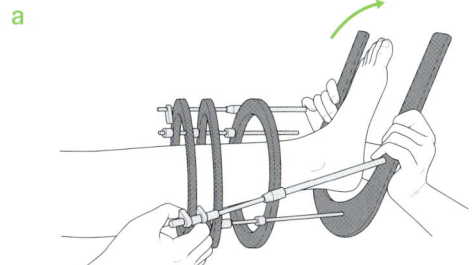

b
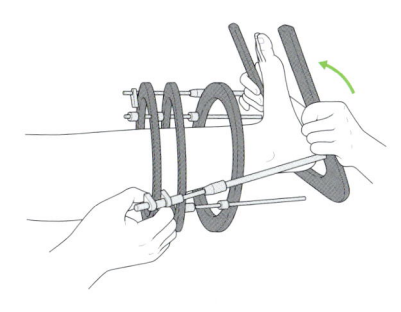

c
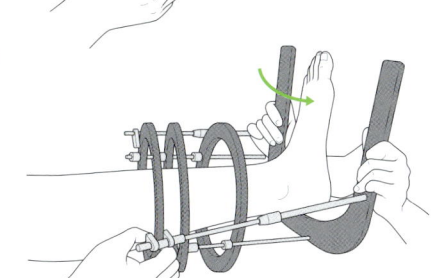

d
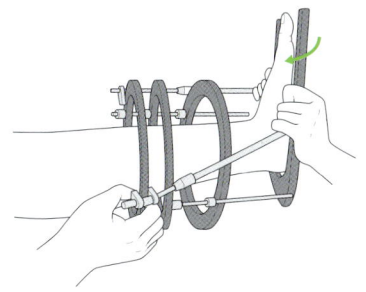

e
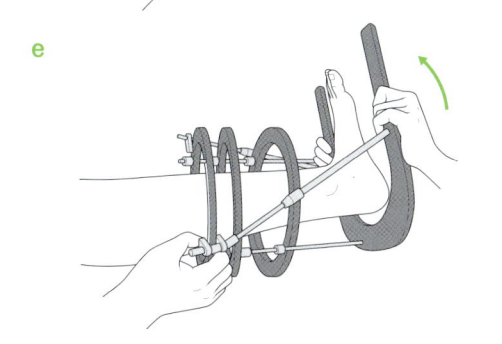

f
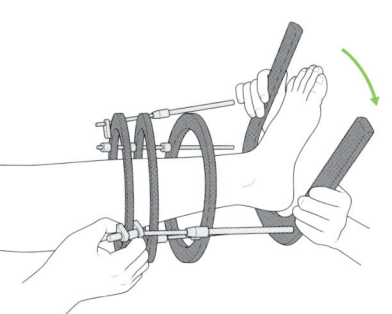

図10　脛骨プラトー骨折

70歳代，男性。
a：靱帯性牽引で使用した関節を
架橋したリング（矢印）をそのまま
一時的に固定する。
b, c：3D-CT
d：術後X線正面像

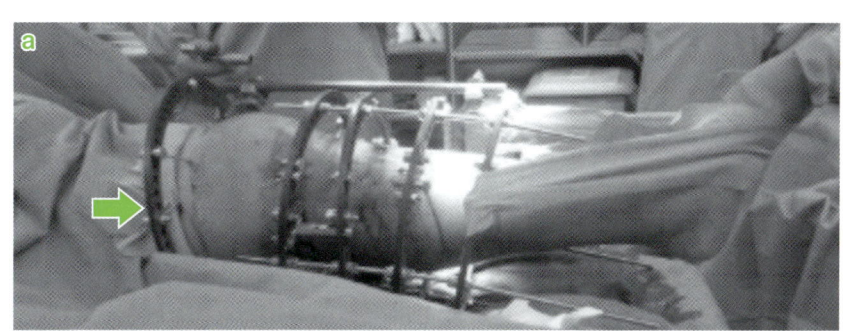

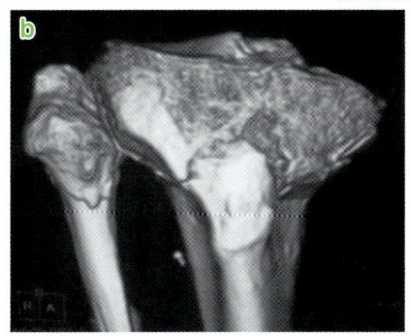

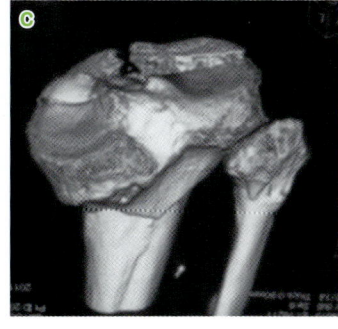

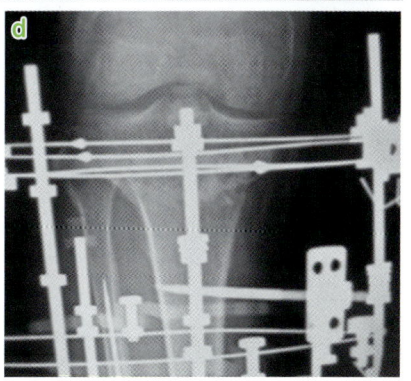

- 関節外骨折であれば，ほとんどの場合，ligamentotaxisを利用したり，骨折部を挟んだリング同士を，術者と助手がお互い綱引きのように牽引をかけながら，正しく整復操作することにより，皮切なしで整復可能である。
- 関節内骨折の場合は，オープンにして直視下に関節面を整復し，関節内骨片をスクリューやKirschner wire（K-wire）で固定後，一度閉創し，その後リング型創外固定で，より強固に固定する。

インプラント周囲骨折（人工膝関節周囲骨折）

- 高齢社会の特徴として，大腿骨近位部骨折に対する人工骨頭置換術や骨接合術の増加，および変形性関節症に対する人工関節置換術の増加が挙げられる。これらのインプラント周囲に発生する骨折は，人工骨頭置換術や人工関節置換術を受けて長期間が経ち，人工関節が弛んだ患者にも多く発生するため治療が難しい。また内科的合併症による手術リスクのため，侵襲の大きな再置換術や内固定による骨接合術が困難なケースも少なくない。
- イリザロフ創外固定による骨接合術は，percutaneous osteosynthesisといわれ，骨組織に対して，大きな皮切を行うことなく（**図11**），きわめて低侵襲かつ強力な固定力をもった骨接合が可能であるため，高齢者のインプラント周囲骨折でも早期リハビリテーションおよび低侵襲性の両面から優位性をもつ[2]。
- ピン刺入部感染の注意はしっかり行う必要があるが，特別，リング型創外固定を行ったインプラント周囲骨折向けのピン刺入部管理が必要なことはなく，通常の症例と変わらぬ洗浄処置で対応可能である。
- インプラント周囲骨折は，関節外骨折なので，関節内整復操作が不要であり，ほぼ全例閉鎖的に整復固定が可能である。そのため，ターニケットの必要もなく，超音波ガイド下神経ブロックのみで手術を完遂可能であり，耐術能の面からも低侵襲である。

❗Point...... 脆弱な骨を手術する際に注意すべき点や進行の仕方

- リング型創外固定は多方向から固定することで固定力を上げることができる。正常骨では，1リングに対して，貫通ワイヤー2本とハーフピン1本が同等の固定力とされている。
- 脆弱骨では，ハーフピンは容易に弛むため注意が必要である（**図12**）。リング型創外固定の特徴を生かすには，多方向から多数の貫通ワイヤーにワイヤーテンショナーで130kgの緊張をかけたものが有効である。
- 骨粗鬆症性骨折に対して行うリング型創外固定は，創外固定を除去するまで約3カ月装着する。体の一部とするためにも，ワイヤー刺入部に不自然な緊張がかかって，歩行時の疼痛の原因にならないように，自然な皮膚の緊張になるように刺入する。

図11　人工膝関節周囲骨折

80歳代，女性。全身麻酔のリスクが高く，ブロック＋リング型創外固定手術目的に紹介された。

a，b：受傷時X線像

c：皮切なしで靱帯牽引のみで閉鎖的に整復した後の外観。

d：術直後X線像

e，f：術後2.5カ月の創外固定除去直後X線像。オープン手術ではないので仮骨形成が旺盛である。

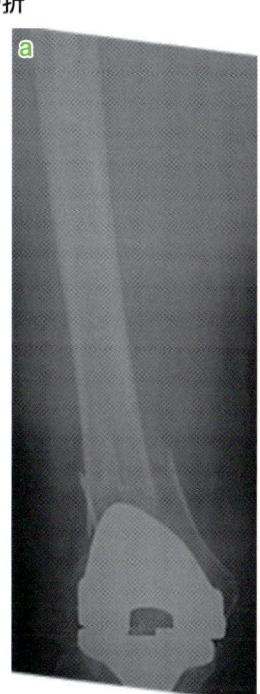
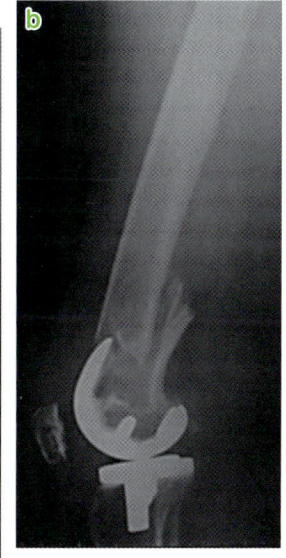
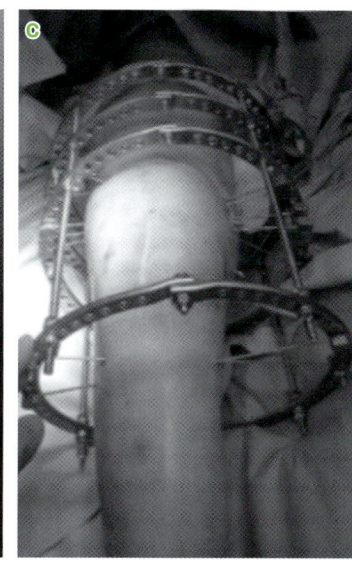
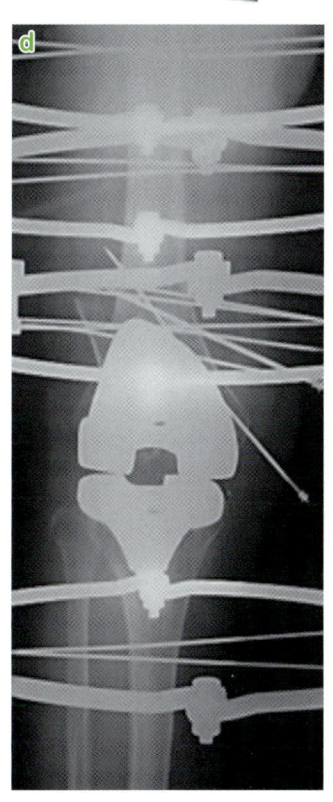
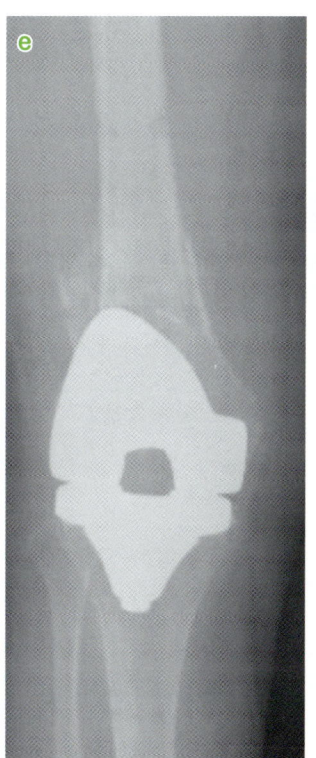
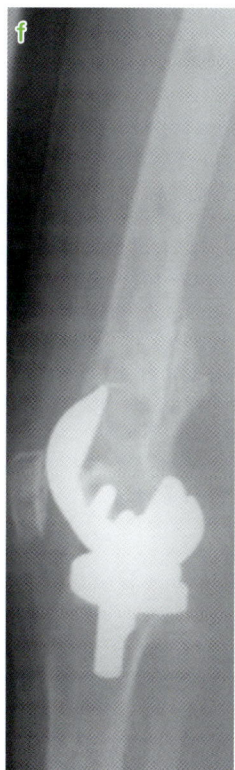

図12 ハーフピンが抜けた症例

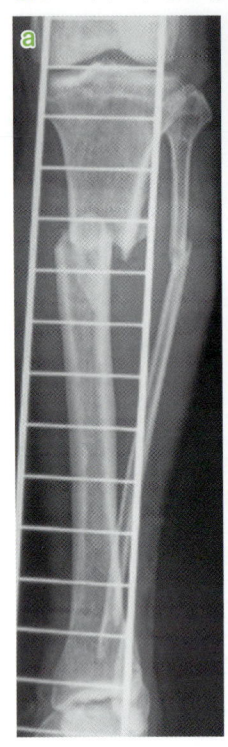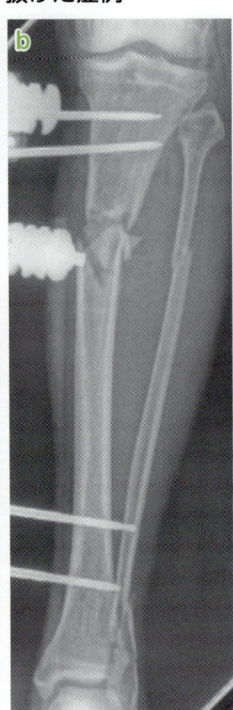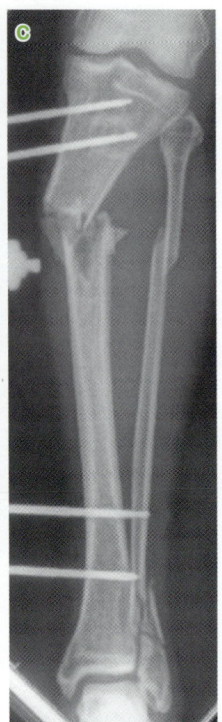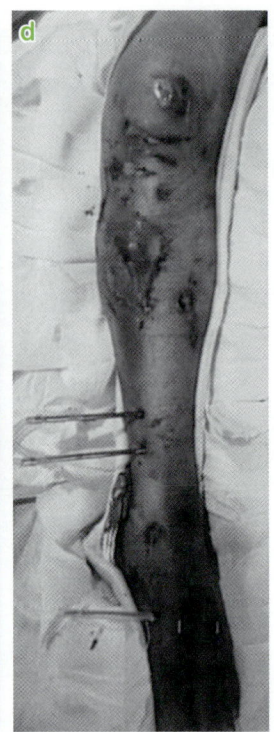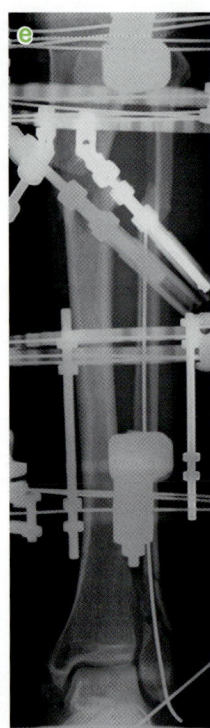

80歳代，男性。交通事故で搬送された。骨粗鬆症は未治療であった。

a：受傷時単純X線正面像。下腿開放骨折であった。

b：受傷当日単純X線正面像。モジュラー型創外固定で固定した。

c：受傷翌日単純X線正面像。近位骨片のハーフピンが弛み，固定性不良となった。

d：受傷翌日，近位骨片のハーフピンが抜けてしまった後の外観。

e：受傷翌日単純X線正面像。近位骨片ハーフピンが抜け，転院後，リング型創外固定で固定した。

f：受傷翌日リング型創外固定術後の外観。軟部損傷が激しく，骨強度も脆弱なため，すべてワイヤーで固定した。ワイヤー刺入部には皮膚の動きを抑えるため，圧迫用のスポンジを大量に挟んでいる。

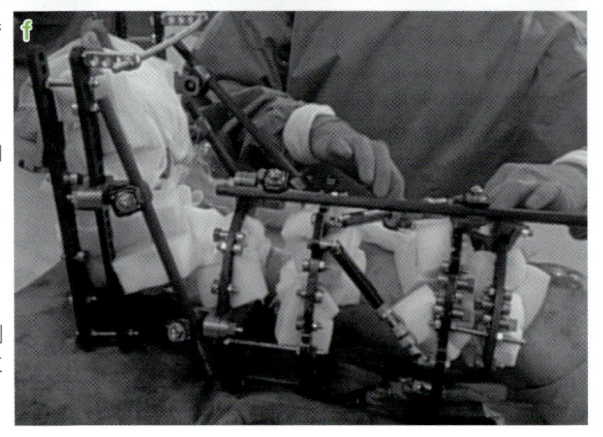

成功の秘訣　マネージメント力が大事

- リング型創外固定は正確で緻密な手術もさることながら，手術を終えた後のマネージメント力が重要な特性をもつ。
- 手術力1/3，看護力1/3，リハビリテーション力1/3を合わせて，初めて難治症例を治癒させることができる。執刀医，看護師，理学療法士全員がチーム一丸となることが成功のカギを握る。

術後

- 高齢者の術後肺炎やせん妄，廃用症候群を防ぐ最大の予防策は，術直後からの歩行を積極的に進め，社会復帰への意欲を保ち続けることに尽きる。
- 関節内骨折でも，術直後から離床させ，荷重させても耐えうる強度の固定になるように，初期だけは関節を跨いで，関節に牽引をかけるなど，工夫を要する。

▌合併症への対応

- ワイヤー刺入部感染が生じないように，オープンシャワーの徹底が必要である（**図 13**）。感染徴候が生じたときは，早めに内服抗菌薬を投与するなど，ワイヤー刺入部感染を重篤化させないようにする。

▌骨癒合を早める工夫

- 未治療の重症骨粗鬆症例では，骨粗鬆症治療としてテリパラチド製剤を投与し，副次効果として，骨癒合の促進を図る[3]。
- 粉砕骨折であれば，新鮮例に対しても低出力超音波骨折治療器を使用し，局所の骨形成促進を図る。
- 疼痛コントロールをしっかり行い，リング型創外固定装着下に患肢を十分に荷重できているか，理学療法士と連携しながら積極的に進め，適切なメカニカルストレスによる骨癒合促進を図る。

図13　ワイヤー刺入部感染の予防
a：市販の口腔洗浄用スポンジ，泡石けんで，ワイヤー刺入部を厳重に洗浄する。
b：シャワーでしっかり洗い流す。

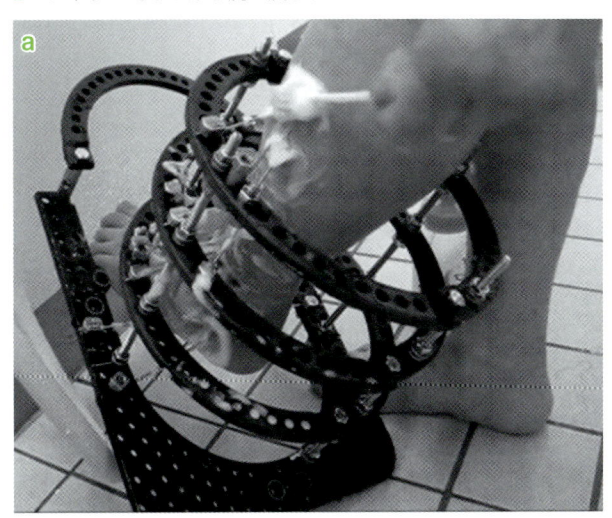
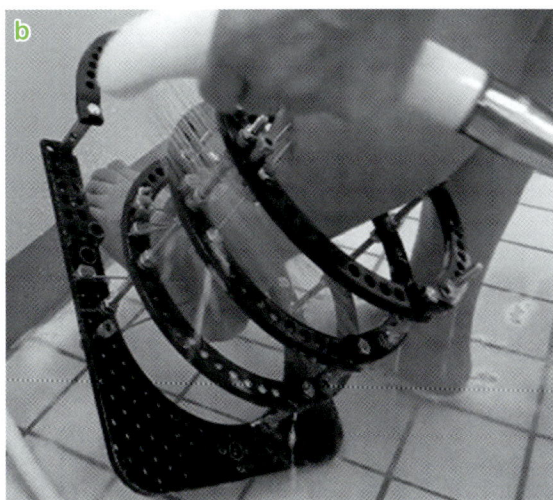

- 踵骨ワイヤーが刺入された状態での裸足での歩行は，踵骨刺入部の皮膚の微小な動きが刺激となり，疼痛が生じるため，後足部(踵部)から前・中足部に荷重面をシフトさせるように踵骨部を高めにした足底装具を着用すると歩行しやすくなる（**図14**）。

図14 足底装具

後足部(踵部)から前・中足部に荷重面をシフトさせるように踵骨部を高めにしている。

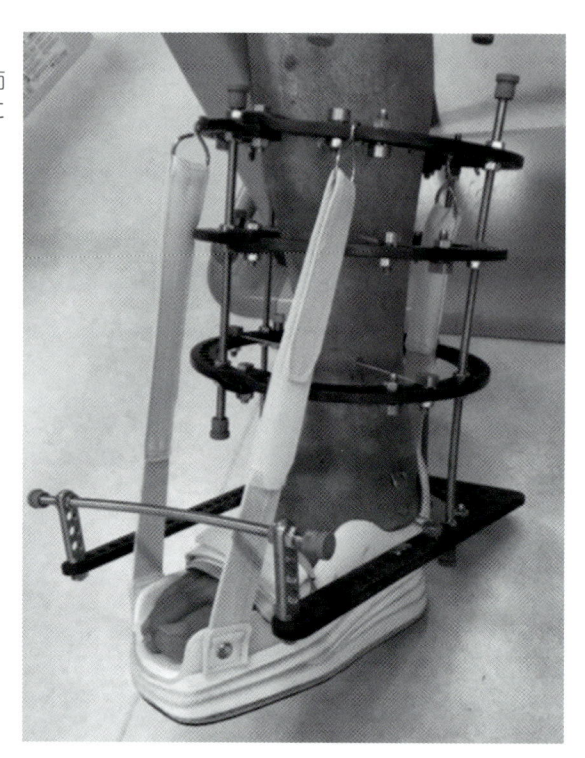

- リング型創外固定による骨接合術後の骨癒合評価にはコツがいる。単純X線撮影時，固定材料であるボルト，ナットが骨折部と重なるためである（**図1f**）。特に関節近傍骨折で，ワイヤー刺入部と骨折線が近接している症例では，通常の側面X線像ではまったく評価不能なこともある。そのため，正確な側面X線像にはこだわらず，固定材料であるボルト，ナットを避けた斜位像による評価が必要である。
- また，単純CTによる評価が有効なこともあるが，ワイヤー刺入部と骨折線が近接している症例では，アーチファクトにより，骨癒合評価が難しいこともある。また近年，トモシンセスによる骨癒合評価の有用性も報告されている。

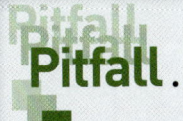

Pitfall — ワイヤーの折損

▶積極的な荷重歩行を進め，自宅退院した症例では，入院リハビリテーションとは比較にならないほど多くの歩行量になるため，外来受診時に折損ワイヤーのチェックを行う。多くの場合，患者側で気づいて申告してくれるが，医師側の気づきにより，初めて折損ワイヤーが確認されることもある。

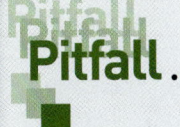

Pitfall — ピン刺入部感染

▶近年増加傾向の糖尿病性Chacot関節関連の骨折症例など，潜在的に末梢神経障害を有する症例では，通常であれば疼痛を生じるほどのピン刺入部感染でも，あまり痛がらないこともある。外来受診時は血液・生化学検査も行い，視診，触診では見落としがちな初期のピン刺入部感染がないか確認する。

◆ 文献 ◆

1）野坂光司. Ilizarov創外固定によるロングロッドを用いたPilon骨折の閉鎖的整復方法 MATILDA法（Multidirectional Ankle Traction using Ilizarov external fixator with Long rod and Distraction Arthroplasty in Pilon fracture）の実際. 整形外科サージカルテクニック 2015；5：440-6.

2）野坂光司，宮腰尚久，島田洋一. 高齢者脆弱性骨折におけるリング型創外固定. 整形外科サージカルテクニック 2018；8：706-12.

3）Nozaka K, Shimada Y, Miyakoshi N, et al. Combined effect of teriparatide and low-intensity pulsed ultrasound for nonunion：a case report. BMC Research Notes 2014；7：317.

骨粗鬆症を伴った関節リウマチ患者に対する人工関節以外の手術

慶應義塾大学先進運動器治療学　**桃原茂樹**

Outline

- 関節リウマチ(rheumatoid arthritis；RA)治療において，薬物治療など保存治療に抗する場合には手術治療を必要に応じて考慮する。

- RAは骨折の独立した危険因子であり，糖質コルチコイド使用や高齢患者ではさらにそのリスクが高まる。そのため，術前の評価，術中の丁寧な手術操作，そして術後の慎重な経過観察が重要である。

- 手術には，滑膜切除術，人工関節置換術，関節形成術，関節固定術などがあるが，滑膜切除術は以前に比べてその適応がかなり限定されるようになった[1]。

- 人工膝関節全置換術(total knee arthroplasty；TKA)，人工股関節全置換術(total hip arthroplasty；THA)は術後長期にわたって治療成績がよく，生涯使用可能な術式として認識されつつある。また，膝関節や股関節以外の関節にも適応が広がってきている。

- 手術には絶対的，または相対的適応があり，そのタイミングは術後成績を大きく左右するため，他科との密な連携が必要である。

術前

手術適応

- 日常生活や就業などでの障害部位による疼痛や不自由さの程度を問診する。

- 薬物治療や理学療法などによる保存治療で他に選択肢がないのか，また手術治療を行った場合にはどの程度までの期待をもっているのか確認する。

- RA以外の既往症や現在治療を行っている合併症の有無，またその治療内容を明確にする。

- 薬物では治療の効を奏しない疼痛や，関節破壊による機能障害を呈して理学療法または装具治療でも対応できない場合には関節などの状態に応じて手術を検討する(**表1**)。

- RAに対する薬物治療は，メトトレキサート(methotrexate；MTX)や生物学的製剤，シグナル伝達JAK阻害薬などの抗リウマチ薬(disease modifying anti-rheumatic drugs；DMARDs)の登場により，新たな薬物治療の時代に入った。そしてそれに伴いこれまでコントロールが困難であった滑膜炎が劇的に沈静化した。

- しかし，炎症が沈静化されても，完全に関節破壊を抑制できない場合もいまだしばしば経験されており，依然として手術治療は現在でも必要不可欠な治療法である。薬物治療に抵抗する腫脹や修復が不可能な関節障害が存在する場合には，個々の症例に合わせた手術が適応となる。

表1 関節リウマチにおける各部位における適応となる術式

IP；interphalangeal joint,
CM；carpometacarpal joint,
MTP；metatarsophalangeal

上肢	
肩関節	滑膜切除術（鏡視下），人工骨頭置換術，人工関節置換術
肘関節	滑膜切除術（鏡視下，直視下），関節形成術，人工関節置換術
手関節	滑膜切除術（鏡視下，直視下），関節形成術，関節固定術，人工関節置換術
手指関節	滑膜切除術（直視下），関節形成術，人工関節置換術，関節固定術（母指IP関節，CM関節など）
下肢	
股関節	人工関節置換術，関節固定術
膝関節	滑膜切除術（鏡視下），人工関節置換術
足関節 （後足部）	滑膜切除術，人工関節置換術（距腿関節），関節固定術（距腿関節，距踵関節，距舟関節）
足趾関節 （前足部）	骨切除関節形成術，人工関節置換術（母趾MTP関節など），関節固定術（母趾MTP関節など）外反母趾・内反小趾骨切り術，中足骨短縮骨切り術（Ⅱ～Ⅴ足趾）などによる足趾MTP関節温存術
脊椎	
頚椎	除圧固定術（後方，前方）

- これからのRA治療では，薬物療法を中心に手術治療も理学療法とともに治療のオプションとして考える必要がある。特に最近では，全体の病勢が落ち着くことでさらに日常生活（activities of daily living；ADL）の質的向上のニーズがより高まっている傾向がみられる。
- 今後は手指や足趾などの小関節にまで，よりきめ細やかな手術治療の需要が増えてくると予想されており，薬物療法の進歩に伴い手術治療の変化も求められている。

❗Point　**全身管理**

- 手術治療の適応となる症例は多くは進行例であり，その場合には呼吸器疾患や腎機能障害など他疾患を合併することも多く，周術期での薬物投与継続や休薬なども含めた全身管理に注意を要する。

必須検査と重要な画像所見

- **血液検査**：末梢血液検査（白血球分画，MCVを含む），赤沈，CRP，生化学検査（AST，ALT，アルブミン，血糖，Cr，BUN，LDH，ALP，IgG，IgA，IgM），HBs抗原，HCV抗体（MTXや免疫抑制薬，生物学的DMARDs，JAK阻害薬処方を検討する場合には，HBs抗体，HBc抗体まで測定を行い，いずれかが陽性の場合にはHBV-DNA定量追加する），また高齢者や腎機能障害を有する場合には推算糸球体濾過量

(eGFR)またはシスタチンCを測定することが望ましい。(さらに必要に応じて)リウマトイド因子，抗CCP抗体，MMP-3を測定する。

- **尿検査**：蛋白，糖，ウロビリノーゲン，尿沈渣，潜血，場合によりNAG，β_2-ミクログロブリンを調べる。
- **画像**：罹患関節または脊椎など有症状部位の単純X線像，CT画像，さらに病状によって患部の超音波やMRIで患部の骨，軟骨，滑膜病変の状況を把握する。また，病勢評価としての画像として，シャープスコア評価のため両側手足X線像を撮影する。
- 骨密度評価のためDEXA(dual-energy X-ray absorptiometry)を行う。また状況に応じて以下の骨代謝マーカーのいずれかを測定する。
  ①骨形成マーカー
  - ・BAP(骨型アルカリフォスファターゼ)
  - ・PINP(Ⅰ型プロコラーゲン架橋N-プロペプチド)

  ②骨吸収マーカー
  - ・血清NTX(Ⅰ型コラーゲン架橋N-テロペプチド)
  - ・血清CTX(Ⅰ型コラーゲン架橋C-テロペプチド)
  - ・TRACP5b(酒石酸抵抗性酸フォスファターゼ)
  - ・尿NTX(Ⅰ型コラーゲン架橋N-テロペプチド)
  - ・尿CTX(Ⅰ型コラーゲン架橋C-テロペプチド)
  - ・尿DPD(デオキシピリジノリン)

  ③骨基質関連マーカー
  - ・ucOC(低カルボキシル化オステオカルシン)
- **呼吸器関連検査**：胸部X線(2R)，さらに高齢者や間質性肺病変など呼吸器疾患の合併や既往がある場合には胸部CT[可能なら高分解能CT(high-resolution CT；HRCT)が望ましい]，SpO_2，KL-6またはSP-Dを測定する。また呼吸器関連検査として，MTXや免疫抑制薬，生物学的DMARDs，JAK阻害薬処方を検討している場合には，ツベルクリン反応，またはクォンティフェロン®TBゴールド，またはT-スポット®TBを行う。

その他，注意すべきこと

●骨粗鬆症に関して

- 炎症状態は骨代謝と密接に関連しており，骨折リスク評価ツール(Fracture Risk Assessment Tool；FRAX®)[2]において，RAは骨折リスク増加の独立した危険因子と考えられている(**図1**)。
- 重度の関節炎と慢性疲労による相対的な活動性の低下は骨粗鬆症を併発するが(**図2，3**)，逆に十分に炎症を抑制されているRA症例では骨吸収状態が改善する。

図1　FRAX®骨折リスク評価ツール[2]

計算ツール

10年以内の骨折発生リスクをBMDがある場合と無い場合について計算するために、次の質問に回答してください。

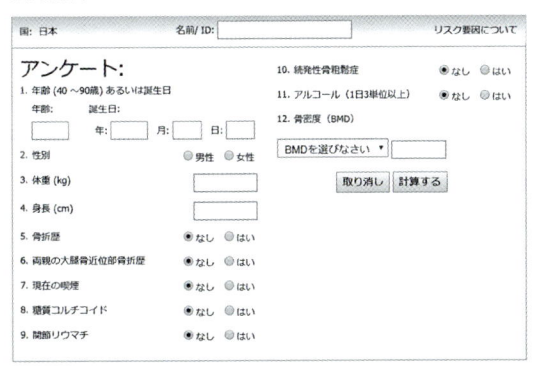

年齢	このモデルは40歳〜90歳までを対象としています。この年齢より小さい，あるいは大きい年齢が入力されると，このプログラムは，各々，40歳と90歳での発生リスクを計算します。
性別	男性または女性 適切な入力をしてください。
体重	kgで入力すること。
身長	cmで入力すること。
骨折歴	ここでの骨折歴は，成人してから自然発生的に生じたこれまでの骨折，あるいは外傷により生じた骨折であるが，健康な人であれば臨床的な骨折には至らなかったものを意味しています。「はい」あるいは「いいえ」を入力してください（危険因子に関する注記も参照してください）。
両親の大腿骨近位部骨折歴	ここでは患者の父あるいは母の大腿骨近位部骨折の病歴を質問しています。「はい」あるいは「いいえ」を入力してください。
現在の喫煙	患者が現在，喫煙中であるかどうかに従って，「はい」あるいは「いいえ」を入力してください（危険因子に関する注記も参照してください）。
糖質コルチコイド	患者が糖質ステロイドの経口投与を受けている場合，あるいは3カ月以上，5mg以上のプレドニゾロン（あるいは，等量の他の糖質ステロイド）の経口投与を受けたことがある場合は，「はい」を入力してください（危険因子に関する注記も参照してください）。
関節リウマチ	患者に関節リウマチの確定診断がなされているならば，「はい」を入力してください。他の場合は，「いいえ」を入力してください（危険因子に関する注記も参照してください）。
続発性骨粗鬆症	患者に，骨粗鬆症と強い関係がある疾患があれば，「はい」を入力してください。この疾患には，1型糖尿病（インスリン依存性糖尿病），成人での骨形成不全症，長期にわたり未治療であった甲状腺機能亢進症，性機能低下症あるいは早発閉経（45歳未満），慢性的な栄養失調あるいは吸収不良および，ないしは慢性肝疾患が入ります。
アルコール（1日3単位以上）	患者が，毎日3単位以上のアルコール摂取をしている場合は，「はい」を入力してください。アルコール摂取量の1単位は国により異なりますが，8〜10gです。これは，標準的なグラスでのビール1杯（285mL），蒸留酒のシングル（30mL），中程度なサイズのグラスワイン（120mL）あるいは食前酒のシングル（60mL）に相当します（危険因子に関する注記も参照してください）。
骨密度（BMD）	骨密度測定装置（DXA法）のメーカーを選択し，大腿骨頸部の骨密度の実測値（g/cm²）を入力してください。骨密度が得られない場合は，空欄のままにしてください（危険因子に関する注記参照）。

〈危険因子に関する注記〉

骨折歴（既存骨折）
椎体骨折の病歴に関しては注意点があります。X線撮影だけで検知される骨折（形態計測でわかる脊椎骨折）は骨折歴にカウントします。頻発する椎体骨折は，特に高い危険因子ですが，骨折発生リスクは少なめに算出されるかもしれません。多発性骨折の場合も骨折発生リスクは少なめに算出されています。

喫煙，アルコール，糖質コルチコイド
これらの危険因子は，その量に依存します。すなわち，摂取量が多ければ多いほどリスクが増えますが，これは計算上考慮されずに平均的な摂取量をもとに計算されます。摂取量の多寡に関しては，臨床的な判断が必要です。

関節リウマチ（RA）
RAは骨折の危険因子です。しかし，変形性関節症があったとしても，それは予防可能です。このために，患者が「関節炎」と訴えても，臨床的あるいは検査データがない限りは，RAと確定をすることはできません。

骨密度（BMD）
測定部位は大腿骨頸部であり，「DXA（二重X線吸収法）」を用います。Tスコアは，20歳〜29歳の女性に対するNHANESの基準値に基づくものを使用します。同じ絶対値が男性でも使用されています。本モデルでは大腿骨頸部のBMDを基準に作成されていますが，女性ではトータルヒップのデータを用いても同等の骨折の予測が可能であると考えられています。

（文献2より引用）

図2 関節リウマチを20年以上罹患し，さらに糖質コルチコイドを長期使用した例

70歳代，女性。胸腰椎椎体の圧潰が著しい。

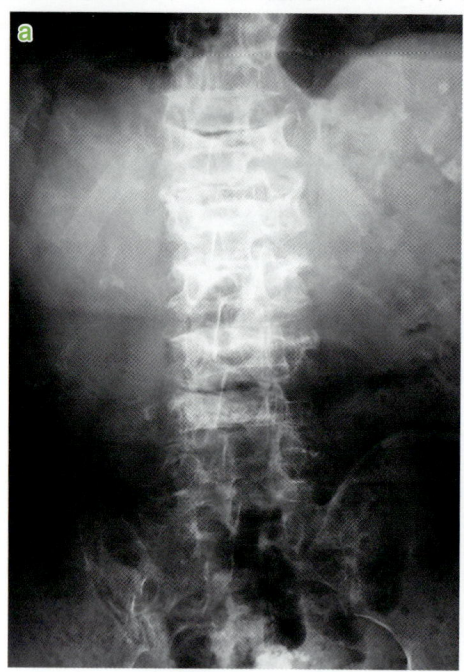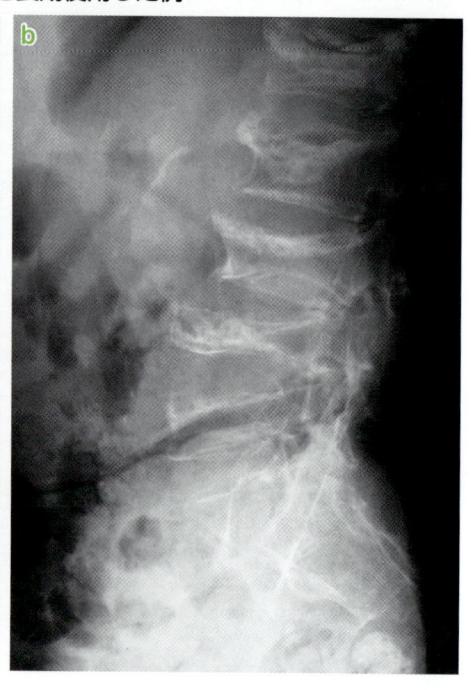

図2 薬剤不応で長期罹患により肘関節が脱臼したままで，廃用性骨萎縮が生じている例

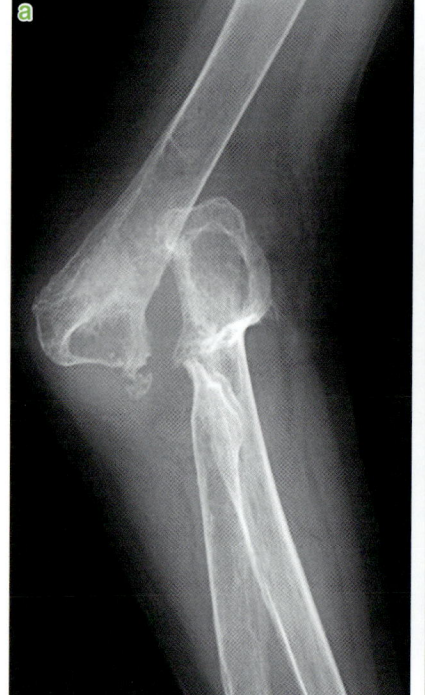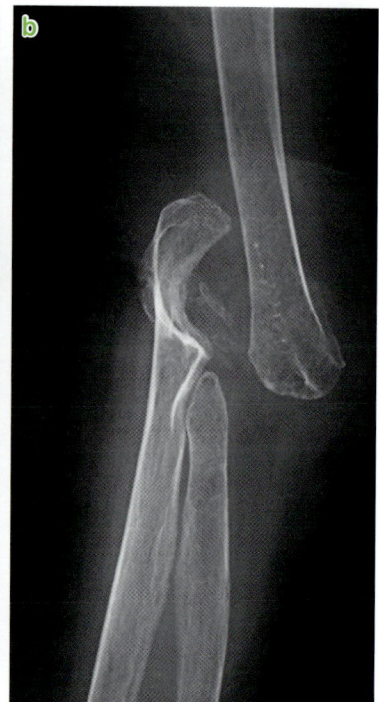

❗Point — 糖質コルチコイドの使用

- 糖質コルチコイド使用は骨粗鬆症および骨質不良の原因となる。最近の研究でもRA患者における非椎体骨折のリスク増加が報告されている[3]。
- 術中および術後において骨折をきたす場合があり，特に高齢者では注意を要する（図4）。

図4 残存骨量が少なかったため弛みとともに上腕骨内上顆に骨折（矢印）が生じた例

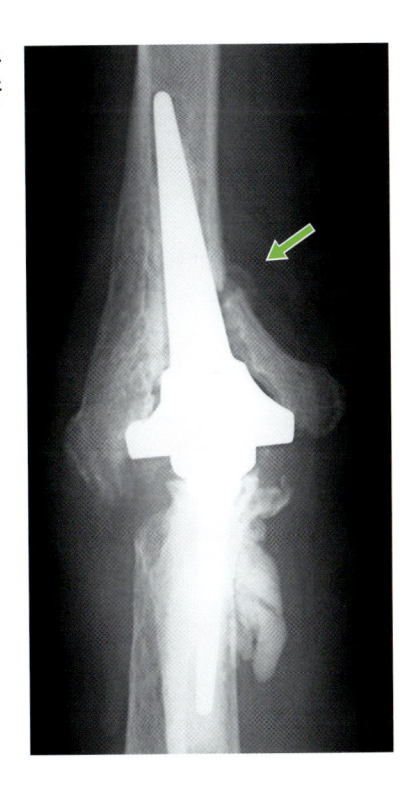

●周術期のRA治療

- 手術治療が行われるリウマチ性疾患例は，罹病期間が長く，高齢のケースも少なくなく，糖質コルチコイドやさまざまなDMARDsが処方されていることが多い。また呼吸器疾患や腎疾患，糖尿病を合併する割合も高く，そのため手術時には変形性関節症例などに比べて合併症の危険性が高いことを十分に認識する必要がある。

- 合併症には，感染や創傷治癒遅延，塞栓，さらにDMARDs休薬による再燃などが考えられる。そしてさまざまな薬剤の登場により，これまで以上に創部感染や創傷治癒遅延などに注意を払う必要がある。

①英国のBSR(British Society for Rheumatology)/BHPR(British Health Professionals in Rheumatology)

- ●周術期の従来型抗リウマチ薬(conventional synthetic DMARD；csDMARD)処方は，(i)糖質コルチコイドに関しては術前に最小限に留め，副腎の機能低下を生じさせないためにも糖質コルチコイド投与量を増量しない，(ii)csDMARDは周術期には中止しない，ただし手術のリスクにより個々の症例で決定するとしている。さらに抗TNF製剤は現在改訂中であるが，以前は休薬期間に関して薬剤の半減期を考慮した休薬を推奨しており，術前に半減期の3〜5倍の休薬が必要とし，術後は創傷治癒に問題がなく感染徴候がなければ投与再開が可能としている。また，トシリズマブの静注投与に際しては，人工関節を行う場合には4週間隔を中断して手術に臨み，再開は感染がなく創部が治癒していれば可能としている。

②フランスのFrench Society for Rheumatology(Societe Francaise de Rhumatologie；SFR)の分科会であるClub Rhumatismes et Inflammations(CRI)

- ●少なくともインフリキシマブで4週，エタネルセプトで1〜2週，アダリムマブで3〜4週の休薬を，また常在菌が存在する消化管などの手術ではそれぞれ8週，2〜3週，4〜6週の休薬を提案している。また，SFRではアバタセプトにも言及しており，半減期の5倍，40〜125日の休薬が必要と考えており，個々の症例によるとはしているが，半減期を考慮して最終投与から2カ月の休薬が適当であり，白内障など感染のリスクが少ない手術か，敗血症をきたす恐れのある手術，個々の症例の状態，さらにはRAの病勢によって変更は可能としている。さらにFrench National Authority for Healthからは，TNF阻害薬では，エタネルセプトは15日，インフリキシマブ，アダリムマブ，セルトリズマブ，ゴリムマブは4週間の休薬を勧めている。

③日本リウマチ学会

- ●「関節リウマチ診療ガイドライン2014」は，生物学的製剤投与下における整形外科手術では手術部位感染(surgical site infection；SSI)に注意することを推奨する(推奨の強さ：弱い)とし，生物学的製剤投与は，SSIの発生率を軽度上昇させる可能性があり，特に人工関節全置換術時はその可能性が高いと結論した。さらに，創傷治癒遅延に関しては，生物学的製剤投与下における整形外科手術では創傷治癒遅延に注意することを推奨する(推奨の強さ：弱い)としており，休薬に関しては，整形外科手術の周術期には生物学的製剤の休薬を推奨する(推奨の強さ：弱い)としている。

- ・2017年にAmerican College of Rheumatology(ACR)とAmerican Association of Hip and Knee Surgeons(AAHKS)の共同作業により作成されたRAなどの疾患を対象として，THAおよびTKA施行時のDMARDs処方ガイドラインが発表された[4]。本ガイドラインは他の術式でも参考になると考えられる(表2)。
  ①csDMARDsで治療されている場合：MTX，レフルノミド，ヒドロキシクロロキン(注：ヒドロキシクロロキンはわが国では適応とはされていない)，スルファサラジンは治療されている用量をそのまま継続する(表3)。
  ②生物学的DMARDsで治療されている場合：THAまたはTKAの際には，すべての生物学的製剤を休薬する。そして，それぞれの薬剤投与周期の最後に手術を予定する(表3)。

表2 2017年American College of Rheumatology(ACR)/American Association of Hip and Knee Surgeons(AAHKS)によるリウマチ性疾患患者の人工股関節全置換術(THA)および人工膝関節全置換術(TKA)施行時の周術期ガイドライン[4]

①csDMARDsで治療されている場合

メトトレキサート(methotrexate；MTX)，レフルノミド，ヒドロキシクロロキン，スルファサラジンは治療されている用量をそのまま継続する(注：ヒドロキシクロロキンはわが国ではRAに対して未承認)。
- この推奨の強さは低い～中程度である。
- これらcsDMARDsの継続と休薬を比較したRCTsでは，感染リスクは増加することはなく，実際に継続したほうがむしろ減少したとする報告がある。さらに，THAまたはTKA以外の手術治療の場合には，これら薬剤での感染のリスクはさらに低くなる。
- 術後，病勢の再燃がしばしば経験されるため，DMARDsの継続は再燃のリスクを下げる。ただし，患者から構成された委員からは感染に比べて再燃は問題視するに当たらないとの意見が出されている。

②生物学的DMARDsで治療されている場合

THAまたはTKAの際には，すべての生物学的製剤を休薬する。そして，それぞれの薬剤投与周期の最後に手術を予定する。
- 人工関節置換術(total joint arthroplasty；TJA)の術後感染は約2倍，深部感染は1.5倍と報告されている。
- そしてシステマティックレビューやメタ解析により，外科手術以外でのRCTsでは，すべての生物学的DMARDsが感染のリスクと関連があるとされており，さらに，生物学的DMARDsは用量が増えると標準量や低用量に比べてより感染との因果関係が強くなることも明らかになっている。
- 各薬剤の半減期が必ずしも免疫抑制効果の期間と相関しているわけではなく，むしろ投与間隔の要因が休薬期間に重要と考えられ，手術は薬剤の効果が薄れる投与周期の最後(本来の次回投与時)に行う。
- 休薬による再燃よりも，感染を回避することがより重要である。
- 本ガイドラインでは，例えば隔週で投与されているアダリムマブの場合には，1回休薬し3週目に手術を予定する。インフリキシマブが8週間隔で投与されている場合には，9週目に休薬して最初の週に手術を予定することを提言する。

③トファシチニブ(tofacitinib)で治療されている場合(注：この時点では他のJAK阻害薬は認可されていなかった)

THAまたはTKAの際には，トファシチニブは最低でも術前7日前に休薬する。
- 手術治療を対象とした研究ではないが，トファシチニブはプラセボやcsDMARDsに比べて，重篤な感染症も含めてすべての感染症の合併が高まる。
- 本薬剤は半減期がきわめて短いが，薬剤中止後どの程度免疫抑制効果が残っているかは明らかにはなってない。そのため，休薬の設定は間接的なデータで免疫機能が正常化するのに7日は必要とされていることによる。
- 今後，この薬剤の使用頻度が高まり症例数が集積することで，休薬期間が変更される可能性はある。

④糖質コルチコイドが投薬されている場合

糖質コルチコイドが投与されている場合には，周術期に生理的用量を超えて投与するのではなく，THAおよびTKAの際にはそのままの投与量を継続する。
- ここでは成人の症例を対象としており，成長期のJIAや，副腎機能不全および視床下部疾患で糖質コルチコイドを投与されている症例は対象としてはいない。
- リウマチ性疾患において平均プレドニゾン換算で16mg/日以下で投与されている場合には，周術期に生理的用量を超えて投与するのではなく("stress dosing"，わが国ではステロイドカバーとよぶことが多い)，そのままの投与量を継続する。
- Centers for Disease Control and Prevention(CDC)は免疫抑制が生じるのは，少なくとも2週間，プレドニゾン20mg/日が投与された場合であると考えている。また，観察研究では長期間糖質コルチコイド投与が15mg/日を超えると関節置換術の感染リスクが上がるとされている。
- THAおよびTKAを問題なく施行するためには，可能であれば術前に20mg/日未満にまで糖質コルチコイドの減量を行うことが望ましい。

⑤生物学的DMARDsを再開する場合

THAまたはTKAを施行時に，休薬していた生物学的DMARDsを再開する場合には，創部が確実に治癒し(通常は14日以内)，全抜糸またはステープルが抜鈎できて，腫脹や発赤，紅斑，滲出液が認められず，明らかに臨床的に手術部位感染(surgical site infection；SSI)がないことを確認すれば再投与は可能である。
- 生物学的DMARDsの再投与を決定するのは，患者の創部を注意深く確認し，創部のみならず手術部以外にも臨床的に感染がないことを確認することが必要である。通常，創部の皮膚癒合は14日程度である。

cs；conventional synthetic，DMARD；disease modifying anti-rheumatic drug

(文献4より引用)

V
その他

骨粗鬆症を伴った関節リウマチ患者に対する人工関節以外の手術

227

表3　2017 ACR/AAHKS リウマチ性疾患患者に対するTHA，TKA施行時の周術期における抗リウマチ薬処方

DMARDs：これらの薬剤は周術期には継続する	投与間隔	継続／休薬
メトトレキサート	週1回	継続
スルファサラジン	1日1回または2回	継続
ヒドロキシクロロキン	1日1回または2回	継続
レフルノミド	毎日	継続
ドキシサイクリン	毎日	継続

生物学的DMARDs：手術治療前に休薬を行い，投与間隔の最後に手術治療を予定する。再開は，創傷治癒に問題がなく，創部や全身性の感染がないことも確認し，少なくとも術後14日経過したところで投与再開する	投与間隔	手術治療の予定（最終投与されてから）
アダリムマブ(ヒュミラ®)	毎週，または2週ごと	2週，または3週
エタネルセプト(エンブレル®)	毎週，または週2回	2週，または3週
ゴリムマブ(シンポニー®)	4週ごと(皮下注射)，または8週ごと(点滴)	5週(皮下注射)，9週(点滴)
インフリキシマブ(レミケード®)	4週，6週，または8週ごと	5週，7週，9週
アバタセプト(オレンシア®)	毎月(点滴)，または毎週(皮下注射)	5週(点滴)，2週(皮下注射)
セルトリズマブ(シムジア®)	2週，または4週ごと	3週，または5週
リツキシマブ(リツキサン®)	2週に2回投与を4〜6カ月間隔で投与	7カ月
トシリズマブ(アクテムラ®)	毎週(皮下注射)，または4週ごと(点滴)	2週(皮下注射)，5週(点滴)
アナキンラ(キネレット®)	毎日	2日
セクキヌマブ(コセンティクス®)	4週ごと	5週
ウステキヌマブ(ステラーラ®)	12週ごと	13週
ベリムマブ(ベンリスタ®)	4週ごと	5週
トファシチニブ(ゼルヤンツ®)：手術治療の7日前に休薬する	1日に1回，または2回	最終投与から7日

重篤なSLE-積極的に治療を要する場合：周術期には継続する	投与間隔	継続／休薬
ミコフェノール酸モフェチル	1日2回	継続
アザチオプリン	毎日または1日2回	継続
シクロスポリン	1日2回	継続
タクロリムス	1日2回(点滴または内服)	継続

重篤ではないSLE：これら薬剤は術前1週間前に休薬する	投与間隔	継続／休薬
ミコフェノール酸モフェチル	1日2回	休薬
アザチオプリン	毎日または1日2回	休薬
シクロスポリン	1日2回	休薬
タクロリムス	1日2回(点滴または内服)	休薬

注)わが国では適用外使用も含まれる。

③トファシチニブ(tofacitinib)で治療されている場合(注：この時点では他のJAK阻害薬は認可されていなかった)：THAまたはTKAの際には，トファシチニブは最低でも術前7日前に休薬する。

④糖質コルチコイドが投薬されている場合：糖質コルチコイドが投与されている場合には，周術期に生理的用量を超えて投与するのではなく，THAおよびTKAの際にはそのままの投与量を継続する。

●RA患者における心血管疾患

- RAは冠動脈の独立した危険因子である。RA患者の心血管疾患のスクリーニングが推奨されており，心筋梗塞が増加し死亡リスクが上昇したという報告がある。

●RA患者における肺疾患

- RA患者は間質性肺炎や肺性高血圧症を合併することがあるので，術中・術後の呼吸機能には注意を要する。
- 肺疾患を合併する場合には，大関節の関節置換術などに際して脂肪塞栓発症が増加する危険性が指摘されている。

●RAにおける静脈血栓塞栓症

- 静脈血栓塞栓症(venous thromboembolism；VTE)のリスクがRA自体によって増加するが，患者の術後リスクは増加しないとされている。
- 最近のメタアナリシスは，TKA後の深部静脈血栓症(deep vein thrombosis；DVT)発生率がRA患者とOA患者で同様であるとされている。しかしながら，RA患者は手術期間外ではVTEのリスクが高く，さらにRAの活動性がVTEの危険因子であることが示唆されている。

❗Point　骨折時にも対応できる体制を整えておく

- あらかじめ骨折が生じたときも想定して最低限の器材を用意しておくことも検討する。
- 骨質の悪い場合には，Kirschner鋼線(K-wire)で補強する(図5)。
- 腰椎固定術では，インプラントによる骨傷と感染のために，RA患者はより頻繁に再手術を必要としたという報告がある。
- 関節置換術を受けており，骨質が悪い場合には人工関節周囲骨折のリスクがある(図6)。

図5　K-wireが必要となった例

手関節の部分固定術（**a**），または全固定術施行時（**b**）に骨質が悪い場合にはK-wireを使用する。

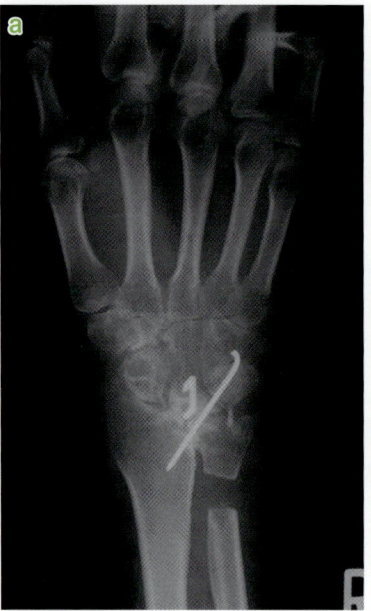
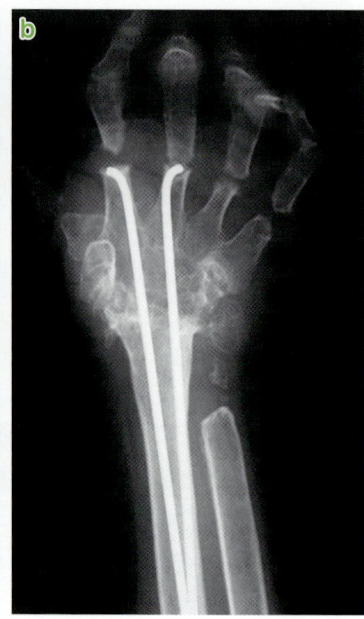

図6　長大プレートが必要となった例

THA術中に骨折し，プレート固定を行ったが（**a**），術後さらに周囲骨折が人工関節遠位に生じたため長大プレート固定で補強を行った（**b**）。

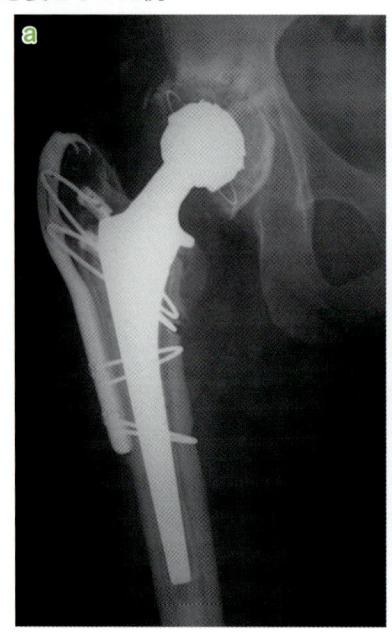
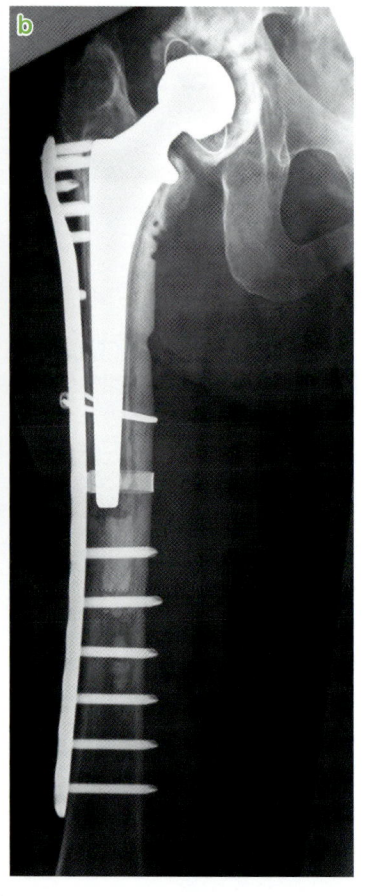

術中

手術体位

- 麻酔科的な注意事項として，RAの脊椎病変は主に頚椎にみられる。
- 慢性滑膜炎は骨びらんや靱帯の弛緩を引き起こし，頚椎の不安定性や亜脱臼を生じる。特に環軸椎亜脱臼は，脊椎靱帯の弛緩のために最も頻繁に発症する。
- 手術治療を必要とするRA患者は，RAに起因する頚椎疾患のリスクが最も高い患者であり，術前評価中に頚部X線側面の屈曲と伸展を確認する必要がある。不安定性がみられる場合はさらに頚椎のMRIが推奨される。
- RA患者は輪状関節周囲関節炎および声門狭窄症を発症することがあり，まれにファイバー挿管や気管切開術を必要とすることもある。

手術部位感染（SSI）と創傷治癒遅延

- 術前に糖質コルチコイドが慢性的に使用されていると，皮膚および表皮の萎縮による虚弱な皮膚と関連し，ひいては創傷閉鎖と関連する可能性がある。ある研究では，足部・足関節，肘関節でより高いSSIと関連していたことが示されている。
- また，免疫抑制剤でもSSIリスクの増加と関連している可能性があり，脊椎手術，人工関節置換術などでも注意が必要である。
- メタ解析では，整形外科手術において生物学的DMARDs使用症例ではSSIのリスクが高くなるが，創傷治癒遅延とは関連していなかった[5]。

成功の秘訣

正確な骨評価を行う

- 理想的には過去2年以内の骨密度評価，および患者が十分なカルシウムとビタミンDをどの程度摂取しているかを検討し，術前に骨評価を行う。ビスホスホネート，デノスマブ，テリパラチドなどは周術期に休薬する必要はなく，術後も骨代謝に有利に作用する。
- テリパラチドでは，RAを有する閉経後患者が，RAを有さない閉経後女性よりも大腿骨頚部の骨密度および骨形成マーカーにおいてより大きな改善を示した。そのためテリパラチドは，整形外科手術を受ける可能性が高いRA患者において合理的な術前治療である可能性が高い。今後，ロモソズマブの有効性の知見が待たれる。

<table>
<tr><td>

術 後

</td><td>

後療法

- RAといえども基本的には術後は早期離床，早期理学療法の再開が重要である。ただし，個々の病状や身体能力に応じたスケジュールを組む必要がある。
- 病勢の再燃時には，薬物治療のコントロールを待ってから開始することもある。また易骨折性であることを常に認識し，転倒には十分に注意する必要がある。そしてそのためには，術前からフレイルやロコモティブシンドロームの診断を行っておくことが望ましく，評価によって術後の入院期間の延長の可能性や術後合併症，さらにはリハビリテーション施設への転院の予測にもつながる。

</td></tr>
</table>

生物学的DMARDsを再開する場合

- THAまたはTKA施行後に，休薬していた生物学的DMARDsを再開する場合には，創部が確実に治癒し（通常は14日以内），全抜糸またはステープルが抜鉤できて，腫脹や発赤，紅斑，滲出液が認められず，明らかに臨床的にSSIがないことを確認すれば再投与は可能である。

合併症への対応

●周術期の合併症および注意点

- 手術治療が行われる症例は，罹病期間が長く，ステロイドやさまざまなDMARDsが処方されているケースが多い。また呼吸器疾患や腎疾患，糖尿病を合併することも割合も高く，そのため手術時に合併症の危険性が高いことを認識する必要がある。合併症には，感染や創傷治癒遅延，塞栓，さらにDMARDs休薬によるRA再燃などが考えられる。
- 最近では抗凝固薬を内服していることも多いので，RAに対する内服薬とともに手術時には他の内服薬を確認することが重要である。ステロイド内服例には手術当日は投与量によってはステロイドカバー*を検討する。
- MTXは継続しても合併症のリスクを上げないとされている。ただし，日本リウマチ学会による「MTX診療ガイドライン」では，整形外科予定手術以外の手術や，MTX 12.5mg/週以上の高用量投与例における手術の際には，個々の症例のリスク・ベネフィットを考慮して判断する。
- 生物学的DMARDsは一定の休薬期間が必要と考えられているが，実臨床では抗菌薬の長期予防投与など特別な周術期での処置は不要と考えられている。しかし，生物学的DMARDsを使用しているにもかかわらず，さらに手術まで必要な症例だということを認識し，術前の休薬や術後の十分な経過観察が必要である。通常は，術後に創部が治癒し感染がないことを確認できれば再投与は可能である。

- 生物学的DMARDsは術前・術後の休薬期間にRAの再燃が生じる問題がある。再燃した場合には，術後創部の問題がなければ生物学的製剤を再開するか，あるいは一時的に鎮痛薬やステロイドで対処する。
- 休薬期間に関しては術式の侵襲の程度も考慮し，個々の生物学的DMARDsに応じて検討する。通常は，術後に創部が治癒し感染がないことを確認できれば再投与は可能と考えられている。またシグナル伝達阻害薬は今後のエビデンス確立が求められている。

❗Point 患者説明

- 薬物や装具，理学療法でも局所の障害が改善しない場合に専門医に相談するように導く。また，日ごろから四肢筋力や関節可動域を維持しておくように指導することが大切である。
- 喫煙の節制指導や，糖尿病，高血圧，心血管障害など他疾患の治療を十分に行うようにする。また，個人差の大きな疾患で，個々の状態で手術治療の適応が異なることも理解していただき，医療側と患者側との信頼関係を構築する。

❗Point スタッフの心得

- 看護師などメディカルスタッフには，周術期では患者の様子を十分観察し，創部感染や塞栓などの合併症の早期発見を心がけるように指導する。
- 周術期の服薬指導は重要であり，抗凝固薬など他疾患の服薬有無の確認を行うことが肝要である。
- 術後，早期より理学療法が開始となることが多いため，転倒などの外傷には十分に注意する。

◆ 文献 ◆

1) Momohara S, Ikari K, Mochizuki T, et al. Declining use of synovectomy surgery for patients with rheumatoid arthritis in Japan. Ann Rheum Dis 2009 ; 68 : 291-2.
2) https://www.sheffield.ac.uk/FRAX/tool.aspx?lang=jp
3) Ochi K, Inoue E, Furuya, et al. Ten-year incidences of self-reported non-vertebral fractures in Japanese patients with rheumatoid arthritis : discrepancy between disease activity control and the incidence of non-vertebral fractures. Osteoporos Int 2015 ; 26 : 961-8.
4) Goodman SM, Springer B, Guyatt G, et al. 2017 American College of Rheumatology/American Association of Hip and Knee Surgeons Guideline for the Perioperative Management of Antirheumatic Medication in Patients With Rheumatic Diseases Undergoing Elective Total Hip or Total Knee Arthroplasty. Arthritis Rheumatol 2017 ; 69 : 1538-51.
5) Ito H, Kojima M, Nishida K, et al. Postoperative complications in patients with rheumatoid arthritis using a biological agent - A systematic review and meta-analysis. Mod Rheumatol 2015 ; 25 : 672-8.

非定型大腿骨骨折に対する手術

順天堂大学医学部整形外科　**馬場智規，金子和夫，齋田良知**
順天堂大学医学部附属静岡病院整形外科　**最上敦彦**

Outline

- 非定型大腿骨骨折は大腿骨転子下から骨幹部に発生し，原因となる外傷がまったくないか，軽微な外傷によって骨折が生じるという，「通常」の骨折にはない特徴をもっている。
- 大腿骨転子下骨折と骨幹部骨折では手術の方法や考え方が異なる。
- 大腿骨転子下の非定型骨折は解剖学的整復が最も重要である。
- 骨幹部の非定型骨折では外弯と前弯を考慮して術前計画を立てる必要がある。
- 米国骨代謝学会ではステム周囲骨折を除外しているが，実臨床では大腿骨ステム周囲骨折にも非定型大腿骨骨折の形態を有した骨折がある。

術前

手術適応

- 完全骨折の場合，手術治療により大部分が骨折前の活動レベルに復帰可能なため手術治療が推奨されている。
- 不完全骨折は，手術に至る可能性が約50％以上であることと，その可能性が骨折部位（転子下＞骨幹部）や単純X線像（radiolucent lineあり＞なし）により異なることを念頭に置き，症状の有無や患者背景などを踏まえて予防的手術治療を行うか判断する。

必要な検査

- 患側だけでなく健側も含め単純X線およびCTによる評価を行う。髄腔が狭く，大腿骨の弯曲が強い場合があるので内固定材料の決定に重要である。特に不完全骨折に手術を行う場合，既存の内固定材料では骨の形状に合わないことが懸念される。
- 入念なテンプレーティングをして術前計画を行わないと，医原性骨折を生じる可能性がある。

原因薬剤の中止

- 受傷時に原因薬剤（ビスホスホネート製剤に代表される骨吸収抑制薬）は中止したほうがよい。中止することで，患側の骨癒合が促進されるというエビデンスは今のところないが，反対側の非定型大腿骨骨折の発症リスクは減少する[1]。

非定型大腿骨骨折は，骨折部位によって特有の問題点があるので個別の対応が必要である。

術中

■ 転子下骨折（図1）

- 骨折部における近位骨片の転位は屈曲・外転・外旋位をとるため，あらかじめその転位をコントロールしておかないと至適位置に髄内釘の刺入が困難となる。さらに，髄腔開大部での骨折では，仮に至適刺入点から髄内釘が挿入されても，それだけで至適整復位に整復されることはない。よって，転子下骨折においては髄内釘挿入時に整復位を獲得しておくことが重要である。整復法には，さまざまな方法が報告されている[2]。

図1　非定型大腿骨転子下骨折

a：受傷時患側。
b：健側であるが，患側とほぼ同じ高位の外側皮質の外骨膜に限局性の肥厚（beaking）が認められる（矢頭）。
c, d：一期的に両側手術を施行した。
e：術後1年3カ月。骨癒合が得られた。

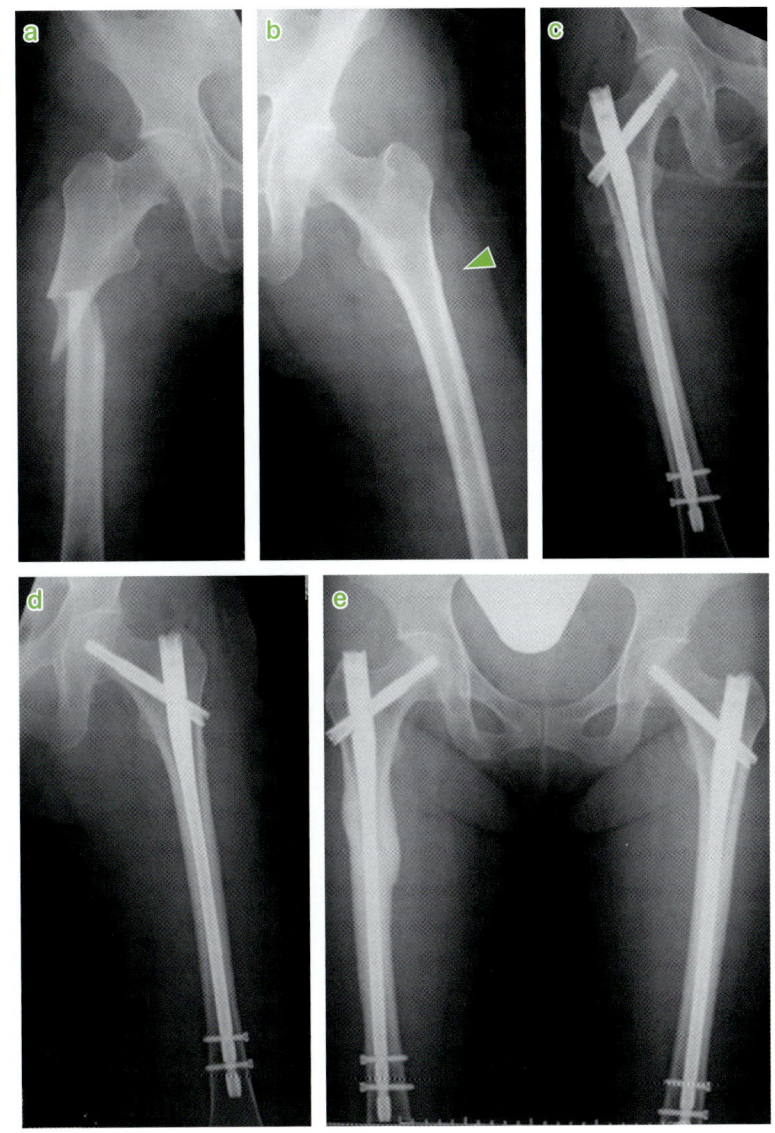

- 著者らは，ケリー鉗子や骨把持鉗子，プッシャー，3mm径K-wire（スタインマンピン）などを駆使して近位骨片をコントロールし，整復位を獲得している（図2）。この領域は海綿骨より皮質骨が多いため，骨折時にはコンタクトエリアが狭く血流自体も減少しているので骨癒合には不利である。<mark>極力解剖学的な整復を得ることが，その後の骨癒合における最重要事項と考える。</mark>
- 現在，cephalomedullary nail*が主流で，形状としてはガンマータイプとリコンストラクションタイプの2種類がある（図3）。転子下骨折における近位側のスクリューに求められる機能は近位骨片の強固な固定性であるから，1本とはいえ太いラグスクリューをセットスクリューで安定化するガンマータイプのほうが，2本であるが制動化されない細い海綿骨スクリューを挿入するリコンストラクションタイプよりも好ましい。ただし，骨折部が転子下以遠であれば，最も骨折部の安定化に寄与するのは髄内釘の太さであるので，太さが均一なガンマータイプよりも，より太い髄内釘が選択可能なリコンストラクションタイプのほうが好ましいことになる。近年，このリコンストラクションタイプのスクリューが釘内にあらかじめ設置された機構で安定化するタイプも使用可能になり選択肢が広がった。

図2　非定型大腿骨転子下骨折の整復操作例

a：屈曲および外転，外旋転位している。
b：牽引しても転位は残存している。
c：ケリー鉗子を小転子レベルで挿入する。
d：ケリー鉗子とプッシャーで近位骨片を整復し，至適位置にガイドピンを挿入する。

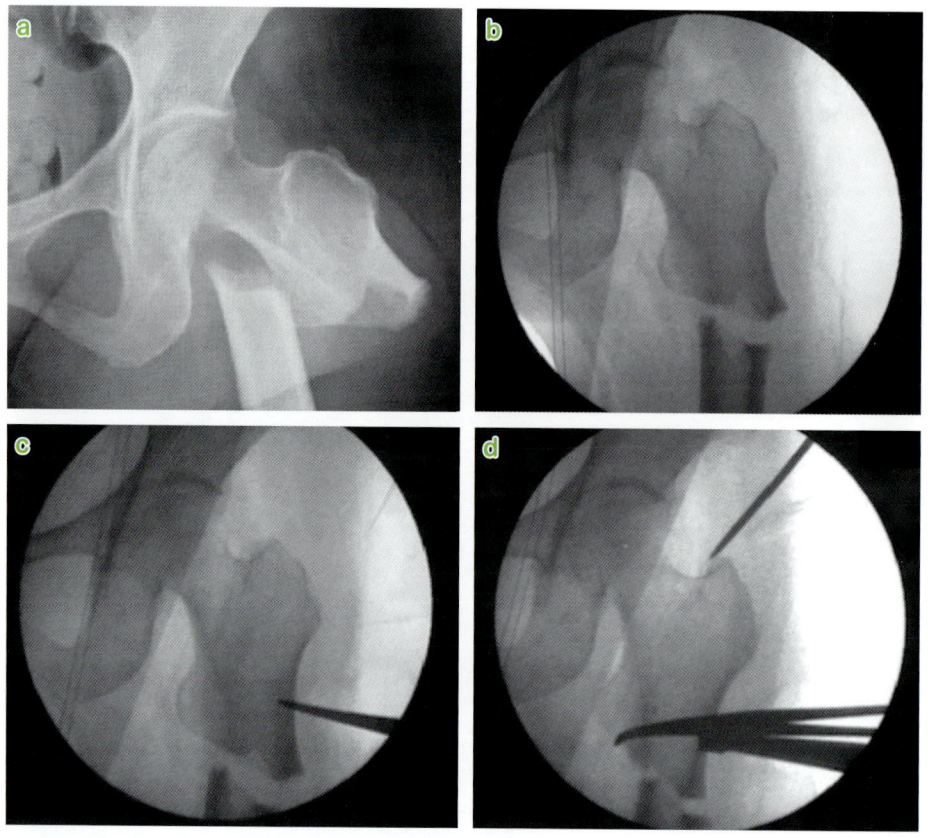

図3　大腿骨転子下骨折に使用する髄内釘

a：ガンマータイプネイル。近位スクリュー安定化機構として「セットスクリュー」がある。

b：リコンストラクションネイル。釘内既設置のスクリューで同様の機構（core lock）をもつ機種もある。

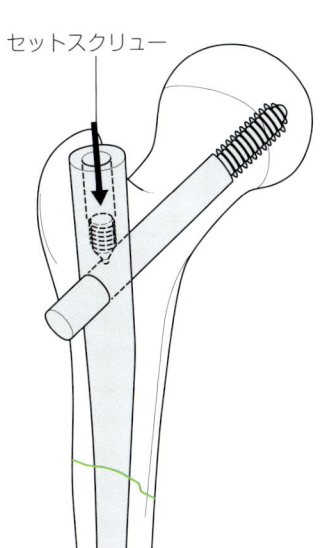

a　セットスクリュー

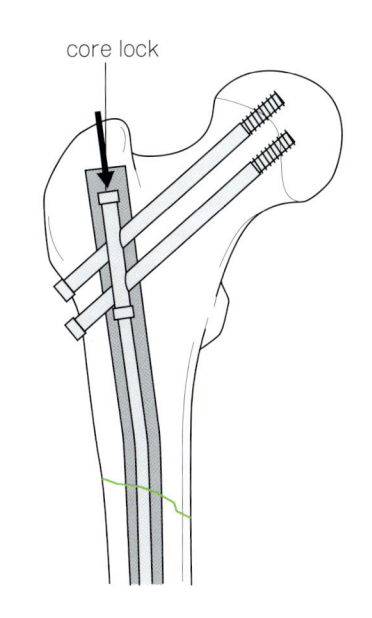

b　core lock

- 髄内釘の長さとしては，ロングタイプとショートタイプがある。ショートタイプでも遠位横止めが2本あるタイプで，かつ良好な整復が得られていれば理論上内固定は可能である。しかしながら，一般的にはロングネイルのほうが応力は分散され，ネイル折損などの合併症は少なく骨癒合にも有利である。力学的強度が髄内釘よりも劣るロッキングプレート固定は，髄腔が極端に狭い症例や，大腿骨の弯曲が極端すぎる症例，髄内釘固定後偽関節の再手術などの限られた症例に使用を限局すべきと考える。Ender釘も転子下骨折に対する優れた治療オプションであるが，技術的に難度が高い。

成功の秘訣　できるだけ解剖学的な整復を得る

　大腿骨転子下は，生体力学的にみると，内側には圧縮力，外側には張力といった応力が働き，特に荷重時には大きな負荷がかかる部位である。Eberleら[3]は，各種大腿骨近位部骨折内固定モデルにおけるインプラントへの負荷は転子下骨折が最大であるが，骨折部を安定化（正確な整復や骨片間圧迫）させるとその負荷は同等であったと報告している。よって，極力解剖学的な整復を得ることが，本骨折に対する手術の成功の秘訣である。最も解剖学的整復が得やすいという意味では，不完全骨折状態での予防的髄内釘固定も積極的に考慮すべきと著者らは考えている（図1b，d，e）。非定型大腿骨骨折は対側も同じレベルで骨折するリスクが高い[4]とされているので，完全骨折例では常に対側にbeak signの有無を確認しておく。大腿部痛などの前駆症状やradiolucent lineの有無などを評価し，患者背景を考慮し，同時に予防的髄内釘固定を選択することもある。

▶整復位が不良のまま，特に十分な骨性支持が得られない状態で内固定をすることは避ける必要がある。もともと骨癒合が得られにくい本骨折では，偽関節の原因になるだけでなくインプラントの折損が危惧される。髄内釘を挿入するためのエントリーポイントが，大転子頂部外側に作製された場合，近位骨片は内反位となり解剖学的整復位を獲得できない。骨折部内側の骨性支持が得られたとしても，外側には常に過大な張力がかかり，骨癒合が得られる前に髄内釘の折損をきたす可能性がある（**図4a〜d**）。インプラントの折損例に対する再手術は髄内釘による再固定術を第一選択とするが，整復位を取ることが困難と判断した場合や骨頭に挿入したスクリューの緩みによる骨欠損が大きい場合などは，人工股関節全置換術も考慮する（**図4e**）。

図4　非定型大腿骨転子下骨折のインプラント折損例

a：外側皮質の外骨膜に限局性の肥厚（beaking）が認められ，軽度の大腿部痛を自覚した。
b：完全骨折に移行した。
c：内側の骨性支持は得られているが，近位骨片の内反転位が残存して固定されている。
d：術後3カ月でインプラントが折損した。
e：プレートによる骨接合を併用した人工股関節再置換術を施行した。

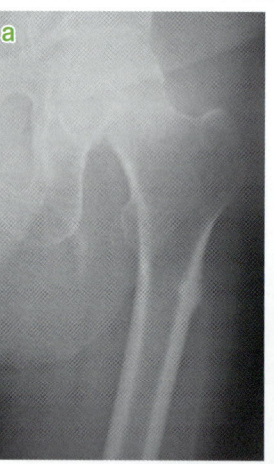
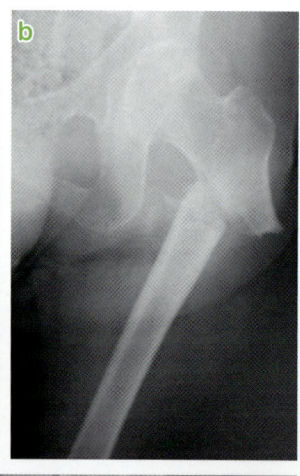
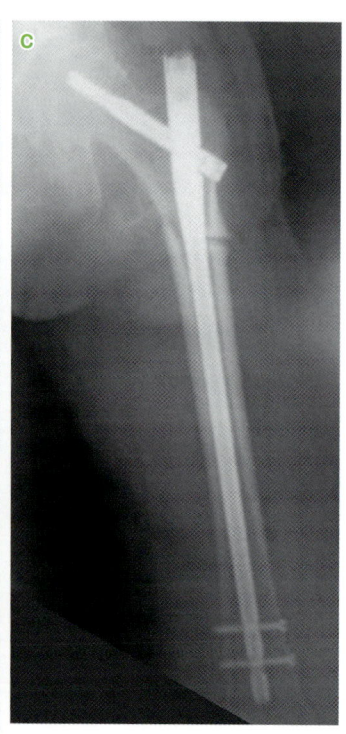
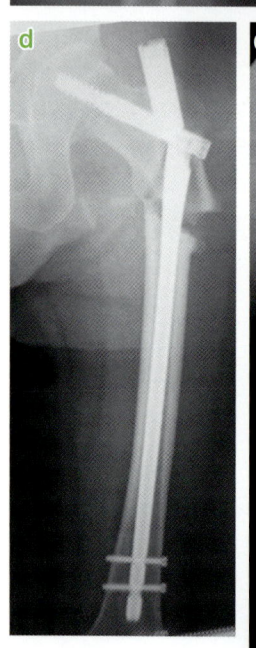
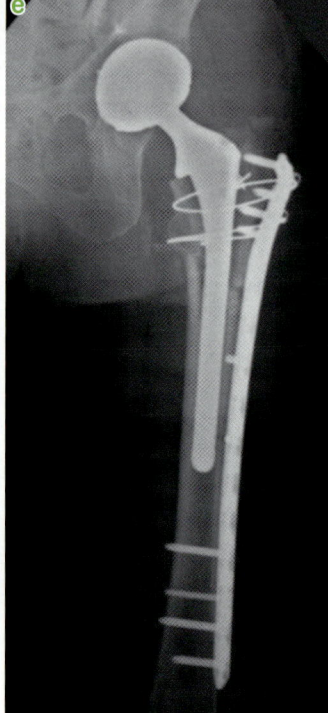

骨幹部骨折（図5）

- 最も問題となるのは，大腿骨の弯曲である。本骨折は高齢の女性に好発することから強弯症例が多く，症例によっては外弯のみならず前弯を伴っていることがある。現在，主流となっている順行性髄内釘はtrochanteric entryの髄内釘であり，かつその弯曲度は機種によりさまざまである。そのため強弯症例では，刺入時，大転子外側か骨折部または遠位部で，髄内釘によって骨折をきたす可能性がある。術前に対象患者の健側X線像を参考にして適合機種を選択する必要がある。

- 症例によっては，順行性でもpiriformis entryの髄内釘を選択すべきである。弯曲が強いだけでなく，皮質骨の肥厚によって髄腔が狭小化している症例では，現実的な方法としてEnder釘しかない。本骨折は横骨折であるため，回旋の制御さえ可能であればEnder釘の特性が十分発揮できると考える。

図5　非定型大腿骨骨幹部骨折（順行性髄内釘）

a：受傷時。
b，c：術直後。
d，e：術後1年4カ月。骨癒合が得られた。

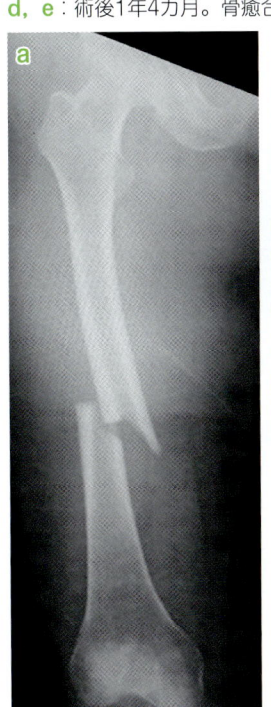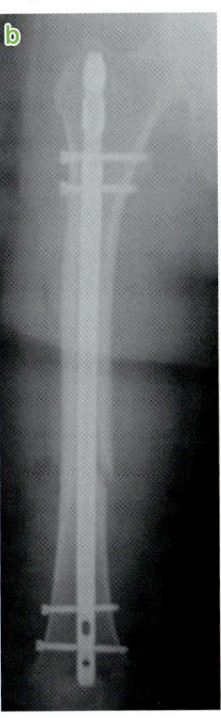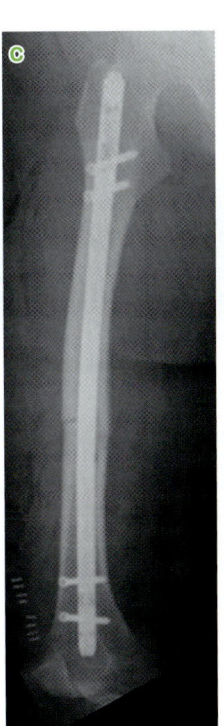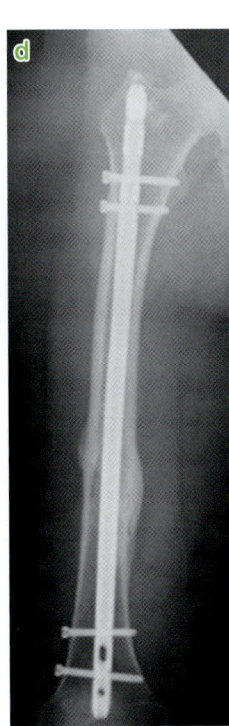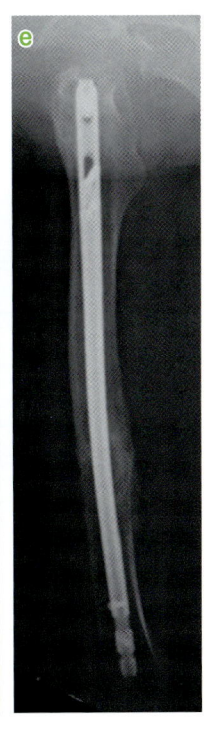

逆行性髄内釘も考慮

　順行性髄内釘がなんらかの理由で使用困難な場合（恥坐骨や大腿骨頚部に腫瘍性病変があって牽引台による牽引・整復操作ができない症例，大腿骨の強弯例など），逆行性髄内釘を考慮する（**図6**）。逆行性髄内釘は，挿入部位・肢位からしても挿入が容易で，骨軸の弯曲に応じて髄内釘を捻って挿入すると弯曲にストレスがかからない状態で挿入することが可能な場合がある。また，澤口ら[5]は，ステンレス製の髄内釘を弯曲に合わせて成形して使うことを推奨している。しかしながら，ステンレス製の髄内釘はわが国での販売が終了しており，メーカーの今後の対応が待たれるところである。

図6　非定型大腿骨骨幹部骨折（逆行性髄内釘）
a：受傷時。
b, c：術直後。寛骨臼および大腿骨頚部に転移性骨腫瘍があったため，牽引台による手術ではなく逆行性髄内釘を選択し，頚部には予防的にスライディングヒップスクリューを使用した。
d, e：術後4カ月。骨癒合は得られていないが仮骨形成を認める。

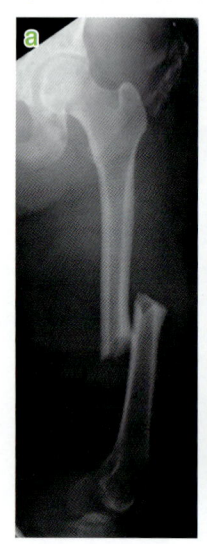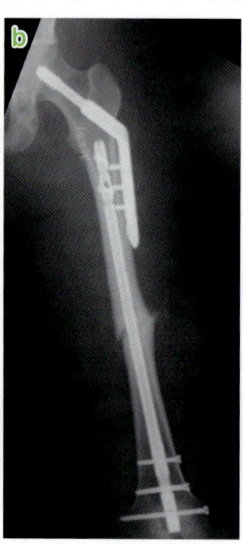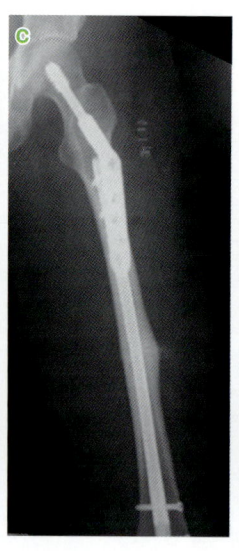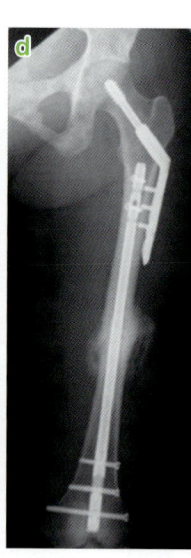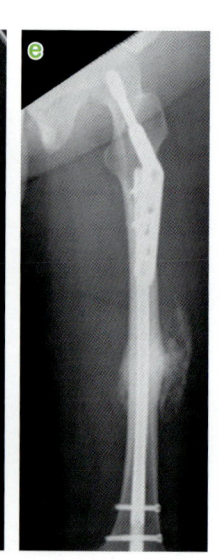

番外編：非定型大腿骨骨折の形態を有したステム周囲骨折（図7）

- 現時点では米国骨代謝学会のタスクフォースによる定義から除外されているが，今後増加かつ治療に難渋することが予測されるので本項で取り上げることにする。
- 本骨折はステムによって髄腔内が占拠されており，髄内釘固定ができないため症例ごとに工夫が必要である。比較的抜去が容易なセメントステムの場合，再置換術も選択肢の1つと考える。
- 一方，弛みのないセメントレスステムを抜去することは非常に困難なため，プレート固定を選択する。通常の大腿骨ステム周囲骨折と同様にロッキングプレートとケーブルを併用することが最も確実である。プレートの長さは，骨折線の8倍以上，もしくは10穴以上のものを使用する。スクリューは各骨片に7骨皮質以上が望ましい。ケーブルはプレートのバックアウト防止の観点から2〜3本を近位骨片に締結する。非常に骨癒合が得られにくい単純横骨折であるため，プレート固定といえども骨折部の骨膜は極力温存する。さらに対側皮質骨に骨欠損が起きないように解剖学的整復を目指すことが重要である。

図7　非定型大腿骨骨折の形態を有したステム周囲骨折（外弯軽度例）
a，b：受傷時。
c：骨膜を極力温存してロッキングプレートで内固定を行った。
d：術直後。
e：術後1年6カ月。骨癒合が得られた。

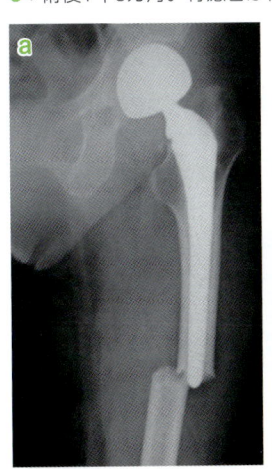
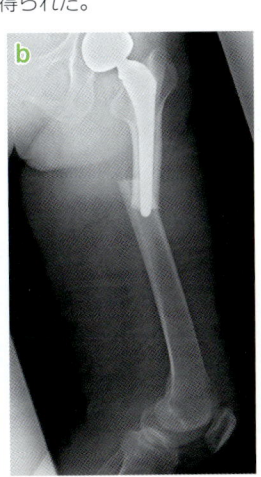
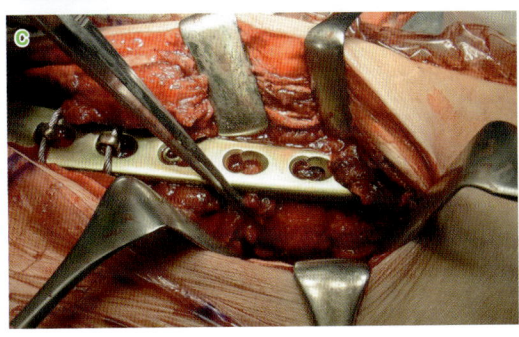
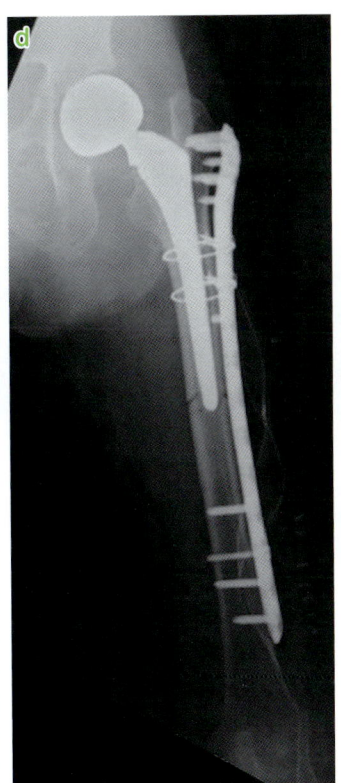
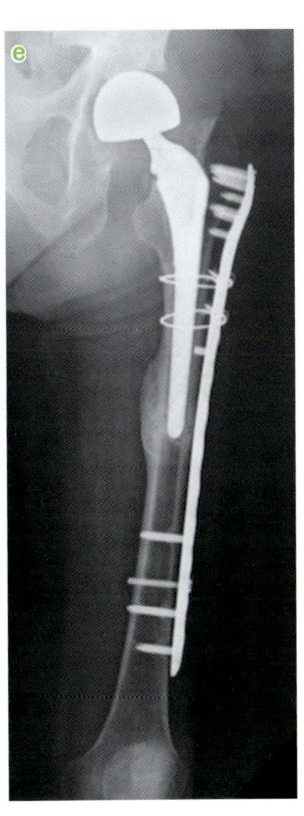

▶大腿骨の外弯症例においては，プレートの形状に合わせて内固定すると対側の皮質骨のコンタクトが得られないことがある。そのため，解剖学的整復を目指すためにはやむをえずプレートをベンディングする必要がある（図8）。通常の骨折と異なり骨癒合に長期間を要するため，その間にプレートのベンディング部分に応力が集中することが懸念される。よって，長期の免荷が許容できない症例では折損のリスクがある。極度の弯曲症例では，骨折部を骨切りして外弯を矯正することや自家骨移植，ダブルプレートなどを併用する必要があるかもしれない。

図8　非定型大腿骨骨折の形態を有したステム周囲骨折（外弯例）

a：受傷時。
b：外弯に合わせてプレートをベンディングして固定した。
c：術後5カ月でプレートが折損した。
d：再手術。外弯を矯正するために再骨折部で外反骨切り，前方にプレートを追加し，
さらに腸骨からの自家骨移植も行った。
e：再手術後1年。骨癒合が得られた。

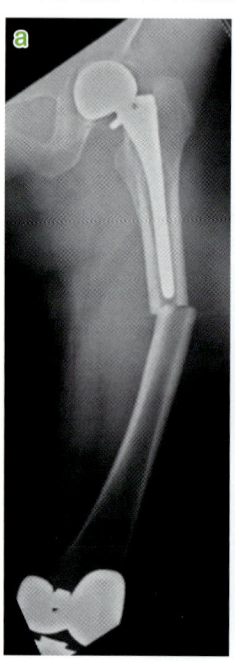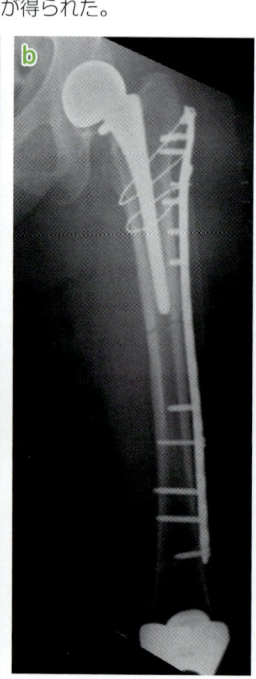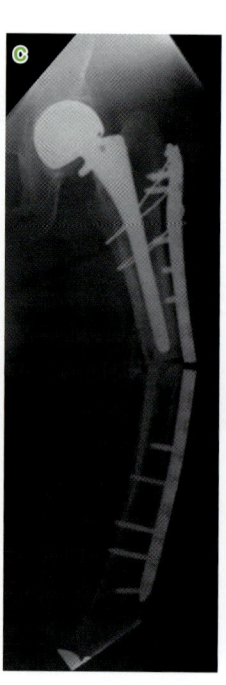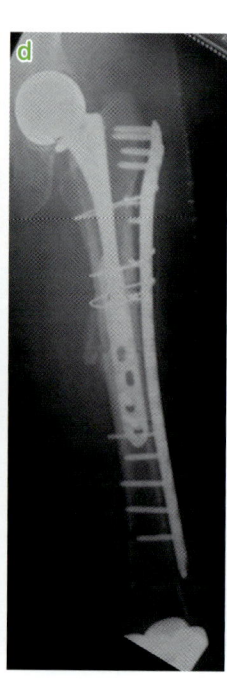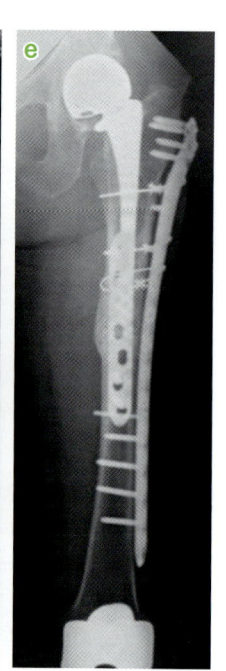

!Point 骨移植の是非

●Weilら[6]は，ビスホスホネート製剤を長期使用している非定型大腿骨骨折患者の髄内釘固定単独治療での骨癒合率は低く（54％），骨移植併用などの骨癒合を促進させる積極的治療を考慮すべきであると提案している。著者らも，やむをえず骨折部のコンタクトが少ない症例（髄内釘の刺入部位にクラウンリーマーを使用して自家骨を採取）や偽関節例（腸骨から採骨）に対しては，積極的に骨移植している。

術後

後療法

- 骨癒合期間は通常の骨折と比べて長く、遷延癒合や偽関節を生じやすいと考えられている。しかしながら、髄内釘によって固定され、十分な骨性支持が得られた場合は早期に荷重歩行を許可している。

- 一方、ステム周囲骨折においては、再置換術では早期荷重可能であるが、プレート固定では術後4～8週の免荷期間を要し、画像所見を検討しながら慎重に荷重せざるをえない。また、現時点で有効性は不明であるが、可能であればテリパラチドと低出力超音波治療器（LIPUS）を使用している。

◆文献◆

1）Dell RM, Greene D, Tran D. Stopping bisphosphonate treatment decreases the risk of having a second atypical femoral fracture. Paper presented at: American Academy of Orthopaedic Surgeons（AAOS）Annual Meeting. 2012; Feb 7-11; San Francisco, CA. USA

2）松村福広. 大腿骨転子下骨折.MB Orthop 2013；26：63-71.

3）Eberle S, Gerber C, von Oldenburg G, et al. Type of hip fracture determines load share in intramedullary Osteosynthesis. Clin Orthop Relat Res 2009；467:1972-80.

4）Saita Y, Ishijima M, Mogami A, et al. The fracture sites of atypical femoral fractures are associated with the weight-bearing lower limb alignment. Bone 2014；66：105-10.

5）澤口毅. 重本顕史 非定型大腿骨骨折に対する治療戦略―観血的治療. 整形・災害外科 2017；60：1005-11.

6）Weil YA, Rivkin G, Safran O, et al. The outcome of surgically treated femur fractures associated with long-term bisphosphonate use. J Trauma 2011；71：186-90.

◆◆◆ 索 引 ◆◆◆

欧　文

骨粗鬆症患者に対する手術と成功の秘訣

2019年10月20日　第1版第1刷発行

■編　集　　濵藤啓広　すどう　あきひろ

■発行者　　三澤　岳

■発行所　　株式会社メジカルビュー社
　　　　　　〒162-0845 東京都新宿区市谷本村町2-30
　　　　　　電話　03(5228)2050(代表)
　　　　　　ホームページ http://www.medicalview.co.jp/

　　　　　　営業部　FAX 03(5228)2059
　　　　　　　　　　E-mail　eigyo@medicalview.co.jp

　　　　　　編集部　FAX 03(5228)2062
　　　　　　　　　　E-mail　ed@medicalview.co.jp

■印刷所　　三美印刷株式会社

ISBN978-4-7583-1874-7 C3047

ⓒ MEDICAL VIEW, 2019. Printed in Japan